临床重症监护学

主编　周英娜　杨惠芹　赵云兰

中医古籍出版社

图书在版编目（CIP）数据

临床重症监护学/周英娜，杨惠芹，赵云兰主编. — 北京：中医古籍出版社，2017.2
ISBN 978 - 7 - 5152 - 1413 - 9

Ⅰ. ①临⋯　Ⅱ. ①周⋯ ②杨⋯ ③赵⋯　Ⅲ. ①险症 - 护理
Ⅳ. ①R459.7

中国版本图书馆 CIP 数据核字（2017）第 018918 号

临床重症监护学

周英娜　杨惠芹　赵云兰　主　编

责任编辑　贾萧荣
封面设计　韩博玥
出版发行　中医古籍出版社
社　　址　北京东直门内南小街 16 号（100700）
印　　刷　三河市德辉印刷有限公司
开　　本　850mm×1168mm　1/32
印　　张　13.5
字　　数　365 千字
版　　次　2017 年 2 月第 1 版　2017 年 2 月第 1 次印刷
书　　号　ISBN 978 - 7 - 5152 - 1413 - 9
定　　价　32.00 元

《临床重症监护学》
编委会

主　编　周英娜　杨惠芹　赵云兰

副主编　（按姓氏笔画为序）

尹雪梅　刘　燕　刘小芳　孙亚楠

李海峰　杨丽莉　梁晓静　董　春

编　委　（按姓氏笔画为序）

丁媛媛　中国石化集团胜利石油管理局胜利医院

尹雪梅　中国石化集团胜利石油管理局胜利医院

吕　琳　中国石化集团胜利石油管理局胜利医院

刘秦辰　中国石化集团胜利石油管理局胜利医院

刘小芳　中国石化集团胜利石油管理局胜利医院

刘　燕　中国石化集团胜利石油管理局胜利医院

孙亚楠　中国石化集团胜利石油管理局胜利医院

李　娜　中国石化集团胜利石油管理局胜利医院

李文娟　中国石化集团胜利石油管理局胜利医院

李海峰　中国石化集团胜利石油管理局胜利医院

杜丽娜　中国石化集团胜利石油管理局胜利医院

闵　萍　中国石化集团胜利石油管理局胜利医院

陈　岩　中国石化集团胜利石油管理局胜北社区
东安卫生院

杨惠芹　中国石化集团胜利石油管理局胜利医院

杨丽莉　中国石化集团胜利石油管理局胜利医院

赵云兰　中国石化集团胜利石油管理局胜利医院
周英娜　中国石化集团胜利石油管理局胜利医院
徐　鑫　中国石化集团胜利石油管理局胜北社区
　　　　东安卫生院
梁晓静　中国石化集团胜利石油管理局胜利医院
韩晓峦　中国石化集团胜利石油管理局胜利医院
董　春　中国石化集团胜利石油管理局胜利医院
蒿秋云　中国石化集团胜利石油管理局胜利医院

前　言

　　急危重症护理学是护理学的重要组成部分。护士在面对急危重症患者时，能否及时无误地作出判断和进行救护，直接关系到患者的安危和抢救的成败。因此，为了使护士能够熟练掌握急救知识和技能，以便在紧急情况下对患者实施及时、准确的救治和护理，提高救治成功率，我们在繁忙的工作之余，广泛参考国内外文献，结合自身工作经验，精心编著了这本《临床重症监护学》，奉献给读者。

　　《临床重症监护学》是一部颇具特色的学术专著。全书共分八章，第一章为绪论，包括急危重症护理学的概念、急危重症护理学的范畴、急危重症护理学的起源与发展、学习急危重症护理学的方法等；第二章为院前急救与急诊；第三章为重症监护；第四章为心搏骤停与心肺脑复苏；第五章为急危症状；第六章为重症患者的营养与代谢支持；第七章为输血；第八章为休克；第九章至第十八章系统介绍临床各科常见急危重症的护理。内容丰富，重点突出，资料新颖，以实用为主，能反映出急危重症医学的最新进展和成就。

　　由于本书编写时间仓促，编者水平有限，书中难免有不当之处，敬祈广大读者指正。

编　者

2016 年 5 月

目　录

目　录

第一章 绪 论

近几十年来，随着急救医学的建立与发展，急危重症护理也得到了相应的发展。急危重症护理学是以挽救患者生命、提高抢救成功率、促进患者康复、减少伤残率、提高生命质量为目的，以现代医学科学、护理学专业理论为基础，研究危急重症患者抢救、护理和科学管理的一门综合性应用学科。在广大医护人员共同努力下，急危重症护理专业发展日趋完善并在社会医疗保健工作中发挥着越来越重要的作用。

一、急危重症护理学的概念

急危重症护理学经过了长期的临床实践，伴随着急诊医学的发展而逐步形成，是研究各类急性病、急性创伤、慢性疾病急性发作及危重患者的抢救与护理的一门学科，是护理学的重要组成部分。在抢救伤病员、治疗危重患者、降低各种灾难事故的死亡率方面发挥了重要的作用。近30年来，随着急诊医学的发展及社会需要的不断增加，急危重症护理学得到了快速的发展，急危重症护理学的发展也有力地促进了护理学的进步。

二、急危重症护理学的范畴

危急的病情就是抢救的命令，正确的护理是能否抢救成功的关键一环。急救护理的范畴：①各种疾病的发作、突受外伤损害或异物侵入体内、身体处于危险状态或病变痛苦时，如心搏骤停、大量出血、休克、急性创伤、多器官功能衰竭、意外事故（溺水、电击伤、急性中毒）、脑血管意外、哮喘急性发作或持续状态、急腹症、急性心律失常、急性心力衰竭、肝昏迷、急性肾功能衰竭、糖尿病酮症酸中毒、严重水电解质紊乱与酸碱失衡等。②急救又分为院前急救和院内急救。

（一）**院前急救**　主要任务是把有效的初步急救措施，以最快的速度送到病、伤人员身边，维持生命，即进行基础生命支持（BLS）和基础创伤生命支持（BTLS）。BLS 和 BTLS 包括主要的现场初步急救和维持病、伤人员生命方法，一般可由急救中心和急救站的医护人员完成。院前急救需要有现代化的管理制度，如通讯、派遣、现场急救，然后将需要进一步诊治的患者转送到最近的接收医院。

（二）**急诊科抢救**　医院急救中心或急诊科是接收院前急救站送来的或用其他方法到院就治的急症患者的第一线，是所有急症患者入院治疗的必经之路。综合医院急诊科设有内、外、妇、儿、五官等专科诊室。20 世纪 90 年代的急诊科多数设立重症监护室。多数急重症患者可在急诊科得到及时、正确的治疗和护理，部分患者需留观或转入相应的专科病房进一步治疗，仅有个别的危重患者需送到重症监护病房进行加强治疗和监护。

（三）**危重病（症）救护**　危重病（症）救护是指受过专门培训的医护人员在备有先进监护设备和救治设备的重症监护病房，接收由急诊科和院内有关科室转来的危重患者，对多种严重疾病或创伤以及继发于各种严重疾病或创伤的复杂并发症患者进行全面监护及治疗护理。其研究范围主要有：①危重患者的监护与治疗；②重症监护病房（ICU）人员、设备的配备与管理；③ICU技术。

（四）**急救医疗服务体系的完善**　研究如何建立高质量、高效率的急救医疗服务体系，大力建设和完善城市及乡村紧急呼救通信设施；已经建立者则应不断研究如何充实和完善。

（五）**急危重症护理的人才培训和科学研究工作**　急危重症护理人员的技术业务培训工作，是发展我国急救事业的一个重要方面。首先要组织现有护理人员学习急诊医学和急危重症护理学，有条件的城市和地区应有计划地组织急诊医学讲座、急救技术培训等急救专业学术活动，提高急危重症护理人员的专业技术水平。为了适应急诊医学发展和社会的需要，必须加强急危重症护理科学研究及情报交流工作，使急危重症护理学教学－科研－实践紧密结合，促进人才培养，提高学术水平。

三、急危重症护理学的起源与发展

急危重症护理学的起源，可追溯到 19 世纪南丁格尔（Florence Nightingale）年代。1854～1856 年，英、俄、土耳其在克里米亚交战时，前线战伤的英国士兵死亡率达 42% 以上，南丁格尔率领 38 名护士前往前线医院救护，使死亡率下降到 2%，这是护理学创始人南丁格尔写下急危重症护理学的第一节。这充分说明了急危重症护理工作在抢救危重患者中的重要作用。

20 世纪 50 年代初期，北欧发生了脊髓灰质炎大流行。许多伴有呼吸肌麻痹的患者，借助"铁肺"治疗及相应的特殊护理技术，取得了良好的效果。这是世界上最早用于监护呼吸衰竭患者的"监护病房"。此后，急救护理技术进入了有抢救设备配合的新阶段。

20 世纪 60 年代，由于心电示波装置、电除颤器、人工呼吸机、血液透析机应用于临床，医学理论与实践逐渐深化，护理理论与护理技术更进一步提高。到了 60 年代后期，现代监护仪器设备的集中使用，促进了重症监护病房（intensive care unit，ICU）的建立。近半个世纪以来，由于城市汽车的不断增多，交通事故急剧增加，加上其他意外事故及心脑血管病的不断增多，各国政府逐渐认识到发展急诊医疗服务的重要性和迫切性。1968 年美国麻省理工学院倡导建立急诊医疗服务体系（emergency medical service system，EMSS），从医务人员在医院内等待患者和抢救患者，改变为到发病地或事故现场进行抢救处理的现场急救，这一变革显著降低了伤病员的病死率和致残率，极大地提高了患者的存活率。

20 世纪 70 年代，国外成立了社会急救机构，很多国家相继建立了急救中心与综合或专科 ICU、术后复苏室等危重急救监护网络系统，形成了完整的医疗体系，并训练各行各业的人员作为二线急救组织成员，重视现场抢救，重视急救护理教育。当人们遇到急症患者、火警等事故伤者、重危患者时，能做到边抢救边电话报警，随之而来的是配备了带有急救设备的专用救护车和急救医护人员。有些国家还用直升机作为运送伤病员的工具，随时用对讲机和有关医院急诊科联系，并在有关专家指导下进行必要的处理，对降低死亡率及残疾率起到了重要作用。

我国历来重视急救知识、战伤护理知识的普及教育，急救护理事业也经历了从简单到逐步完善形成新学科的发展过程。早在20世纪50年代，我国医院各病房就普遍将重危患者集中在重危病房，靠近护士办公室，便于护士密切观察病情及护理。1957年和1962年先后拍摄了科教片《急救》和教学片《火线抢救》。1974年在天津市第一中心医院首先建立了急性三衰（心、肺、肾）抢救研究室，是我国最早从事急危重症急救医学研究的专门机构。1980年卫生部颁发了《加强城市急救工作》的文件。1982年3月召开急诊医学咨询会，同年10月，卫生部委托上海医学会召开全国门、急诊工作学术讨论会，1983年卫生部颁布《有关全国急诊工作的建议》，其中提到有条件的医院应成立急诊科。自1983年起全国有少数几家较大的医院设立了第一批急诊科。1985年在杭州举行急诊医学研讨会，会上提出如何结合我国实际发展急诊医学问题，1986年"中华医学会急诊医学分会"成立。该会的成立为推广我国的急诊医学起了重要作用。到1992年，急诊医学会下共设6个专业组：院前急救、复苏、小儿急救、危重症、灾害医学和成人继续教育。在急诊医学会常委会领导下，每个专业组可自行决定举办全国性学习班或专题讨论会。近几年来，随着医学科学的发展，不少大、中城市的综合医院和某些专科医院都相继设置了急诊科或急诊室及院内ICU，并配备了医师、护士等医务人员，使急危重症医学得到了进一步的发展。但是我们应该看到，要建立健全急危重症医学医疗体系，如较大人力和财力的投入、各级党政领导的重视和扶持、加强对从事抢救工作医护队伍跨学科跨专业有关急救知识和技能的培训，乃是当务之急。我们希望我国各地应立即着手建立和逐步完善急救医学医疗体系，使我国的急危重症医学达到一个新的水准，以造福于所有急危重症患者。同时我们也希望我国急危重症医学要走自己的道路，既要吸取和掌握现代医学有关急救的先进知识和技能，也要探寻现代医学在这个领域内某些环节的不足，将我国传统中医优势结合进去，以形成既优于现代西医，也优于传统中医的具有中国特色的急危重症医学。

急危重症护理学是急诊医疗的重要组成部分，不少国家已把其列入护理系教学计划，并设有急危重症护理学进修班、ICU 训练班，这对提高护士的急救意识和急救技术，更迅速地抢救急危重症患者，适应急救事业的迅速发展，是非常有意义的。

四、学习急危重症护理学的方法

急危重症护理学是护理学的一个重要分支，也是临床医疗救护上不可缺少的一部分。目前随着急诊危重病患者与创伤患者的日趋增多，对急诊科护士的整体素质也提出了更高的要求，要求护士不但要有高度的责任心，还要熟练掌握急救知识和技能，能在紧急情况下给予患者及时、准确地实施心身整体救治和监护，这对提高抢救成功率，降低死亡率、致残率将起到重要作用。

（一）必须养成良好的职业素质 急诊护士要自觉地规范自己的言行和实践，设身处地为患者着想，牢固树立"时间就是生命"的观念，急患者所急，争分夺秒，全力以赴，抢救患者的生命，保证抢救工作的质量。

（二）善于理论联系实际 急危重症护理学的发展，体现了理论与实践相结合的原则。以抢救为例，开始仅限于战伤急救，经过临床实践，将战伤急救的优点用于城市急危重症的抢救，提高了人群生存率。学习急危重症护理学要善于将基础理论与学过的各科知识相互联系，融会贯通。

扎实的基础理论包括生理、解剖、药理、诊断等基础知识。熟练的专科理论包括：①各科急症；②危重患者抢救常规；③CPCR机制及有关操作和仪器使用原理及注意事项；④常用急救药物名称、剂量、用法、不良反应、配伍禁忌等；⑤常用急诊检验指标及临床意义；⑥血气分析，常见酸碱失衡处理原则；⑦常见心血管系统急诊异常心电图的识别。必须掌握的抢救护理技能包括：①各类急症抢救程序；②复苏患者护理；③心脏按压法；④除颤起搏基本方法；⑤气管插管及气管切开术后护理；⑥心电监护方法及危象鉴别和处理；⑦氧疗；⑧动、静脉穿刺技巧。急诊护士必须熟练掌握以上理论和技能，并能灵活地应用到抢救实践中。

（三）培养管理能力　急诊急救护理中管理非常重要，能否排除抢救护理的各种障碍，协调好各方面的关系，直接关系到抢救工作能否顺利进行。护士应注意培养自身的管理能力。

（四）积极参加继续教育　急诊医学进展迅速，可以说在基础理论、治疗措施、监护手段及护理技术方面都日新月异，急诊护士的知识结构也要不断更新，扩大自己的知识范围，掌握急诊医学领域的新进展，能够更好地理解和配合医疗急救。因此，任何年资的护理人员都必须接受继续教育，重点学习新理论、新知识、新技术，并积极在实践中开展科学研究。

（周英娜）

第二章　院前急救与急诊

院前急救（Prehospital emergency cedical care）是急诊医疗服务体系（EMSS）的一个重要组成部分，是指急、重、危伤病员进入医院以前的医疗救护。院前急救有广义和狭义之分，其主要区别在于是否有公众参与。院前急救主要包括四层含义：①患者发病地点在医院以外，急救的时间是在进入医院以前；②患者的病情紧急、严重，必须进行及时抢救；③院前急救是患者进入医院以前的初期救治，而不是救治的全过程；④经抢救的患者需要及时、安全地运送到医院进行延续、系统救治。

第一节　概　述

一、院前急救的意义

院前急重症的范围广泛而复杂，涉及内、外、妇、儿、五官等科，病种囊括人体多个系统，如中枢神经系统、循环系统、呼吸系统、消化系统、内分泌和代谢系统、生殖系统、泌尿系统及骨与关节系统急症等。

根据北京市急救中心 1987 年对 10000 份病历统计结果分析，内科急重症占总数的 53.5%，其中以心脏血管病急症为最多见，占 42.7%；外科急重症占总数的 32.3%，其中创伤患者占 69.4%；妇产科急重症占 4.6%；急性中毒占 2.7%。

另据广州市第二人民医院 1993 年对 1814 份病历统计结果分析，内科疾病占急重症总数的 81.64%，其中呼吸系统疾病、心血管系统疾病、神经系统疾病是内科的主要疾病；外科疾病占 13.89%，其中外伤占 10%，而车祸占 1.65%。

以上分析表明，尽管院前急救病种十分复杂，但主要以心脑血管疾病和外伤患者为多见。

另外，院前急重症病种及数量随季节的变化而呈现出一定规律。如春季以心血管和脑血管病居多，夏秋季节以洪水灾害及各种传染病为主，冬季呼吸道疾病增多。四季中，如遇阴、雨、雾、雪天气则创伤和骨折患者明显增多。掌握这一规律，可使急救人员提前进行相应的学习和准备，以最佳精神状态和精湛抢救技术迎接患者。

近年来，我国的交通事业发展迅速，随之而来的交通事故伤亡数量也十分令人瞩目，仅 1990 年 10 月，全国就发生交通事故 21636 起，死亡 4414 人。因此，院前急救是否及时、正确，是提高存活率的关键。

二、院前急救的现状与展望

（一）国内院前急救现状　目前，我国急救医疗服务中心的模式大致可分为下面 5 种形式。

1. 独立的急救中心模式。它具有现代化水平的、专业配套的独立型的急救中心，实行院前急救→急诊科→ICU→急救一条龙的急诊医疗体系。为缩短我国与发达国家急救服务的差距，北京急救中心还在新建社区和近邻区扩建、兴建急救网点，努力达到急救半径 3~5 公里，急救反应时间 5~10 分钟。

2. 以院前急救为主要任务的模式。行政管理上直接隶属于当地卫生局。上海市医疗救护中心市内设 10 个救护分站，郊县有 11 个救护分站，院前急救系统拥有近 200 辆救护车，组成了急救运输网，市区急救半径为 4.5 公里，平均反应时间为 10 分钟，全市普遍使用"120"急救电话，随车人员多为急救医士。采用此模式的城市有上海、天津、南京、武汉等。

3. 依托于一所综合性医院的院前急救模式，有人称为重症模式。该模式具有强大的急救医疗支持力量，形成了院前急救、医疗监护运送、院内急救、ICU 等完整的急救医疗功能。随车人员均为医院内的医护人员。其特点是院前、院内急救有机地结合起来，有效地提高了伤病员的抢救成功率。该模式明显地增加了现行医务人员的负担，急诊患者的集中导致急救中心超负荷运行，难以发挥技术优势。但该模式投资见效快，有利于迅速发展院前急救事业。采用该模式的城市有重庆、青岛、邯郸、金华等。

4. 建立全市统一的急救通讯指挥中心，院前急救由各医院分片出诊的形式。其优点是有效合理地利用现有的医疗资源，提高了急救的反应时间和抢救效率，避免了不论轻重急症集中到某一大医院造成其医疗负担过重而影响救治效果。

5. 市县三级急救网络模式。Ⅰ级急救设在市县综合性医院的急救中心，Ⅱ级急救站设在区卫生院，Ⅲ级急救点设在乡、镇卫生所。彼此三级急救组织之间有机地联系起来。此模式也类同于某些大企业和三级抢救网。如企业的中心急救站、分厂保健站、车间受过培训的卫生员。

（二）几个发达国家院前急救概况

1. 美国　院前急救体制最初建立于 20 世纪 60 年代末期。1968 年首先在阿肯色州和南加州设立了多个急救医疗组织，成立了美国创伤协会。在政府的大力支持下为急救医士实行统一注册。1973 年通过法律草案在各城市完善和形成急救组织网络。急救工作由地方政府或消防队负责，急救医士均有统一上岗证书，全国统一急救呼号为"911"。

2. 日本　院前急救组织为消防署，救人救火统一使用急救呼号"911"。急救员兼学消防救灾知识，开展地面与空中急救工作。消防署每天 3 次接到本市各医院床位使用情况报告，以便掌握空床数，做到准确、及时地调度；快速安全地转运患者。消防署与警署、医院急诊科、中心血库等有直接联系，遇有重大灾害性事故时，急救必须服从统一指挥，多方协调配合，以便急救工作的顺利进行。

3. 澳大利亚　20 世纪 70 年代初，在较大城市设立了较现代化的急救站，急救站包括 4 部分：运输、救护、活动 ICU 和管理部分（行政管理、无线电通讯、财务和培训）。1977 年设立了国家教育委员会，负责培训全国院前急救医士。高级救护时使用活动ICU，由接受过专门训练的人员负责操作。大城市的呼吸急救站讯号为"000"，与公安、消防是同一呼号。但在大城市外，尚未设立呼救讯号。

4. 法国　1956年，在一次暴发性脊髓灰质炎的大流行中，巴黎的公立医院联合会要求Crara教授组织一个急救系统负责运输患者到Claude Berard医院，在那里成立了由Mollaret教授设计的国际上第一个ICU，用来救治呼吸肌瘫痪的患者。这一成功经验迅速被推广到其他地区，并认为可以改进以成功救治其他急性病、伤人员。1965年发展成为急诊医疗体系。并以"15"作为急救呼号。现代通信设备和现代医学和医疗技术的发展，使急诊医疗体系有了迅速发展。

（三）设想与展望　院前急救作为急诊医学的重要组成部分，能明显降低急危重伤病员的死亡率和病残率。院前急救水平高低在某种程度上反映了一个国家的组织能力、医疗水平及公共福利的综合能力。

1. 上海急救模式值得推广，理由如下：第一：据调查资料，1991年我国每千人口拥有医师1.1人，是美国和日本的1/3，原苏联的1/5，可见我国人口与医师比率还很低，院前急救归属于现有医院，加重了现有医务人员的负担，不利于整体卫生事业的发展。第二：美国、英国、日本的院前急救资料显示，非危重患者约占80%，急症患者占15%，危重的伤病者只有5%。我国上海市、北京市、邯郸市的院前急救统计为：一般急诊患者约占85%～95%，危重患者占10%～15%，这与国外急诊情况基本相似。一般急诊患者大多不需要现场急救处理，危重患者中大多采用给氧、止血、包扎、肌内注射等处理后可暂时稳定病情，只有5%特别危重病例才需在现场做基础生命支持或加强生命支持。所以，现有医护人员随车出诊造成专业技术人才的极大浪费。第三，院前急救因抢救的现场环境、条件等和医院不同，具有其特殊性，尤其是灾害性事件引起的危重伤患者的抢救。由医院的医师、护士出诊、救护有明显弊端，鉴于此种情况，我国院前急救有必要建立单独的医疗救护中心，培养专业的急救医士，承担独成体系的院前急救任务。

2. 院前急救体制应考虑多元化。我国目前尚属发展中国家，经济上还不富裕，国家对卫生事业的投入还十分有限，若按卫生部起草的大中城市急救中心建设标准筹建，即急救中心至少有20辆救护车，至少设3个急救站，每5万人口至少拥有一辆救护车，显然有一定难度。是否可考虑积极灵活的办医路子，在保证救护质量的前提下，按照谁投资谁受益的原则，多方筹集社会闲散资金，以最快的速度把院前急救工作搞上去，以满足人民群众对急救的需要。在这方面，河北省红十字救护中心进行了积极的探索，值得借鉴。

3. 尽快确立以某一院前急救模式为主体，多模式并有的独具我国特色的急诊医疗体系，并加快急救方面的立法。由于社会的进步，院前急救医疗体系借助急救的社会化，其内涵更加丰富、外延更加扩展。发达国家已建立多功能部门的相互协作。渗透的急救医疗体系，如美国、日本、芬兰等国家，借助消防、警察，培养专业的急救医士，使院前急救的水平大大提高，我国也应考虑与"119""110""121"等部门横向联系，形成以"120"为中心的急救服务有机整体，为人民群众提供及时、高效的急救服务。关于院前急救的归属、机构、体制、横向联合等问题，最好由人大立法，从而使我国的院前急救有一个质的飞跃。

随着科学的发展、社会的进步，传统的院前急救观念正在发生变化。既有医学知识，又有救援本领的急救医助、急救医士将成为院前急救的主力军。而配有现代通信设备的急救通信指挥中心，星罗棋布的急救站、点形成的急救网络；将对呼救信号及时受理、下达，迅速有效地执行救援任务。急救车将不仅仅是运输患者的工具，而是抢救患者的场所，自动心脏除颤器、简易呼吸器、氧气瓶、担架、脊柱板、颈托，以及有关的药品、敷料等将成为急救时必备物品。同时，在社会上大力普及急救知识和技能，使更多的"第一目击者"在紧急情况下能够发挥积极的作用。总之，急救社会化、结构网络化、抢救现场化、知识普及化将是急诊医学，特别是院外急救的发展方向。

三、院前急救的主要任务

确定院前急救主要任务的目的在于明确院前急救在整个急救过程中的工作范围。它既反映急救的需要，也是检验一个部门急诊医疗工作好坏和管理水平的重要标志。主要任务有以下几个方面：

（一）承担平时呼救患者的急救　这是主要和经常性的任务。呼救患者一般分两种类型：一类为短时间内有生命危险的患者，如心肌梗死、窒息、休克等，称为急救患者。此类患者约占呼救患者的10%，其中进行就地心肺复苏抢救的特别危重患者<5%。对此类患者必须现场抢救，目的在于挽救患者生命或维持其生命体征。另一类为短时间内尚无生命危险的患者，如骨折、急腹症、重症哮喘等患者，称为急诊患者。此类患者约占呼救患者的90%，现场处理的目的在于稳定病情、减轻患者在运送过程中的痛苦和避免并发症的发生。

（二）承担对灾害或战争时遇难者的急救　对遇难者除应做到平时急救要求外，还要注意在现场与其他救灾专业队伍的密切配合以及自身的安全。若遇特大灾害或因战争有大批伤员时，应结合实际情况执行有关抢救预案。无预案时须加强现场指挥、现场伤员分类和现场救护，应区别不同情况，做到合理分流运送。

（三）承担特殊任务时救护　特殊任务指当地的大型集会、重要会议、国际比赛、外国元首来访等。执行此项任务要求加强责任心，严防擅离职守。若意外遇有伤病员，可按上述两条处理。

（四）承担通信网络中心的枢纽任务　通信网络一般由3个方面构成。一是市民与急救中心（站）的联络；二是急救中心（站）与所属分中心（站）、救护车、急救医院即EMSS内部的联络；三是中心（站）与上级领导、卫生行政部门和其他救灾系统的联络。在通信网络结构中，急救中心（站）承担承上启下、沟通信息的枢纽任务。

（五）承担急救知识的普及　急救知识的普及教育可提高急救服务的成功率，平时可通过广播、电视、报刊等对公众普及急救知识，开展有关现场急救及心肺复苏的教育。

四、院前急救的必备条件

院前急救不同于医院急诊科（室）或病区抢救，其特点是在紧急情况下，不管条件多么差，环境多么恶劣，病情多么复杂，设备多么简陋，都要牢记"救命"二字。抢救原则应以维持生命与对症治疗为主，最大限度地救护伤患者、降低死亡率、减轻伤残率、提高成功率。院前急救须具备下列条件：

（一）健全完善的急救网络　国内现在通常由急救中心、急救站形成急救网络，作为专业院前急救机构，随着市场经济体制的建立完善，现代化都市不断兴起，我国的急救网络必将得到发展和完善。据统计，我国目前大、中城市都建立了规模不一的急救中心或急救站，在急诊、急救工作中，它是全城最高指挥者和组织者，把全城有条件的医院组织成急救网，分区负责，大大缩短抢救半径。有的城市还根据本城面积和人口密集分布情况，划区分段设急救分中心或分站。我国各地急救中心模式不一，有的依托在一个有条件的综合性大医院，这样的模式具有强有力的综合实力，有利于全城急诊工作的指挥和协调，有利于患者分流，有利于抢救复杂疑难的垂危患者，这种模式比较适用于中等城市。

（二）优良的通信设备　通信是院前急救三大要素之一。建立健全灵敏的通信指挥机构是提高急救应急能力的基础。我国已启用"120"全国统一急救电话，利用无线电话联络系统，具有快速、机动灵活、免干扰功能。它可以快速联结患者所在地、急救中心（站）和各网络医院急诊科（室）。经过训练有素的调度员的迅速分诊和调度，一条现场急救、安全运输和接收医院急诊科（室）之间的绿色通道即可接通。遇到特大灾难时，这个系统能显示了它的优越性。

（三）先进的急救、监护设备和技术　心电图机、持续心电监护、吸引器、给氧设备、呼吸机、气管切开物品、心脏起搏除颤器等，随时处于临战状态。

（四）快捷的转运工具　将普通型救护车改装成急救监护型救护车，并配备现代急救、监护设备。救护车应定位、定人、定职，专车专用，24小时值班。必要时可以动用直升机。

（五）训练有素的急救人员　院前急救人员，原则上要求有较丰富的临床经验和较强的应急能力，由急救操作熟练、基本功过硬、具有独立作战能力、身体素质好和热爱急救事业的人员组成，急救人员应以急诊、内科、外科医师和护士为主。如现场灾害范围大，伤员多，伤势重，急救医疗指挥部应组织调集第二梯队急救人员到现场参与抢救。院前急救人员要求固定或相对固定，定期轮训、培训和演练，以提高其抢救水平和应急能力。平时可以在岗不脱产，一旦接到命令，做到招之即来，按要求到达现场。

（六）社会急救意识　在日常生活中，接触危重伤患者的第一目击者多是社会人员，而不是医务工作者。垂危濒死伤患者在发病起初几分钟内是生命攸关的时刻，此时抢救及时、正确，就可能挽救伤患者生命，反之，则造成伤残甚至死亡。所以，应向广大人民群众普及基本急救知识与技能。

五、院前急救的组织与实施

为了最大限度地做好灾害事故后的医疗救护、卫生防疫工作，保障国家建设和人民生命财产安全，建立一个强有力的、统一领导的院前急救组织机构是必要的。

（一）救灾医疗防疫工作领导小组　可由省（市）卫生厅（局）、省（市）医药总公司、军区后勤部卫生部等有关领导组成救灾医疗防疫工作领导小组。设组长一名、副组长和组员若干名。工作职责：

1. 负责全省（市）救灾医疗防疫的领导工作。

2. 平时督促检查重点监视区抗灾救灾方案的制订及落实情况。

3. 灾时根据灾情及时派出医疗救护队和卫生防疫队进行现场急救、卫生防疫和做好药品器材供应、后勤保障等有关部门的协调工作。

4. 对医疗救护和卫生防疫等工作中的重大问题做出决策。

5. 省（市）救灾医疗防疫工作领导小组办公室设在省（市）卫生厅（局）。

（二）救灾医疗防疫指挥部　在救灾医疗防疫领导小组的直接领导下，灾区设医疗防疫指挥部。可由省（市）卫生厅（局）医政处、防疫处、药政局、军区后勤部医疗处、省（市）医药总公司药品器材供应处、地（市）救护站等部门及当地卫生行政部门有关领导组成，设总指挥一名、副总指挥和成员若干名。工作职责：

1. 根据领导小组的指示，负责现场救护、卫生防疫等工作的指挥。

2. 指挥部下设办公室、医疗救护组、卫生防疫组和后勤保障组。

（三）医疗防疫指挥部办公室　办公室一般由3~5人组成，实行24小时值班，工作职责：

1. 负责收集、研究、整理有关救护、防疫等工作中的动态情况。

2. 必要时将动态情况整理成书面材料，准确及时向指挥部领导报告和建议。

3. 拟订各种指挥文电，传达指挥部命令和指示，协调各组工作，督促检查执行情况。

（四）医疗救护组　一般由3~5人组成。工作职责：

1. 根据灾情负责组织本地区以至外地若干医疗队（包括灾区医院）。

2. 负责并组织医疗救护任务的实施。

3. 做好伤员的分诊（Triage）、现场急救、治疗以及分流后送医等工作。

（五）卫生防疫组　一般由3人组成。工作职责：

1. 根据疫情负责组织若干卫生防疫队。

2. 负责灾区的水源监测和消毒、保护环境卫生。

3. 负责现场消毒杀虫、灭蚊灭蝇、预防接种以及急性传染病防治等工作。

（六）后勤保障组　一般由 3～5 人组成。工作职责：

1. 负责急救药品、器材、转送伤病员的车辆、通信器材。

2. 负责各种救灾物资及生活物资的保障供应工作。

在医疗防疫指挥部的统一领导下，各组应明确工作职责。按各自的分工努力工作，以保障现场医疗救护、卫生防疫等工作的实施。

（周英娜）

第二节　院前急救中的护理工作

在院前急救中，医护密切配合、共同完成急救任务。主要的护理工作包括：护理体检、急救护理措施实施、转运和途中监护，这三部分紧密相接，构成院前急救的基本护理工作程序。

（一）护理体检　院前急救的基本原则是先救命，后治病。当救护人员到达现场后，应首先迅速而果断地处理威胁患者生命的症状或伤情，同时迅速对患者进行查体。护理体检应侧重于对生命体征变化的观察及发现可用护理方式解决的问题。护理体检时注意患者或目击者的主诉，与发病有关的细节，与症状相符合的症状体征及局部表现。进行护理查体时，原则上尽量不移动患者身体，以免加重患者伤情。体检顺序：①检查患者瞳孔、血压、呼吸、脉搏、体温等生命体征，确定患者意识状态；②观察患者一般状况，如皮肤损伤、四肢活动情况，患者对伤情或症状的耐受程度等；③依次从头、颈、脊柱、胸腹、四肢进行检查。

1. 生命体征　包括检查瞳孔、血压、脉搏、呼吸、体温。

（1）瞳孔：是否等大等圆，对光反射是否灵敏，有无压眶或角膜反射。瞳孔不等大说明可能有脑疝，双瞳孔缩小可能有中毒，瞳孔散大、固定可能心脏跳动停止。

（2）血压：常规测量肱动脉压。血压过高应用降压措施，血压过低说明有大量出血或休克存在。

（3）脉搏：常规触摸桡动脉。注意脉搏的强弱、脉律。脉搏强弱与心脏活动和血容量有关。

（4）呼吸：注意呼吸频率、深浅度和节律，有无呼吸困难、被动呼吸体位、发绀及三凹征。

（5）体温：如必要，应用体温计直接测量腋下温度。如不必须，则应观察和触摸患者肢体末梢循环血供情况。如肢体冰凉或有皮肤花纹出现等，说明微循环不良，是休克的主要表现之一。

在检查生命体征时，可同时通过与患者对话判断其意识状态、反应程度，能否正确表达自己的内心体验和要求。如患者意识完全丧失，应配合医生迅速进行全身物理体检。

2. 头部

（1）颅骨：看是否有伤口、血肿、凹陷等。

（2）面部：面色是否苍白、潮红、灰暗，有无大汗。

（3）口：口唇有无发绀，口腔内有无呕吐物、血液、脱落牙齿，舌有无咬伤等。

（4）鼻：鼻骨是否完整、有无变形，鼻腔是否通畅，有无血液或脑脊液自鼻孔流出。

（5）眼：观察眼球表面及晶状体有无出血、充血，视力如何，眼缘是否完整。

（6）耳：耳郭是否完整，耳道中有无异物、有无液体流出，听力如何等。

3. 颈部 轻轻地检查颈前部有无损伤、出血、血肿，颈后部有无压痛点，触摸颈动脉，检查脉率和节律的强弱，注意有无颈椎损伤。

4. 脊柱 主要针对创伤患者，检查时，用双手伸向患者后背，自上而下触摸，检查有无肿胀及形状异常。在未确定患者是否存在脊椎损伤的前提下，且不可盲目搬动患者。

5. 胸部 检查锁骨有无异常隆起或变形，有无压痛，以确定有无锁骨骨折。检查胸部有无创伤、出血或可见畸形，有无挤压痛,以确定有无肋骨骨折。观察患者在吸气时胸廓是否扩张、对称。

6. 腹部 观察腹壁有无创伤、出血,腹壁有无压痛和肌紧张。判断可能损伤的脏器及范围。

7. 骨盆 把两手放在患者髋部两侧,轻轻挤压,检查有无疼痛或骨折存在。检查外生殖器有无明显损伤。

8. 四肢

(1)上肢:检查上臂、前臂及手部有无异常形态、肿胀或压痛。注意肢端、甲床血循环情况。如患者神志清醒,可让他活动手指及前臂,检查推力和皮肤感觉。

(2)下肢:检查下肢有无肿胀、变形,足背动脉搏动情况。

以上检查要快而轻柔,伤情不同检查的侧重点也不同。检查中要随时处理危及生命的症状和体征。

通过检查,一般可将患者分为三种情况:①轻症患者:患者神志清晰,对检查能够配合且反应灵敏;②中重度患者:对检查有反应,但不灵敏,有轻度意识障碍;③重症患者:对检查完全无反应,意识丧失,随时有生命危险。

(二)急救护理措施 在进行初步体检后,护士应根据医嘱协助医生对患者进行急救处理。包括给患者以合理舒适的体位,建立静脉通道和观察生命体征等。对于不同专科的患者还应给予必要的护理准备。

1. 放置合适体位 对轻症和中重症患者,在不影响急救的情况下,将患者置于舒适安全的体位:平卧位头偏向一侧或屈膝侧卧位。放置好患者体位后,要尽量使患者能安静休息,并注意给予保暖。

2. 建立有效的静脉通道 对于所有需建立静脉通路的院前急救患者,如可能的话,均要选择应用静脉留置针,可保障快速而通畅的液体流速,对创伤性休克、出血等危重患者在短时间内扩充血容量极为有利。穿刺完毕后,以胶布固定外端。保证在体位改变和转运中,静脉留置针不易脱出血管或刺破血管。

3. 松解或去除患者的衣服　需要在现场处理的猝死、创伤、烧伤等患者，为便于抢救和治疗，均需要适当地脱去患者的某些衣服、鞋、帽。尤其是对创伤、烧伤患者，衣服不仅掩盖了患者的真实伤口或出血，且有直接污染作用。去除衣服要掌握一定技巧，以免因操作不当而加重伤情。

患者经上述处理准备后，为抢救和治疗提供了方便。此时，应迅速做初步处理，如给药、清创、加压包扎和止血等。一旦患者伤情允许，应迅速将患者抬上救护车，送往就近的医院或专科医院接受继续治疗。

（三）转运和途中监护

1. 转运

（1）搬动患者脱离危险区：现场急救时，若发现患者的身体还在某些物体的重压下或随时有受压或被致伤的可能，应迅速将患者搬至安全地带。常用方法为：

1）托运法：使患者平卧，两臂弯曲，搭放在胸前。搬运者蹲于患者头前方，双手从肩下抓紧患者腋下衣服，使患者的头依附在救护人员前臂上，向后用力，在地平面上平移，直至拖出危险区。

2）搀扶法：救护人员站于患者受伤的一侧，拉起其手臂，使一只手搭在救护者的局部，另一只手环绕住患者的腰部，并抓住患者的衣服，使患者依靠住救护者的身体，协助行走。

3）手座法：搬动者用手搭成手座或两手座。神志清醒者，可应用四手座法，使患者坐上，并伸开双臂搂住搬运者的颈部。神志不清者，适合两手座法，使患者坐在手座上，搬运者在两侧另一只手扶住患者身体，以免跌下。

（2）常用担架使用法：当把患者搬至安全地带时，即可使用单架。担架种类很多，分别供不同患者选择使用。

1）上担架法：在尽可能不改变患者体位的情况下，将患者平抬上担架。

2）担架运送法：使患者平卧于单架上，必要时系好束带。抬起担架时，尽量保持患者身体在水平状态。行走时，让患者足在前方，头在后方。在将患者抬入救护车时，应使患者头在前、脚在后，以患者感到舒服为宜。

3）上救护车法：救护车上多装有轨道滑行装置，使患者头在前，将担架放在轨道上滑入车内。如无轨道滑行装置，救护人员应合力将单架抬起，保持头部稍高位、进入救护车。

4）下救护车法：将担架抬下救护车时，救护人员应注意保护患者，尽可能保持单架平稳。

2. 途中监护　患者进入救护车，救护人员应充分利用车上的设备对患者实行生命支持和监护。

（1）心电监护：应用除颤监护仪，对患者进行持续的心电监护。注意有无心肌供血不足和心律失常，遇有紧急情况，及时报告医生给予处理。

（2）氧疗：首先应保持气道通畅。常用给氧方法有鼻导管给氧和面罩给氧。一般可选鼻导管给氧。自主呼吸微弱者，可给予面罩加压给氧或机械通气。如患者呼吸已停或自主呼吸无效，应迅速给患者气管插管，并予牢固固定。在患者接受氧疗过程中，护士应密切观察：呼吸频率及幅度的改变，唇、甲及其他部位的末梢循环情况，有无发绀。同时要观察相应的血流动力学的改变，尽可能将一些明确的病情改变记录下来。

（3）建立静脉通道：原则上越早建立越好，穿刺部位一般宜选用前臂静脉或肘正中静脉，穿刺针管径要大，固定要牢，有条件者可使静脉留置针，护士要掌握急救用药的药理作用、配伍禁忌、常见不良反应及其处理办法，做好相应的护理观察。在院前急救的用药中，由于医生只下口头医嘱，护士要执行"三清"一"复核"的用药原则，"三清"即听清、问清、看清。"一复核"核药物的名称、剂量、浓度与医嘱是否一致。切忌出现用药差错。

（4）院外无菌操作技术：在院前急救护理中，许多操作都属于无菌操作范畴。而在急救现场又难以做到。在实际操作中，护士要注意维护抢救治疗环境，疏散围观人群，减少人员走动，禁止靠近无菌治疗区谈话。操作前带好帽子及口罩，无菌物品取出后，不管是否动用，不能再放回原处。疑有污染时不用。为避免交叉感染，无菌物品专用等等。

（周英娜）

第三节　急　诊　科

一、急诊科的设置及要求

急诊科接治的多是突发性的急危重患者，一切医疗护理过程均以"急"为中心，所以布局要从应急出发，如位于医院醒目位置，接近住院部，白天有指路标志，夜间有指路灯光，要有专用的宽敞的出入口通道，便于急救及转运患者。门前有停车场和电话通信设备。急诊科设有候诊室、隔离室、预诊室、抢救室、治疗室、手术室、观察室、护士办公室等。辅助科设置有药房、化验室、X线室、挂号室、收费室等。急诊各专科诊室是在上述诊室设置基础上，根据各专科特点设立的。

（一）急诊分诊台　急诊分诊台应设在大厅明显地方，便于分诊迎接患者或到门口救护车上初检患者，如无大厅可在急诊科（室）入口处设急诊分诊室。当急症患者就诊时，分诊护士应立即呼叫有关医生应诊；通知抢救室、治疗室、观察室等主要科室进入工作状态；合理调配医护人员，使患者得到迅速的诊断和治疗。

（二）急诊诊查室　位置应靠近入口，面积要比一般内、外科诊室略大，约需20m^2，以便担架平车直接进入。小儿科急诊要与成人急诊分开，防止交叉感染。同时应设隔离诊室（为急性传染患者在转送传染病院前接受检查所设），应远离其他各科诊室。

（三）急诊抢救室　急诊抢救室是急诊抢救危重患者的场所，位置要靠近急诊科（室）入口。抢救室中须备有抢救患者所必需的仪器设备、物品和药品，且不能与其他用房合用，平常设一张抢救床，必要时可增设，要考虑同时抢救2个患者的位置和抢救人员所占用面积，故不应少于24m^2。

（四）治疗室　每个房间应在 $12m^2$ 左右。

1. 准备室　无菌物品柜、治疗盘、70% 酒精、2.5% 碘酒、棉签等。治疗室内有紫外线、消毒用的灯管，每日消毒 1 次，1 次消毒 1 小时。

2. 注射处置室　治疗柜、治疗桌、诊查床等。

3. 急诊输液室　每日急诊就诊在 120～150 人次，应放输液床 15～20 张。床单应 1 人次一换。

（五）急诊观察床　观察时间一般不超过 3 天，所有的观察床位有明确的床号标志，可方便巡回护士观察，避免发生差错。

（六）急诊观察室　对急诊患者，如短时间不能明确诊断，需 1 周左右治疗，病情较重，需继续观察以明确诊断者，应收入急诊观察室接受观察治疗。急诊观察室一般有单独的医护办公室、护士站、治疗室、换药室等。

（七）急诊手术室　急诊手术室的位置应紧挨急诊抢救室，急诊外科危重患者，须在急诊手术室进行急救手术。如严重胸腹外伤、腹内主要脏器（肝脾）破裂、重度颅脑损伤、粉碎性骨盆骨折伴腹膜后血肿、重度休克需紧急手术止血者。此外，在某些特殊情况下，急诊手术室也做四肢外伤、脱套伤、开放性骨折、血管外伤、胃穿孔、急性阑尾炎、急性胆囊炎等一般急诊手术。

1. 手术间设置　应设无菌手术间和清洁手术间各一个。并有相应的附属房间，器械准备间，洗手间，更衣间。

2. 手术抢救设备　应设麻醉机、吸引器、心电监护仪等，各种无菌手术包和各种无菌物品。

3. 其他　主要麻醉、急救药品。卫生消毒物品。

二、急诊科的工作任务和特点

（一）急诊科的工作任务　急诊科工作的任务是迅速、及时、准确地诊断和抢救急症和危重患者，也承担院前急救和重症患者的监护工作。主要任务有：担任急救护理工作，对危重患者要及时诊断和处理。根据病情分别送往各科室治疗或监护。进行科研工作，提高急救工作水平，促进医疗护理工作的发展，医护人员能够熟练地掌握气管插管、心肺复苏术，急性中毒的患者的洗胃术，以及各种危重急症的急救技术。掌握急诊的范围如：各种急性出血、炎症。各种原因所致的休克、各种急性外伤、烧伤、各种急性中毒、急性心力衰竭、心肌梗死、心律失常、急腹症、昏迷等急症。

（二）急诊科的工作特点

1. 病情危重，危及生命，变化急骤，及时有效的救治往往是抢救成功的关键。

2. 制订各种应急救治的预定方案，随时做好抢救的准备。

3. 就诊患者病种复杂，常需涉及各科室病种，因而要有高效能的指挥组织系统和协作制度，多数患者是急诊就诊，易造成交叉感染，要严格执行无菌操作规程和消毒隔离制度。

4. 工作紧张、繁忙、责任重大，在抢救的过程中要有高度的责任心和一定的应急能力。

5. 抢救物品、药品要定点放置，专人保管，定时更换、消毒、补充。做好急诊室的管理工作。

（三）接诊范围

1. 内科

（1）呼吸、心搏骤停。

（2）各种危象。

（3）急性心力衰竭、心肌梗死、心绞痛、严重心律失常。

（4）急性发热，体温（腋下）在38℃以上及中暑者。

（5）急性呼吸困难、发绀、窒息。

（6）急性内出血：大咯血、呕血、便血等。

（7）急性炎症：如重症肺炎、急性胰腺炎、急性脊髓炎等。

（8）昏迷、晕厥、抽搐、癫痫发作、休克。

（9）脑血管意外，高血压脑病。

（10）各种中毒：如食物中毒、药物中毒、气体中毒等。

（11）重症血液病。

2. 外科

（1）急腹症。

（2）各种创伤，如脑、胸、腹、四肢等部位的切割伤、刺伤、撕裂伤、烧伤以及新鲜骨折、急性扭伤、动物咬伤、电击伤等。

（3）急性感染：如败血症、手指（趾）感染、急性乳腺炎等。

（4）急性泌尿系疾病：如急性尿潴留、血尿。

3. 妇产科

（1）阴道流血：如流产、功能性子宫出血、产前产后大出血、宫颈癌大出血、前置胎盘、葡萄胎等。

（2）急性腹痛：如异位妊娠、卵巢囊肿蒂扭转、黄体破裂、子宫破裂等。

（3）急性损伤：如外阴及阴道外伤、子宫穿孔等。

（4）急性发热：如产褥感染、急性附件炎等。

（5）急产、难产、早期破水、脐带脱垂等。

4. 小儿科 参照内科，尚有：

（1）急性呕吐、腹泻伴脱水。

（2）突起剧烈腹痛。

（3）新生儿体温不升。

5. 五官科

（1）外伤：如眼的擦伤、挫伤、烧伤、口腔颌面部外伤、下颌关节脱臼等。

（2）急性炎症。

（3）出血：如大量鼻出血、眼内出血等。

（4）误入异物。

6. 皮肤科 急性皮炎、荨麻疹、带状疱疹、蜂蜇、急性过敏性疾病。

7. 其他 自缢、淹溺、电击伤、烈性传染病可疑者。

（周英娜）

第三章　重症监护

第一节　监护病房的组织与管理

一、ICU 的设置

（一）ICU 模式

ICU 分为综合性 ICU 和专科性 ICU 两种类型。综合性 ICU 是医院内唯一跨学科集中人力、物力对各科危重症患者集中监测、治疗和护理的场所。综合性 ICU 不仅相对地节省人力、物力，也符合 ICU 的特定目的。专科性 ICU 为各专科设置的 ICU，承担收治本科危重患者的任务。按重症监护对象所属科别分为内科 ICU、外科 ICU、神经内科 ICU、神经外科 ICU、儿科 ICU、新生儿 ICU、妇产科 ICU 等。依据重症患者主要病变部位和性质分为呼吸 ICU、冠心病 ICU、心脏病 ICU、肾病 ICU、血液病 ICU、代谢病 ICU、神经系统疾病 ICU、烧伤 ICU、中毒 ICU、创伤 ICU 等。专科性 ICU 有利于医护人员熟悉本专业，对患者可做到更好地观察和处理，患者转送也较方便。近年来，有些发达国家的 ICU，已从综合性逐渐向专科性 ICU 转化。

（二）ICU 规模

1. ICU 的位置　综合性 ICU 因患者来源于各大专科，跨科病种十分多见，ICU 的位置应与患者来源最多的科室相邻近，以缩短危重患者的转运时间。专科 ICU 则应设立在本专科病房内。另外，还应与化验室、血库、手术室、急诊室、放射科和电梯相临近。

2. 床位要求　ICU 的房间布局有两种类型，一种是中心型的环形结构，中心监测台在中间，四周分隔成小房间，每间房的墙壁用玻璃隔开；另一种是周围型的长方形结构，房间面积比普通病房大，护士监测站在中间，对面一排是病床。ICU内每张床的占地面积比普通病室要大，保证能容得下各种监护仪而且便于医生、护士操作。病床应易于推动，以能使患者有多种卧床的多功能病床为佳。床头应配备中心供氧、中心负压吸引、压缩空气等装置。ICU床位数要根据医院总的床位数或某一部分或病区有多少患者需要监护来确定。一般综合医院可占总床位数的1%～2%，最多12张。ICU每个单元最好设2～4张床，床边有多插头电源板，每张床配备一台多功能床边监护仪和一台人工呼吸机。现代化的ICU病床单位设计日趋向空中发展，且尽可能减少地面上物品堆积，以方便临床抢救护理工作的开展。

（三）监护设备

1. 中心监护站　中心监护站的设计原则，应在护士站能直接观察到所有病床，护士站内应有中心监测显示仪、电子计算机、病历柜内有各种监护记录本，药物储存柜，联系电话记录本等。

2. 计算机网络监护系统　根据情况选择由6～10台床边监护仪组成的网络监护系统，中心监护台置于护士中心监护站，床边监护仪应安装在墙壁的适当位置，既利于护士操作、观察，又保证患者不易碰击。

3. 闭路电视监控系统　中心监护站尽可能安装较大屏幕显示器，各室内安装转式搜寻器，可同时监控多个患者动态，以利全面观察、护理。

4. 仪器设备　除普通病室所备仪器之外，ICU尚需备有多功能监护仪、中心监护仪、床边监护仪、闭路电视监控系统、呼吸机、除颤器、起搏器、心肺复苏机、输液泵、心电图机、床边 X 线机、血气分析仪，以保证顺利完成各种监护及抢救任务。

5. 监测和治疗条件　ICU应具备的监测和治疗条件包括：①有专业医护人员负责危重患者的收入、转出与24小时连续监测和紧急处理；②有进行心肺复苏的设备和技术条件；③连续的心电监护，直流电复律和心脏电起搏等；④血流动力学监测，包括中心静脉压、动脉压、肺动脉压、肺动脉楔嵌压和心排出量监测；⑤呼吸监测；⑥血气、电解质、肝功能、肾功能、心肌酶等测定的综合实验条件；⑦辅助呼吸机治疗；⑧胃肠道外高营养导管的放置和维持；⑨透析治疗条件；⑩应用输液泵进行药物滴注治疗；⑪体外反搏及主动脉内气囊反搏的设备和技术。此外，ICU 内每个床头均应设氧气、负压吸引器、压缩空气等管道装置，要有多插头电源和可移动的床头灯等设施。

二、ICU 管理

（一）ICU 组织管理　危重患者的救治成功率是衡量一个医院医疗水平的重要指标。由于 ICU 集中了全院最危重的患者，因此，从院长到每一个专业医务人员都要十分关注 ICU 的建设和发展。医疗行政的主管部门应该特别关注全院危重患者的流向，专科与ICU 患者危重程度、数量的比例，制订相应政策，促使将危重患者正常地输送到 ICU。

对 ICU 的组织管理大致可分为三个层次，即：

1. 战略管理　应由医院的最高领导层决定，包括 ICU 的工作性质、建设规模和经费投入。

2. 组织管理　主要目的是保证实施战略管理的有效性和高效率。结合我国的实际情况，这一层次的职能部门应该是医疗行政主管部门，如医务部、处或医政科，其具体工作是负责 ICU 与各专科的协调以及对 ICU 的保障。

3. 战术管理　由 ICU 主任和护士长实施完成，如制订 ICU 工作的阶段规划、年度计划，组织实施日常医、教、研和行政的管理工作。

衡量组织管理工作的好坏，主要有 2 个指标：一是预算投入与产出效益的比值，即：用较少的资源投入而获得较大的社会和经济效益。对此，要排除那种以赢利为目的的商业性活动，并以完成 ICU 的目标为前提。因此，第二个指标就是减少危重患者的死亡率和各种严重并发症的发生率。

（二）ICU 的病室管理

1. 探视管理　ICU 病室内无家属陪住。患者进入 ICU 后，家属可留下电话号码，有情况随时可与家属联系。设计现代化的 ICU，其外常有一圈玻璃窗与走廊，在家属休息室有闭路电视可以观察 ICU 病区内患者情况，因而可减少因探视给 ICU 病区带来污染及对正常医护工作的干扰。

2. 感染控制　ICU 收治患者病情危重，自身抵抗力和保护能力均较差，给治疗及护理工作带来极大困难。同时，由于 ICU 患者流动性大，常会随着患者的转出而造成医院内的感染流行。因此，ICU 内的感染控制是一个很重要的问题。

（1）严格管理制度：如严格控制流动人员的管理制度。

（2）严格护理操作，控制交叉感染。

3. 常规更衣制度　专科医生及进修、实习生应穿专用隔离服；接触患者应戴套袖，ICU 护士必须穿专用隔离服，所有装饰物品一律不应佩戴；探视、来访人员进入 ICU，应穿隔离服，并更换专用拖鞋或鞋套。探视时间，每个患者只允许两名探视人员，12 岁以下儿童一般谢绝探视。如患有感冒、咽炎的探视人员拒绝进入 ICU。

4. 严格的无菌操作技术　在 ICU 内进行的操作都要严格遵循无菌操作原则：如气管切开、留置导尿管、动静脉插管、鼻饲等。ICU 内的工作人员每半年至 1 年应定期体检，防止各种交叉感染，每月做空气培养 1 次。ICU 内的病室须每日湿扫，吸尘。使用消毒剂擦地，单间 ICU 病室，应使用独立空调、空气过滤装置，而不应加入医院总建筑中央空调，防止交叉感染。

5. 合理使用抗生素及消毒剂　慎用广谱抗生素，防止菌群失调，安全使用抗生素，必须要有细菌培养及药物敏感试验指导用药。

（三）医护人员的素质要求　ICU 医护人员素质包括要有多专科疾病的医疗、护理知识，掌握人体主要生命脏器病理生理改变过程，同时强调对患者病情的总体分析与认识，掌握各种监护仪器的使用、管理，监护参数与图像的各临床意义分析，熟悉 ICU

病区特殊的危重患者监护记录方法，ICU 的护士还应掌握心肺脑复苏技术和复苏药物的使用。更重要的是要具有吃苦耐劳、勤于思考、应变力强，冷静沉着的心理品质。

（四）ICU 工作程序

1. 接收患者入 ICU　　ICU 转入患者，必须经 ICU 专科医生确诊认可后方可转入。转入时，应由 ICU 医生陪同，ICU 护士要掌握患者的诊断、治疗、病情发展及转入目的，准备相应的床单和物品。患者进入 ICU，即要进行基本体检，并给予基础监护。

（1）基本体检：检查患者神志、意识如何，回答问题是否正确、肢体活动是否正常，测生命体征如瞳孔对光反射、血压、脉搏、呼吸、体温，做全导联心电图；观察周围循环、皮肤色泽、有无压疮。观察呼吸状态，了解最近一次水和电解质、血糖、血气分析结果；检查静脉通路，掌握用药情况；各种管路是否通畅、引流液量及颜色，单位时间流出量等；了解药物过敏史、专科护理要求和患者心理状态；向患者及家属介绍主管医生、责任护士、交代病室环境和探视管理制度。

（2）基础监护：即持续的胸前综合导联，心电图示波，做全导联心电图，测生命体征；吸氧，保持气道通畅；建立静脉通路；导尿并保留导管；抽血做血 K^+、Na^+、Cl^-、血糖、血肌酐、尿素氮检查和血液气体分析；重新检查并固定所有管道；并做护理记录。

2. 医嘱处理原则　　ICU 医生根据患者病情权衡各脏器功能状况，参考原专科医生意见开出医嘱，患者病情有变化时，随时更改。医嘱要由每个患者的责任护士进行处理和完成。

（五）ICU 工作制度　　监护病房应有一套完整的工作制度，方能保证监护工作质量和水平，如监护病房工作制度、观察记录制度、物品管理制度、仪器使用及管理制度、交接班制度、查房制度、病历书写制度、各级人员职责及岗位责任制度、陪患者探视制度、消毒隔离制度等等。

（董春）

第二节 监护内容

一、一般监护

1. 对清醒患者，医护人员应通过观察了解患者心情，向患者解释每次监测的目的及对患者的有利作用，以消除其紧张和恐惧。并以良好的语言、严谨的工作态度、细致周到的基础护理和生活护理，取得患者和家属的信任，让患者尽快适应新环境。因除病变的性质对生命造成直接或潜在的威胁外，生疏的环境、环绕患者床边复杂的仪器设施、繁多的监测治疗常常使患者紧张不安、心理失衡，而间接威胁患者生命。

2. 通过必要的病史询问和体格检查，迅速全面地了解病情，对患者存在的主要问题和重要脏器功能状态做出初步判断，明确护理诊断，制订、实施护理计划，完成护理记录，书写护理病历。

3. 根据病情决定常规的生命体征和特殊监测项目及监测频度，按时监测、准确记录。

4. 由于监护病房取消陪伴且危重患者需卧床或绝对卧床休息，因此，基础护理、生活护理一定要及时到位，如口腔护理、皮肤护理、雾化吸入、饮食、大小便。并根据情况适当鼓励和协助翻身、拍背、做四肢活动，以防止并发症的发生。

5. 根据病情需要确定饮食方式和饮食种类，不能进食者适当选择肠外营养。

6. 准确记录出入量，保持体液平衡，每 6～8h 结一次，并计算 24h 总量，并及时调整。

7. 完成各种实验室检查，包括常规血、尿、大便检查，血电解质，肝、肾功能，血糖等。

8. 根据病情定期进行必要的心电图检查和床边 X 线检查。

9. 根据病情随时决定给氧方式、浓度、流量；静脉通路情况、输液量、速度，危重患者最好使用静脉留置针输液及静脉三通建立多通道输液，既可避免反复穿刺困难影响抢救，又可减轻患者痛苦和心理紧张，同时也减轻护理人员的工作负担。

10. 严密观察病情变化，判断分析病变原因，及时采取处理措施。

二、加强监护

（一）体温监测　危重患者要定时测量体温（腋温或肛温），持续监测中心温度和四肢皮肤温度并适当对比，可协助观察病情危重程度、并发症的发生和外周循环情况。

（二）心血管系统　包括心电监护及血流动力学监护。心电监护能反映心肌细胞电活动的指标为危重患者常规的监测，对认识心律失常或传导障碍、心肌损害或心肌梗死及电解质失衡等很有帮助。因 ICU 危重患者心血管功能状态的信息，主要来源于通过应用气囊漂浮导管行血流动力学的监测。1970 年 Swan 和 Ganz 首先成功的使用气囊漂浮导管行右心插管测量肺动脉楔压，从而对左心功能状况的判断有了突破性发展。

（三）呼吸系统　正常的呼吸是维持生命及机体内外环境稳定的重要生理活动之一。其功能障碍，将不同程度地影响患者的生命状况，使趋于恶化和病死率增高。为危重患者行呼吸监护是判断其呼吸功能状况，防治并发症和评估预后的必要手段。

呼吸系统监护包括呼吸形式、血气分析及呼吸功能监测。

（四）神经系统　包括意识状态、瞳孔大小及对光反射、对疼痛刺激的反应、其他各种反射、脑电图及颅内压监测等。应用肌肉松弛剂的患者，应监测肌张力恢复的情况。

（五）肾功能　确定危重患者的肾功能，对维持液体平衡及循环功能都有密切的关系。估计肾功能、液体平衡及循环功能状态，监测尿液率是一项十分重要的资料，故需插留置导管连续观察分析尿量及尿质的变化。包括血、尿生化，肌酐和尿素氮的测定，尿比重，尿酸碱度，尿蛋白定量分析及代谢废物清除率，每小时及 24 小时尿量的监测等。

（六）水和电解质平衡与代谢　包括血生化、K^+、Na^+、Cl^-测定、24 小时水和电解质出入平衡的计算、监测摄入卡量、氮平衡、血糖、血浆蛋白、血清乳酸及胶体渗透压等。

（七）血液系统 以检查血红蛋白、红细胞比积、白细胞计数和分类、血小板计数等为基本监测。出凝血机制监测，包括试管法凝血时间和血栓弹力图、3P试验、纤维蛋白原半定量和优球蛋白溶解时间等。

（八）肝功能 血胆红素、白蛋白、球蛋白、血谷丙转氨酶及球蛋白的絮状试验等。

（九）胃肠系统 胃液 pH 值测定及大便潜血试验。

（十）细菌学监测 包括各种可能感染部位的细菌学检查，有指征时及时送检。

三、监护指标

不同性质的监护，需要不同的监测指标。监测指标一般分三类：生理指标、生化指标和感染性监测指标。

（一）生理性监测指标 体温、心率、呼吸节律、心电活动、中心静脉压、动脉压、肺毛细血管楔压、心排出量及尿量等。

（二）生化监测指标 血气分析、肌酐、酶等，有时也可包括血红蛋白、红细胞比积以及凝血和抗凝血指标的监测。

（三）感染性监测指标 对气管插管、各类导管引流物、伤口分泌物的细菌培养以及对环境、器械的细菌培养监测。

（董春）

第四章　心搏骤停与心肺脑复苏

心搏骤停是指因急性原因导致心脏突然丧失有效排血能力的病理生理状态，也意味着临床死亡的开始。针对心搏骤停所采取的抢救措施称为心肺复苏（简称CPR）。由于心肺复苏的最终目的是恢复患者的社会行为能力，因此从20世纪70年代又将心肺复苏扩展为心肺脑复苏（简称CPR）。

第一节　概　述

一、心搏骤停的类型

根据心电图（electrocardiogram，ECG）、触诊或肉眼观察，心搏骤停可分为3种类型：

（一）心跳停止（心室停顿）　心跳完全停止，心肌无收缩，无心电活动，ECG呈现为一条直线。

（二）心室纤维颤动（心室颤动）　心室肌不规则蠕动，蠕动幅度小为"细颤"，蠕动幅度大为"粗颤"，ECG振幅、波形和节律无规律，心室无排血功能。

（三）心电机械分离　心跳无力，尽管ECG仍有低幅波图形，但心脏却无排血功能。

无论是何种类型的心搏骤停，其复苏原则是一致的，应尽快争取CPR的时机。

二、原因

（一）麻醉意外　全麻药用量过大或麻醉加深过快；硬脊膜外腔麻醉时药物误入蛛网膜下腔；呼吸道梗阻未能及时解除等，均可使血压骤降，使心肌急性缺血、缺氧，导致心搏骤停。

（二）神经反射因素　麻醉和手术过程容易引起迷走神经反射。如牵拉腹腔、盆腔脏器，刺激肺门或支气管插管等，都可反射性激发心搏骤停。

（三）血流动力学剧烈改变　任何原因引起的血压急剧下降或升高，以及大失血等，均可引起心搏骤停。

（四）急性冠状动脉供血不足或急性心肌梗死　急性心肌梗死早期发生室颤或心室停顿。急性心肌缺血未形成梗死者，也可发生室颤而致猝死。

（五）急性心肌炎　各种病因的急性心肌炎患者，特别是病毒性者，常发生完全性房室传导阻滞或室性心动过速而致心搏骤停。

（六）呼吸停止　如气管异物、烧伤或烟雾吸入致气道组织水肿，溺水和窒息等所致的气道阻塞，脑卒中、巴比妥类等药物过量及头部外伤等均可致呼吸停止。此时气体交换中断，心肌和全身器官组织严重缺氧，可导致心搏骤停。

（七）严重的电解质与酸碱平衡失调　体内严重缺钾或严重高血钾均可使心搏骤停。血钠和血钙过低可加重高血钾的影响。血钠过高可加重缺钾的表现。严重的高血钙也可致传导阻滞、室性心律失常甚至发生室颤。严重的高血镁也可引起心搏骤停。酸中毒时细胞内钾外移，减弱心肌收缩力，又使血钾增高，也可发生心搏骤停。

（八）药物中毒或过敏　锑剂、氯喹、洋地黄类、奎尼丁等药物的毒性反应可致严重心律失常而引起心搏骤停。

（九）电击、雷击或溺水　电击伤可因强电流通过心脏而引起心搏骤停。强电流通过头部、可引起生命中枢功能障碍，导致呼吸和心搏停止。溺水多因氧气不能进入体内进行正常气体交换而发生窒息。

三、诊断

准确及时地做出诊断是复苏成功的关键。要求尽可能在 30 秒内确定诊断。正在接受心电图或直接测动脉血压者，其心搏骤停可即刻发现。但在大多数情况下，须凭借以下征象确定：

1. 意识突然消失，呼之不应（在全身麻醉下无法查觉）。

2. 大动脉搏动消失，颈动脉或股动脉搏动摸不到，血压测不到，心音听不到。

3. 自主呼吸在挣扎一两次后停止，但在全身麻醉过程中应用骨骼肌松弛药后无挣扎表现。

4. 组织缺氧后会出现瞳孔散大，对光反射消失，可作为间接判断心搏骤停的指征。在听不到心音或测不到血压时特别有参考价值。须注意瞳孔变化受多种因素的影响，如用过散瞳药（阿托品或东莨菪碱）或缩瞳药（吗啡类、氯丙嗪）者，以及老年人，其瞳孔大小并不能准确反映脑缺氧状态。

5. 突然出现皮肤、黏膜苍白，手术视野血色变暗发紫，应高度警惕心搏骤停。

（赵云兰）

第二节　复　苏

一、基础生命支持

基础生命支持（basic life support，BLS）是呼吸、循环骤停时的现场急救措施，一般都缺乏复苏设备和技术条件。主要任务是迅速有效地恢复生命器官（特别是心脏和脑）的血液灌流和供氧。初期复苏的任务和步骤可归纳为 ABC：A（airway）指保持呼吸道通畅，B（breathing）指进行有效的人工呼吸，C（circulation）指建立有效的人工循环。人工呼吸和心脏按压是初期复苏时的主要措施。

（一）A（airway，呼吸道通畅）　　开放气道以保持呼吸道通畅，是进行人工呼吸前的首要步骤。患者应平卧在平地或硬板上，头部不能高于胸部平面，解松衣领及裤带，挖出口中污物、假牙及呕吐物等，然后按以下手法开放气道。

1. 仰头抬颈法　一手抬举颈部，另一手下压前额，使头后仰 $25° \sim 45°$。

2. 仰头举颏法 一手下压前额，另一手示、中指抬举颏部，用拇指使嘴张开。

3. 抬举下颌法 双手四指推举下颌，此法适用于颈部外伤的患者。

注意：对疑有头、颈部外伤者，不应抬颈，以免进一步损伤脊髓。

（二）B（breathing，人工呼吸） 心搏骤停 20~30 秒后，呼吸亦随之停止，在胸外心脏按压的同时，须建立人工呼吸，否则心脏复跳很困难。

1. 口对口人工呼吸

（1）单手抬颏法：开放气道后，一手抬起颏部使下颌前推、开口，另一手置于患者前额使患者头后倾，拇指与示指捏闭患者鼻孔或以颊部堵塞患者鼻孔，然后深吸一口气，用口部包含患者口部，用力吹入气体，同时观察胸廓起伏情况。

（2）双手托下颌法：用双手四指分别托起患者左右下颌角并使患者头后仰、下颌前推、开口，用双拇指分别捏闭左右鼻孔，然后深吸一口气，用口部包含患者口部，用力吹入气体。

2. 口对鼻人工呼吸 对于牙关紧闭、下颌骨骨折或口腔严重撕裂伤等不适于口对口人工呼吸的患者应采用口对鼻人工呼吸。口对鼻人工通气时，应紧闭患者嘴唇，深吸气后，口含患者鼻孔，用力吹入气体。吹入气体量为 2 倍的患者潮气量或成人可达 800~1000ml。如果吹入气体量过大、流速过快，则可使咽部压大于食管开放压，空气进入胃，引起胃扩张，甚至胃内容物反流误吸。目前认为，应减慢吹气频率，吹气时间增至 1.5~2s（以往标准为 1.0~1.5s），使吹入气流压力低，不超过食管开放压，从而降低反流误吸的机会。胸廓起伏运动表示吹气有效。

在有简易呼吸器的条件时可用面罩扣紧患者口鼻，托起下颌，挤压气囊，吹气入患者肺内，再松开气囊使气体呼出，这样胸廓起伏一次即呼吸一次，给患者吸入 100% 的氧气。如插入气管导管，可接呼吸器，经导管进行间断正压人工呼吸。

3. 口对口鼻人工呼吸法　用于婴幼儿。与上法相似，用口包住婴幼儿口鼻吹气，同时观察胸部有无抬起。

4. 口对气管切开口人工呼吸法　与上两个方法相似，但向气管吹气时使患者口鼻关闭，患者呼气时使之开放。

5. 口对辅助器具人工呼吸（使用空气或氧气）。

6. 球囊面罩或球囊－插管人工呼吸（使用空气或氧气）。

7. 手控式氧气动力人工呼吸器人工呼吸。

8. 机械人工呼吸机。

注意：在心搏骤停刚发生时，最好不要立即进行气管插管（因要中断按压心脏，延误时间），而应先进行心脏按压及口对口呼吸。口对口呼吸效果不佳或是复苏时间过长以及有胃反流等才是气管插管的适应证。

（三）C（circulation，人工循环）

1. 心前区叩击术　是发现心搏骤停后应立即采取的一种紧急措施。通过拳击心前区的机械震动可转变为 3～5 瓦秒的微弱电流来刺激心脏使其复跳。抢救者握拳用中等力量直接叩击心前区 1～3 次，或以一手覆于患者心前区，另一手握拳叩击手背数次。叩击后若无心音出现应行胸外心脏按压同时行人工呼吸或吸氧和心内注射等。

2. 人工心脏按压　胸外心脏按压可刺激心脏收缩，恢复冠状动脉循环，以复苏心搏，提高血压，维持有效血液循环，恢复中枢神经系统及内脏的基本功能。其作用机制：胸廓具有一定弹性，胸骨可因受压而下陷。按压胸骨时，对位于胸骨和脊柱之间的心脏产生直接压力，引起心室内压力的增加瓣膜的关闭，促使血液流向肺动脉和主动脉；放松时，心室内压降低，血流回流，另外，按压胸骨使胸廓缩小，胸膜腔内压增高，促使动脉血由胸腔内向周围流动；放松时，胸内压力下降，静脉血回流至心脏。如此反复，建立有效的人工循环。

（1）操作方法

1）与人工呼吸同时进行。患者仰卧于硬板床或地上，睡在软床上的患者，则用心脏按压板垫于其肩背下。头后仰 10°左右，解开上衣。

2）操作者紧贴患者身体左侧，为确保按压力垂直作用于患者胸骨，救护者应根据个人身高及患者位置高低，采用脚踏凳式、跪式等不同体位。

3）确定按压部位的方法是：救护者靠近患者足侧的手的示指和中指沿着患者肋弓下缘上移至胸骨下切迹，将另一手的示指靠在胸骨下切迹处，中指紧靠示指，靠近患者足侧的手的掌根紧靠另一手的中指放在患者胸骨上，该处为胸骨中、下 1/3 交界处，即正确的按压部位。

4）操作时，将靠近患者头侧的手平行重叠在已置于患者胸骨按压处的另一手之背上，手指并拢或互相握持，只以掌根部接触患者胸骨，操作者两臂位于患者胸骨正上方，双肘关节伸直，利用上身重量垂直下压，对中等体重的成人下压深度约 3～4cm，而后迅速放松，解除压力，让胸廓自行恢复。如此有节奏的反复进行，按压与放松时间大致相等，频率每分钟 80～100 次。

有效的按压可扪到大动脉如颈、股动脉的搏动，动脉血压可升至 6.7～11kPa，瞳孔缩小，发绀减轻；皮温回升，有尿液排出，昏迷浅或意识恢复，出现自主呼吸，心电图好转。按压时过轻、过重，下压与放松比例不当；两臂倾斜下压，类似揉面状；一轻一重，或拍打式按压等都是不正确的。

（2）胸外心脏按压并发症：胸外心脏按压法操作不正确，效果大为降低。按压的动作要迅速有力，有一定的冲击力，每次松压时需停顿瞬间，使心室较好充盈。但按压切忌用猛力，以避免造成以下并发症：①肋骨、胸骨骨折，肋软骨脱离，造成不稳定胸壁；②肺损伤和出血、气胸、血胸、皮下气肿；③内脏损伤，如肝、脾、肾或胰损伤，后腹膜血肿；④心血管损伤，发生心包填塞、心脏起搏器或人工瓣膜损坏或脱离、心律不齐、心室纤颤；⑤栓塞症（血、脂肪、骨髓或气栓子）；⑥胃内容反流，造成吸入或窒息。

有以下情况的患者不宜采用胸外心脏按压术，如大失血患者、老年人桶状胸、胸廓畸形、心包填塞症、肝脾过大、妊娠后期、胸部穿通伤等。

在多数情况下，胸外心脏按压为首选措施，但目前通用的胸外心脏按压法所产生的血流，远不能满足脑和心肌的需要，因此提出开胸心脏按压的应用指征应予放宽。因此，当胸外按压 5 分钟后仍无反应，或因胸廓畸形、张力气胸、纵隔心脏移位、心脏室壁瘤、左房黏液瘤、重度二尖瓣狭窄、心脏撕裂或穿破、心包积液时应果断开胸进行胸内心脏直接按压。

心脏按压和口对口人工呼吸是心搏骤停抢救中最紧急的措施。两者必须同时进行，人工呼吸和心脏按压的比例为 1∶5，如只有一人操作，则做 15 次心脏按压后接着做 2 次人工呼吸。

二、高级生命支持

高级生命支持（advanced life support，ALS）是初期复苏的继续，是借助于器械和设备、先进的复苏技术和知识以争取最佳疗效的复苏阶段。后期复苏的内容包括：继续 BLS；借助专用设备和专门技术建立和维持有效的肺泡通气和循环功能；监测心电图，识别和治疗心律失常；建立和维持静脉输液，调整体液、电解质和酸碱平衡失衡；采取一切必要措施（药物、电除颤等）维持患者的循环功能稳定。因此，承担后期复苏的单位必须具备足够的复苏专用仪器设备和受过专门训练的专业人员。接诊时应首先检查患者的自主呼吸和循环是否已经恢复，否则应继续进行心肺复苏。然后进行必要的生理功能监测。根据监测结果进行更具有针对性的处理，包括药物治疗、电除颤、输液输血以及其他特殊治疗。

（一）呼吸道管理

1. 气管内插管　应尽早进行，插入通气管后，可立即连接非同步定容呼吸机或麻醉机。每分钟通气 12～15 次即可。一般通气时，暂停胸外按压 1～2 次。

2. 环甲膜穿刺　遇有插管困难而严重窒息的患者，可以 16 号粗针头刺入环甲膜，接上"T"型管输氧，可立即缓解严重缺氧情况，为下一步气管插管或气管造口术赢得时间，为完全复苏奠定基础。

3. 气管造口术 是为了保持较长期的呼吸道通畅。主要用于心肺复苏后仍然长期昏迷的患者。

（二）呼吸器的应用 利用器械或呼吸器进行人工呼吸，其效果较徒手人工呼吸更有效。凡便于携带至现场施行人工呼吸的呼吸器，都属简易呼吸器，或称便携式人工呼吸器。呼吸囊-活瓣-面罩装置为最简单且有效的人工呼吸器，已广泛应用于临床。应用时清除上呼吸道分泌物或呕吐物，使患者头向后仰，托起下颌，扣紧面罩，挤压呼吸囊，空气由气囊进入肺部。当松开呼吸囊时，胸廓和肺被动弹性回缩而将肺内气体"呼"出。由于单向活瓣的导向作用，呼出气体只能经活瓣排入大气。呼吸囊在未加压时能自动膨起，并从另一活瓣吸入新鲜空气，以备下次挤压所用。呼吸囊上还附有供氧的侧管，能与氧气源连接，借以提高吸入氧浓度。便携式呼吸器种类较多，有的以高压氧作为动力，也有以蓄电池作为动力驱动呼吸器进行自动机械通气。其供氧和通气效果较好，也可节省人力，尤其适用于有气管内插管者和患者的转运。多功能呼吸器是性能完善、结构精细的自动机械装置。可按要求调节多项呼吸参数，并有监测和报警系统。使用这种呼吸器可进行有效的机械通气，且能纠正患者的某些病理生理状态，起到呼吸治疗的作用。主要在ICU或手术室等固定场所使用。

（三）监测 在后期复苏期间，尤应重视呼吸、循环和肾功能的监测。在人工呼吸或机械通气时，都应维持PaO_2在正常范围，至少不低于 8kPa（60mmHg）；$PaCO_2$ 在 4.8~5.3 kPa（36~40mmHg）之间。应密切监测血压并维持其稳定，在条件允许时应监测直接动脉压，也便于采取动脉血样行血气分析。此外，应尽快监测心电图，因为心搏骤停时的心律可能是心跳停止，也可能是心室纤颤，心电图可明确性质，为治疗提供极其重要的依据。留置导尿管监测尿量、尿比重及镜检，有助于判断肾的灌注和肾功能改变，也为输液提供参考。对于循环难以维持稳定者，应放置中心静脉导管监测 CVP，也便于给药和输液。

（四）心肺复苏药物的应用 目前认为心脏复苏药以气管内或静脉内给药最为理想，但循环中断时宜做心内注射。切忌在心脏严重缺氧状态下，过早应用心脏复苏药物，通常在心脏按压 1~2 分钟后，心脏仍未复跳时才考虑用药。常用的心脏复苏药物有以下几种：

1. 肾上腺素 为 α 受体和 β 受体兴奋剂，不仅使心率加快，而且能增加心肌收缩力，提高灌注压，增加心肌和脑组织血流量，可以使细颤变为粗颤，增加电除颤成功率，无论是室颤、心搏骤停或心电机械分离均可选用，是心脏复苏的首选药。用量为 0.1% 肾上腺素 0.5~1mg/次静注，5 分钟后心跳未恢复可重复使用。

2. 阿托品 能解除迷走神经兴奋对心脏的抑制作用，又能兴奋窦房结，增加心率，起药物起搏作用，减少腺体分泌，保持呼吸道通畅，有利于通气。用量 1~2mg 静注或气管内给药。

3. 利多卡因 可起到心电稳定作用，常用量 50~100mg 静注，有时多次电除颤不能消除的室颤利多卡因可能有效。对复苏仍未成功或不稳定性电活动持续存在的患者，2 分钟后再重复此剂量，然后 1~4mg/min 速度静滴。

4. 甲氧胺 近年研究证明甲氧胺在心脏复苏中效果良好，因其属单纯兴奋 α 受体的药物，可明显提高主动脉舒张压，改善冠状动脉灌注，提高复苏成功率，故近年主张首选。

5. 5% 碳酸氢钠 传统观念认为因心搏骤停后导致代谢性乳酸中毒，而使 pH 值降低，室颤阈值降低影响除颤。故最近 10 年来的心肺脑复苏的实验研究证明：心搏骤停时的酸中毒，主要是呼吸性酸中毒而非代谢酸中毒，故反复应用大量的 5% 碳酸氢钠有严重的潜在性危害，其机制是能抑制心肌收缩力，增加脑血管阻力，大脑阻抑，影响意识恢复，且大剂量应用可致高钠血症，血液黏度升高，血栓形成。1985 年由美国心脏病学会、红十字会、心脏病学院和国立心、肺、血液研究院主持召开的美国全国第三届 CPR、心脏急救（%CC）会议，制定了 CPR-%CC 的标准和指南规定指出，碳酸氢钠在成人进一步生命支持初期不主张应用。因为它不改善患者后果，只在除颤、心脏按压、支持通气和药物治疗后，才考虑应用。用法：一般可静注或快速静滴，首剂为 $0.5 \sim 1mmol/kg$（5% 碳酸氢钠 100ml = 60mmol）；以后最好根据血气分析及 pH 值决定用量，如无条件，可每 10 分钟重复首次剂量的 1/2，连用 $2 \sim 3$ 次。一般总量不超过 300ml，同时保证充分通气，以免加重心脏和大脑功能损害。

6. 氯化钙　本品可使心肌收缩力加强，使心脏的收缩期延长，并使心肌的激惹性提高。如果使用过肾上腺素和碳酸氢钠之后仍未能使心搏恢复时，给本品静脉注射可能有一定疗效。但目前观点认为，当机体缺血、缺氧时 Ca^{2+} 通道开放，大量 Ca^{2+} 离子流入细胞内，细胞内线粒体与内质网的 Ca^{2+} 释放，使细胞内 Ca^{2+} 浓度增加 200 倍，形成 Ca^{2+} "过载"，导致蛋白质和脂肪酸破坏，激活蛋白酶和磷酸酶 A_2，破坏细胞膜，并释放出有破坏游离酸进入细胞内，使线粒体功能丧失和细胞损伤，导致脑细胞不可逆性损害，心肌纤维受损，致复苏成功率降低。新近美国全国第三届心肺复苏、心脏急救会议制定的标准指出：在心肺复苏时不宜用钙剂，用了反可增加死亡率。因此，除非有高血钾、低血钙或钙通道阻滞中毒存在外，一般均不宜用钙剂。

7. 呼吸兴奋剂　使用呼吸兴奋剂的目的在于加强或完善自主呼吸功能。常用的有二甲弗林、尼可刹米、戊四氮、洛贝林等。新近认为，在呼吸复苏早期，由于脑组织内氧合血液的灌注尚未完全建立，细胞仍处于缺氧状态，此时不宜使用呼吸兴奋剂，用了反可刺激细胞的新陈代谢而加重细胞损害，致其功能恢复困难，甚至导致细胞死亡，常在复苏成功 $20 \sim 30$ 分钟，脑组织才逐渐脱离缺氧状态，60 分钟后脑组织有氧代谢恢复。因此，呼吸兴奋剂的应用（包括中枢神经兴奋剂），在复苏成功 1 小时后才考虑应用，最好的适应证有自主呼吸恢复，但有呼吸过浅、过慢、不规则等呼吸功能不全者应用。

8. 其他用药　有指征时酌情应用升压药、强心剂、抗酸剂及抗心律失常药。

（五）电除颤　救护车内配备有心电监测和除颤器。一旦明确为室颤，应尽速用除颤器除颤，它是室颤最有效的治疗方法。目前强调除颤越早越好。用一定能量的电流使全部或绝大部分心肌细胞在瞬间内同时发生除极化，并均匀一致地进行复极，然后由窦房结或房室结发放冲动，从而恢复有规律的，协助一致的收缩。室颤发生早期一般为粗颤，此时除颤易于成功，故应争取在 2 分钟内进行，否则心肌因缺氧由粗颤转为细颤则除颤不易成功。在除颤器准备好之前，应持续心脏按压。一次除颤未成功，应创造条件重复除颤。

1. 方法

（1）在准备电击除颤同时，做好心电监护以确诊室颤。

（2）有交流电源时，接上电源线和地线，并将电源开关转至"交流"位置，若无交流电源，则用机内镍铬电池，将电源开关转至"直流"位置。近年来以直流电击除颤为常用。

（3）按下胸外除颤按钮和非同步按钮，准备除颤。

（4）按下充电按钮，注视电功率数的增值，当增加至所需数值时，即松开按钮，停止充电。

（5）电功率的选择。成人首次电击，可选用 200W·s，若失败，可重复电击，并可提高电击能量，但最大不超过 360W·s。

（6）将电极板涂好导电膏或包上浇有生理盐水的纱布。将一电极板放于左乳头下（腋下线心尖部），另一电极板放于胸骨右缘第 2 肋间（心底部）。或者将一电极板放于胸骨右缘第 2 肋间，另一电极板放在背部左肩胛下。电极板需全部与皮肤紧贴。

（7）嘱其他人离开患者床边。操作者两臂伸直固定电极板，使自己的身体离开床缘，然后双手同时按下放电按钮，进行除颤。

（8）放电后立即观察心电示波，了解除颤效果。如除颤未成功，可加大"W·s"数值，再次除颤，同时寻找失败原因并采取相应措施。

2. 注意事项

（1）除颤前应详细检查器械和设备，做好一切抢救准备。

（2）电极板放的位置要准确，并应与患者皮肤密切接触，保证导电良好。

（3）电击时，任何人不得接触患者及病床，以免触电。

（4）对于细颤型室颤者，应先进行心脏按压、氧疗及药物等处理，使之变为粗颤后，再进行电击，以提高成功率。

（5）电击部位皮肤可有轻度红斑、疼痛，也可出现肌肉痛，约 3~5 天后可自行缓解。

（6）开胸除颤时，电极直接放在心脏前后壁。除颤能量一般为 5~10W·s。

（六）体外无创临时起搏　心搏骤停在心肺复苏的基础上，应考虑立即进行无创体外起搏，心率严重缓慢的心律失常，如心率小于 60 次/分，有严重症状者，可按次应用阿托品 0.5~1.0mg 静脉滴注，每分钟静脉滴注异丙肾上腺素 2~10mg，再行体外无创临时起搏。如二度Ⅱ型或三度房室传导阻滞，应准备经静脉起搏，并先用体外无创临时起搏过渡。

三、持续生命支持

持续生命支持（pro-longed life support，PLS）的重点是脑保护、脑复苏及复苏后疾病的防治。

心搏、呼吸骤停患者经抢救后，虽然心脏已复跳，呼吸已恢复，患者的紧急病情已得到改善，但这并不意味着患者已经脱离了危险。由于严重的缺氧和代谢障碍，使脑、心、肾等重要脏器受到不同程度的损害，仍然严重地威胁着患者的生命。所以，复苏后的处理是否得当，对患者的预后具有非常重要的意义。复苏后患者应给予重点监护，密切观察患者的生理功能。复苏后应根据病情，持续或间断观察血压、心电图、中心静脉压以及电解质、酸碱平衡和血液气体分析等。

（一）维持循环功能　心跳恢复后，心血管功能处于不稳定状态，主要表现为低血压和组织器官灌注不足。此时应进一步通过监测，了解有无休克、心律失常、血容量不足、酸碱失衡和电解质紊乱，判断有无心包填塞（可由心内注射引起）、肺水肿、张力性气胸等。

1. 纠正低血压　通常造成血压不稳定或持续低血压状态的原因主要是：①有效循环血量不足；②心肌收缩无力；③酸碱失衡及电解质紊乱；④CPR 中的并发症。

因此纠正低血压的主要措施是保持充足的血容量、改善心肌收缩力和纠正酸碱平衡失调与电解质紊乱。

2. 处理高血压　心肺复苏后，也可突然出现高血压。通常是由于 CPR 时注入的肾上腺素或其他儿茶酚胺类药物的持续作用，表现为一过性血压增高。可用硝普钠或硝酸甘油降压。

3. 处理心律失常　心跳恢复后亦可发生心律失常，对于频发的室性心律失常，可用利多卡因静脉输注；若为严重的心律失常或房室传导阻滞，则可应用阿托品或异丙肾上腺素。

4. 应常规留置导尿管观察尿量，进行尿液分析以了解肾功能。

（二）维持呼吸功能　心搏恢复后，自主呼吸未必恢复，或即使恢复但不正常，故仍需加强呼吸管理，继续进行有效的人工通气，及时行血气监测，促进自主呼吸尽快恢复正常。自主呼吸出现的早晚，提示脑功能的损害程度，若长时间不恢复，应设法查出危及生命的潜在因素，给予相应的治疗，如解除脑水肿、改善脑缺氧等。

注意防治肺部并发症，如肺炎、肺水肿导致的急性呼吸衰竭，除了加强抗感染治疗外，用机械通气，对通气参数和通气模式要选择合适，在氧合良好的前提下，务使平均气道压尽可能低，以免阻碍静脉回流，加重脑水肿或因胸膜腔内压增高而导致的心排血量减少等不良影响。

（三）纠正酸中毒及电解质紊乱　根据二氧化碳结合力、血 pH 值及剩余碱等检测结果补充碳酸氢钠，一般复苏后头 2~3 日仍需每日给予 5% 碳酸氢钠 200~300ml，以保持酸碱平衡。根据血钾、钠、氯结果作相应处理。

（四）防治急性肾功能衰竭　在心肺复苏后早期出现的肾功能衰竭多为缺血再灌注损伤所致，其防治在于维持心脏和循环功能，避免使用对肾脏有损害的药物（如氨基甙类抗生素）及大剂量收缩血管药物（特别是去甲肾上腺素）等。心脏复跳后，宜留置导尿管，记录每小时尿量，如每小时尿量少于 30ml，则需鉴别肾性或肾前性少尿（由于有效循环血量的不足），可试用 20% 甘露醇 100～200ml 在 30 分钟内快速静脉输入，若注后 1 小时尿量仍在 20～30ml 以下，可再试用呋塞米静注，若注射后尿量仍未增加，则提示肾脏急性缺氧性损害，出现急性肾功能衰竭。肾前性少尿一般经上述处理后，尿量即增加。如为急性肾功能衰竭，则应严格限制入水量，防治高血钾，必要时考虑透析治疗。待恢复排水量需及时补充水和钠。

（五）脑复苏　为了防治心搏骤停后缺氧性脑损伤所采取的措施称为脑复苏。

1. 缺氧性脑损害的病理生理　心跳停止后 2～3 分钟，脑血管内红细胞沉积，5～10 分钟形成血栓，10～15 分钟血浆析出毛细血管，脑血流停止 15 分钟以上，即使脑循环恢复，95% 脑组织可出现"无血流"现象，主要由于血管周围胶质细胞、血管内皮细胞肿胀和血管内疱疹形成堵塞微循环，故有人提出立即于颈动脉内进行脑灌注（脑灌注疗法）。

脑组织在人体器官中最容易受缺血伤害，这是由于脑组织的高代谢率、高氧耗和对高血流量的需求。整个脑组织重量只占体重的 2%，但静息时，它需要的氧供却占人体总摄取量的 20%，血流量占心排出量的 15%。

正常脑血流（CBF）为每 100g 脑组织 45～60ml/min，低于 20ml/min 即有脑功能损害，低于 8ml/min 即可导致不可逆损害，前者称为神经功能临界值，后者为脑衰竭临界值。

脑内的能量储备很少，所储备的 ATP 和糖原，在心跳停止后 10 分钟内即完全耗竭，故脑血流中断 5～10 秒钟就发生晕厥，继而抽搐，如超四五分钟，就有生命危险。研究认为，心跳停止后的能量代谢障碍易于纠正，而重建循环后发生或发展的病理生理变化，即上述所谓"无血流"现象给脑组织以第二次打击，可能是脑细胞死亡的主要原因。心跳停止和重建循环后低血压的时间越长，无血流现象越明显。此外，脑生化方面的紊乱，在缺血期间活性自由基（超氧化物自由基）等的形成，可损伤细胞膜，甚至导致细胞死亡，因而有主张用自由基清除剂。缺氧后导致组织损害的另一重要激活因素是细胞内钙离子增加，也有认为细胞质中钙离子浓度增加是引起缺血、缺氧后脑细胞死亡的因素之一。

缺血、缺氧导致脑组织内的毛细血管因超氧化物自由基蓄积和局部酸中毒的作用而通透性增加，加之静水压升高，血管内液体与蛋白质进入细胞外间隙而形成脑水肿。脑水肿的防治与提高脑复苏成功率有很大关系。低温、脱水疗法的疗效已被公认。

2. 脑复苏措施　脑复苏主要针对4个方面：降低脑细胞代谢率，加强氧和能量供给，促进脑循环再流通及纠正可能引起继发性脑损害的全身和颅内病理因素。

（1）调节平均动脉压（MAP）：要求立即恢复并维持正常或稍高于正常的 MAP（12～13.33kPa），要防止突然发生高血压，尤其不宜超过自动调节崩溃点（MAP 17.33～20kPa）。若血压过高，可用血管扩张剂如阿福那特、氯丙嗪和硝普钠等。预防低血压，可用血浆或血浆代用品提高血容积，或用药物如多巴胺等支持 MAP。多数心搏骤停患者可耐受增加10%左右的血容积（1%体重），有时可用胶体代用品如右旋糖酐-40或低分子右旋糖酐，最好根据肺动脉楔压监测进行补容。

（2）呼吸管理：为预防完全主动过度换气引起颅内压升高，对神志不清的患者应使用机械呼吸器。应用呼吸器过度通气。使 PaO_2 和脑微循环血氧分压明显提高，对缺氧性损伤的恢复。保证脑组织充分供氧是非常必需的。

（3）低温疗法：低温可降低脑代谢，减少脑耗氧，减慢缺氧时 ATP 的消耗率和乳酸血症的发展，有利于保护脑细胞，减轻缺氧性脑损害。此外，低温尚可降低大脑脑脊液压力，减小脑容积，有利于改善脑水肿。

1）降温开始时间：产生脑细胞损害和脑水肿的关键性时刻，

是循环停止后的最初 10 分钟。因此降温时间越早越好，1 小时内降温效果最好，2 小时后效果较差，心脏按压的同时即可在头部用冰帽降温。

2）降温深度：低温能减少脑组织耗氧量。一般认为：33～34℃低温对脑有较大的作用，降至 28℃以下，脑电活动明显呈保护性抑制状态。但体温降至 28℃易诱发室颤等严重心律失常，故宜采用头部重点降温法。

3）降温持续时间：一般需 2～3 天，严重者可能要 1 周以上。为了防止复温后脑水肿反复和脑耗氧量增加而加重脑损害，故降温持续至中枢神经系统皮质功能开始恢复，即以听觉恢复为指标，然后逐步停止降温，让体温自动缓慢上升，绝不能复温过快。

（4）脱水疗法：可提高血浆胶体渗透压，造成血液、脑脊液、组织细胞之间渗透压差，使脑细胞内的水分进入血液而排出体外，从而脑体积缩小，脑压降低。心肺复苏成功后，应给 20%甘露醇 125～250ml，快速静脉滴入，或呋塞米、依他尼酸钠 40～100mg 静脉注射。也可用地塞米松 5mg 静脉注射，每 6 小时 1 次，一般连用 3～5 天。

（5）巴比妥酸盐疗法：巴比妥类能增加神经系统对缺氧的耐受力，可以抑制脑灌流复苏后脑氧代谢率的异常增加，具有稳定脑细胞膜的作用。巴比妥还可减轻脑水肿，改善局部血流的分布异常，缩小梗死面积。此外，巴比妥还可防治抽搐发作，强化降温对脑代谢率的抑制能力，提高低温疗法的效果。一般强调在心脏复跳后 30～60 分钟内开始应用，迟于 24 小时则疗效显著降低。可选用 2%硫喷妥钠 5mg/kg 即刻静注，每小时 2mg/kg（维持血浓度 2～4mg），以达到安静脑电图为宜，总量不超过 30mg/kg。或苯妥英钠 7mg/kg 静注。必要时重复给药。硫喷妥钠多用于昏迷患者，属于深度麻醉药，应在麻醉医师指导下进行。下列情况暂停给药：①维持正常动脉压所需血管收缩药物剂量过大时；②心电图出现致命性心律失常时；③中心静脉压及肺动脉楔嵌压升至相当高度或出现肺水肿。

（6）促进脑细胞代谢：ATP 可供应脑细胞能量，恢复钠泵功能，有利于减轻脑水肿。葡萄糖为脑获得能量的主要来源。此外辅酶 A、细胞色素 C、多种维生素等与脑代谢有关的药物均可应用。

（7）高压氧的应用：高压氧可提高脑组织的氧分压，降低氧耗及颅内压，促进脑功能的恢复。尤其对心肺复苏后脑损害严重，脑复苏比较困难，反复抽搐，持续呈昏迷状态且病情逐渐恶化者可行高压氧治疗。

（8）肾上腺皮质激素的应用：肾上腺皮质激素在心肺脑复苏过程中具有多方面的良好作用。一般地讲，单独应用激素仅适于轻度脑损害者；多数情况下，常与脱水剂、低温疗法同时应用。其用量要大，如地塞米松每次 5~10mg，静脉注射，每 4~6 小时 1 次，一般情况下应连用 3~5 天。

（9）钙拮抗剂的应用和关于应用钙剂的问题：脑缺血后脑内 Ca^{2+} 的移行，关系到细胞内代谢、细胞内释放游离脂肪酸、产生氧自由基的异常，以及脑微血管无复流现象，这些异常均会导致神经元的损害，钙拮抗剂可改变这些过程。脑完全缺血后血流恢复，可有短暂 10~20 分钟的高灌流合并血管运动麻痹而血脑屏障破坏，形成水肿，以后有长时间 6~18 小时的低灌流。钙拮抗剂为强的脑血管扩张剂，可降低此种缺血后的低灌流状态。

脑缺血缺氧后进行复苏，再灌流不足和神经细胞死亡部分起因于 Ca^{2+} 进入血管平滑肌和神经元。

关于心搏骤停后钙剂的应用，近年来的文献指出：①休克、缺氧或缺血时，有迅速而大量的 Ca^{2+} 内流进入细胞；②细胞质内钙升高可减低腺苷酸环化酶的活性，引起类似肾上腺素能阻滞剂的应用；③细胞质内 Ca^{2+} 增多，可使线性体氧化磷酸化失偶联，抑制 ATP 的合成；④细胞质内 Ca^{2+} 升高导致心肌纤维过度收缩，抑制合适的左室充盈，减低最大收缩力。因此说明 Ca^{2+} 内流入细胞浆有代谢和机械两方面毒性作用。故复苏时禁忌常规应用钙剂治疗，并必须仔细地重新评价。

（10）抗自由基药物的应用：该类药物有阻断自由基作用的超氧化歧化酶、过氧化氢酶、谷胱甘肽过氧化物酶和自由基清除剂。如甘露醇、维生素 C、维生素%、辅酶 Q_{10}、丹参、莨菪碱等。

3. 复苏的有效指标

（1）瞳孔由大变小。

（2）患者开始挣扎，出现吞咽动作、咳嗽、自主呼吸恢复等。

（3）心电图出现房性或室性心律。

（4）发绀消退。

4. 脑复苏结局　根据患者脑损伤程度和 CPCR 的成效，脑复苏结局可能有 4 种：

（1）经过若干天昏迷之后，逐渐清醒且恢复正常智力和工作能力。

（2）清醒后可能后遗一定的精神行为障碍，导致某种程度的残废。

（3）植物状态或皮质下存活，或社会死亡或大脑死亡，可延续数年，最后因并发症而死亡。

（4）脑死亡，无呼吸、无反射、无循环功能，短期内死亡。

因此，脑保护措施宜全程进行，不可轻易放弃。若脑复苏失败，应适时终止治疗。

（赵云兰）

第五章 急危症状

第一节 高 热

机体在致热原的作用下或体温中枢功能障碍时，产热增加，散热减少，体温升高超过正常范围，称为发热。人体温为37.0℃，波动范围36.2～37.2℃。口腔温度高于37.3℃，肛温高于37.6℃，或一日体温变动超过1.2℃即为发热。发热既是患者的主诉，又是一个客观体征。由于发热的病因很多，几乎涉及全身每个系统，因此诊断较为困难。

一、病因

（一）**感染性发热** 为常见的病因。病毒、肺炎支原体、立克次体、细菌、螺旋体、真菌、寄生虫等各种病原体所致的感染，均可引起。

1. 传染病 多数急症患者的高热是由传染病引起，其中多半是上呼吸道感染，如普通感冒和流行性感冒、菌痢、疟疾、伤寒、传染性肝炎、粟粒性肺结核、急性血吸虫病、传染性单核细胞增多症、流行性脑脊髓膜炎、乙脑等均可引起发热或高热。

2. 器官感染性炎症 常见有急性扁桃体炎、副鼻窦炎、中耳炎、支气管炎、肺炎、脓胸、肾盂肾炎、胆管感染、肝脓肿、细菌性心内膜炎、败血症、淋巴结炎、睾丸或副睾丸炎、输卵管炎、丹毒、深部脓肿等。

（二）**非感染性发热**

1. 结缔组织疾病及变态反应 如系统性红斑狼疮、皮肌炎、风湿热、荨麻疹、药物热、输血输液反应等。

2. 无菌性坏死 如广泛地组织创伤、大面积烧伤、心肌梗死、血液病等。

3. 恶性肿瘤 如白血病、淋巴瘤、恶性网状细胞增多症、肝、肺和其他部位肿瘤等。

4. 内分泌及代谢障碍 如甲状腺功能亢进（产热过多）、严重失水（散热过少）。

5. 体温调节中枢功能障碍 如中暑、重度安眠药中毒、脑血管意外及颅脑损伤等。

二、病情判断

发热的原因复杂，临床表现千变万化，往往给诊断带来困难，因此，对一些非典型的疑难病例，除仔细询问病史，全面的体格检查和进行一些特殊实验室检查外，更应注意动态观察，并对搜集来的资料仔细进行综合分析，才能及时得出确切的诊断。

（一）病史 现病史和过去史的详细询问，常常能对发热性疾病的诊断和鉴别诊断提供重要的线索。例如黑热病、血吸虫病、丝虫病、华支睾吸虫病等有相对严格的地区性；疟疾、流行性乙型脑炎、流行性脑脊髓膜炎、细胞性痢疾等有一定的季节性；麻疹、猩红热、天花患者痊愈后有长期免疫力；食物中毒多见于集体发病，有进食不洁食物史；有应用广谱抗生素、激素、抗肿瘤药物及免疫抑制剂病史者，经应用抗生素治疗无效，要考虑二重感染的可能性；有应用解热镇痛药、抗生素、磺胺等药物史，要警惕药物热；如果同时有皮疹出现，药物热的可能性更大；输血后发热时间长，要考虑疟疾、病毒性肝炎、巨细胞病毒感染的可能性；既往有肺结核或有与肺结核患者密切接触史者，要警惕结核或结核播散的可能；有恶性肿瘤史，不管是手术后或化疗后，再次发热不退要警惕肿瘤转移。例如：有一例患者，10年前有鼻腔恶性肉芽肿，经化、放疗后，10年后出现高热不退，多种抗生素治疗无效，最后证实是恶性组织细胞病。

（二）体格检查 详细地询问病史和细致的体格检查对大部分高热均能做出正确的判断。病史中考虑到的疾病，还要重点检查有关的系统或脏器，阳性体征的发现对高热的病因诊断有重要参考价值。

1. 一般情况　若一般情况良好，而无其他阳性体征，对急性感染性高热，应考虑呼吸道病毒感染。

2. 皮肤、黏膜、淋巴结检查　如皮肤黏膜有黄疸表现应考虑肝、胆疾患。淤点对流行性脑脊髓膜炎、败血症、血液病等的诊断有帮助。对有特殊的淋巴结肿大、明显压痛者，应考虑附近器官的炎症等。

3. 头面部　应注意检查巩膜有无黄疸，鼻旁窦有无压痛，外耳道有无流脓，乳突有无压痛，扁桃体有无红肿等。

4. 胸部　应注意乳房有无肿块，肺部有无啰音、胸膜摩擦音、心脏杂音等。

5. 腹部　注意有无压痛、反跳痛及肌紧张，有无固定明显压痛点，如右上腹压痛常考虑胆囊炎，女性下腹部压痛应考虑附件炎、盆腔炎等。还须注意有无肿块及肝脾肾脏等情况。

6. 神经系统检查　注意有无脑膜刺激征及病理反射等。

（三）实验室及其他检查

1. 血象　以白细胞计数和分类计数最具初筛诊断意义。白细胞总数偏低，应考虑疟疾或病毒感染；白细胞总数增高和中性粒细胞左移者，常为细菌性感染；有大量幼稚细胞出现时要考虑白血病，但须与类白血病反应相鉴别。

2. 尿粪检查　尿液检查对尿路疾病的诊断有很大帮助。对昏迷、高热患者而无阳性神经系统体征时，应做尿常规检查，以排除糖尿病酸中毒合并感染的可能。对高热伴有脓血便或有高热、昏迷、抽搐而无腹泻在疑及中毒性菌痢时应灌肠做粪便检查。

3. X线检查　常有助于肺炎、胸膜炎、椎体结核等疾病的诊断。

4. 其他检查　对诊断仍未明确的患者，可酌情做一些特殊意义的检查如血培养、抗"O"、各种穿刺及活组织检查。还可依据病情行 B 超、CT、内镜检查等。

5. 剖腹探查的指征　如果能适当应用扫描检查、超声检查以及经皮活检，一般不需要剖腹探查。但对扫描的异常发现需要进一步阐明其性质，或制定准确的处理方案，或需作引流时，剖腹术可作为最后确诊的步骤而予以实施。

6. 诊断性治疗试验　总的说来，不主张在缺乏明确诊断的病例中应用药物治疗，但是，如果在仔细检查和培养后，临床和实验室资料支持某种病因诊断但又未能完全明确时，诊断性治疗试验是合理的。

（1）血培养阴性的心内膜炎：有较高的死亡率，如果临床资料表明此诊断是最有可能的，抗生素试验治疗可能是救命性的，常推荐应用广谱抗生素 2~3 种以上，联合、足量、早期、长疗程应用，一般用药 4~6 周，人工瓣膜心内膜炎者疗程应更长，培养阳性者应根据药敏给药。

（2）结核：对有结核病史的患者，应高度怀疑有结核病的活动性病灶，2~3 周的抗结核治疗很可能导致体温的下降，甚至达到正常。

（3）疟疾：如果热型符合疟疾（间日疟或三日疟）改变，伴有脾肿大，白细胞减少，流行季节或从流行区来的患者，而一时未找到疟原虫的确切证据，可试验性抗疟治疗，或许能得到良好的疗效，并有助于诊断。

（4）疑为系统性红斑狼疮，而血清学检查未能进一步证实的患者，激素试验性用药可获良效而进一步证实诊断。

由于多数不明原因的高热是由感染引起，所以一般抗生素在未获得确诊前是常规地使用以观疗效。

三、急救措施

（一）一般处理　将患者置于安静、舒适、通风的环境。有条件时应安置在有空调的病室内，无空调设备时，可采用室内放置冰块、电扇通风等方法达到降低室温的目的。高热惊厥者应置于保护床内，保持呼吸道通畅，予足量氧气吸入。

（二）降温治疗　可选用物理降温或药物降温。

1. **物理降温法** 利用物理原理达到散热目的，临床上有局部冷疗和全身冷疗两种方法。

（1）局部冷疗：适用于体温超过39℃者，给予冷毛巾或冰袋及化学制冷袋，将其放置于额部、腋下或腹股沟部，通过传导方式散发体内的热量。

（2）全身冷疗：适用于体温超过39.5℃者，采用酒精擦浴、温水擦浴、冰水灌肠等方法。

1）酒精擦浴法：酒精是一种挥发性强的液体，擦浴后酒精在皮肤上迅速蒸发，吸收和带走机体的大量热量；同时酒精和擦拭又具有刺激皮肤血管扩张的作用，使散热增加。一般选用25%～35%的酒精100～200ml，温度为30℃左右。擦浴前先置冰袋于头部，以助降温，并可防止由于擦浴时全身皮肤血管收缩所致头部充血；置热水袋于足底，使足底血管扩张有利散热，同时减少头部充血。擦浴中应注意患者的全身情况，若有异常立即停止。擦至腋下、掌心、腘窝、腹股沟等血管丰富处应稍加用力且时间稍长些，直到皮肤发红为止，以利散热。禁擦胸前区、腹部、后颈、足底，以免引起不良反应。擦拭完毕，移去热水袋，间隔半小时，测体温、脉搏、呼吸，做好记录，如体温降至39℃以下，取下头部冰袋。

2）温水擦浴法：取32～34℃温水进行擦浴，体热可通过传导散发，并使血管扩张，促进散热。方法同酒精擦浴法。

3）冰水灌肠法：用于体温高达40℃的清醒患者，选用4℃的生理盐水100～150ml灌肠，可达到降低深部体温的目的。

2. **药物降温法** 应用解热剂使体温下降。

（1）适应证：①婴幼儿高热，因小儿高热引起"热惊厥"；②高热伴头痛、失眠、精神兴奋等症状，影响患者的休息与疾病的康复；③长期发热或高热，经物理降温无效者。

（2）常用药物：有吲哚美辛、异丙嗪、哌替啶、氯丙嗪、激素如地塞米松等。对于超高热伴有反复惊厥者，可采用亚冬眠疗法，静脉滴注氯丙嗪、异丙嗪各2mg/（kg·次）。降温过程中严密观察血压变化，视体温变化调整药物剂量。

必要时物理降温与药物降温可联合应用，注意观察病情。

（三）病因治疗　诊断明确者应针对病因采取有效措施。

（四）支持治疗　注意补充营养和水分，保持水、电解质平衡，保护心、脑、肾功能及防治并发症。

（五）对症处理　如出现惊厥、颅内压增高等症状，应及时处理。

四、护理要点

1. 做好患者皮肤、口腔等基础护理，满足患者的基本需要，尽可能使患者处于舒适状态，预防并发症的发生；做好发热患者的生活护理，如发热患者的衣被常被汗液浸湿，应及时更换。

2. 患者由于疾病和高热的折磨，容易出现烦躁、焦虑等心理变化，需要更多的关心、抚慰和鼓励。护士要多接近患者，耐心解答患者提出的各种问题，使患者从精神、心理上得到支持。

3. 给予高热量、高蛋白、高维生素、易消化的流质或半流质饮食，注意补充足够的液体，必要时静脉输液。

4. 观察生命体征、意识状态、液体出入量、体重等，随时吸痰以保持呼吸道通畅。

5. 病室室温维持在 16～18℃，湿度以 60%左右为宜，注意通风、避免噪音。

6. 降温措施可采用物理降温和药物降温，高热伴惊厥者，应用人工冬眠疗法治疗，人工冬眠患者时应注意观察生命体征，注意做好皮肤护理，防止冻伤。

7. 了解药物的作用、用法、剂量、时间和不良反应等，严格按规定用药。

（吕琳）

第二节　昏　迷

昏迷是严重的意识障碍，按程度不同可区分为轻度昏迷、中度昏迷和深度昏迷3个阶段。轻度昏迷也称浅昏迷，患者的随意运动丧失，对声、光刺激无反应，但强烈的疼痛刺激患者有痛苦表情或肢体退缩等防御反应，吞咽反射、咳嗽反射、角膜反射及瞳孔对光反射仍然存在；中度昏迷指对周围事物及各种刺激均无反应，对于剧烈刺激或可出现防御反应，角膜反射减弱，瞳孔对光反射迟钝；深度昏迷指全身肌肉松弛，对各种刺激全无反应，腱反射、吞咽反射、角膜反射及瞳孔对光反射均消失。

一、病因

昏迷的病因复杂，常见于下列疾病。

（一）颅脑病变

1. 脑血管疾病　脑循环障碍（脑缺血、脑出血、脑栓塞、脑血栓形成）、脑肿瘤等。

2. 颅脑外伤　脑震荡、脑挫伤、硬膜外血肿、颅骨骨折等。

3. 感染　由病毒、细菌、原虫所致的颅内感染，如脑炎、脑膜炎、脑型疟疾等。

（二）脑结构以外的病变

1. 内分泌与代谢障碍　如糖尿病酮症酸中毒、尿毒症、肺性脑病、肝昏迷等。

2. 急性感染性疾病　如败血症、中毒性菌痢、感染性休克等。

3. 化学性中毒　有机磷农药中毒、一氧化碳中毒、酒精中毒、安眠药中毒等。

4. 物理因素和其他　中暑、电击、妊娠高血压综合征、严重创伤等。

二、病情判断

（一）病史　要注意详细询问发病过程，起病缓急，昏迷时间及伴随症状，如突然发病者见于急性脑血管病、颅脑外伤、急性药物中毒、一氧化碳中毒等。缓慢起病者见于尿毒症、肝昏迷、肺性脑病、颅内占位性病变、颅内感染及硬膜下血肿等。昏迷伴有脑膜刺激征见于脑膜炎、蛛网膜下腔出血；昏迷伴有偏瘫以急性脑血管病多见；昏迷伴有颅内压增高者见于脑出血及颅内占位性病变；昏迷抽搐常见于高血压脑病、子痫、脑出血、脑肿瘤、脑水肿等。此外，要注意有无外伤或其他意外事故，如服用毒物、接触剧毒化学药物和煤气中毒等；以往有无癫痫发作、高血压病、糖尿病以及严重的心、肝、肾和肺部疾病等。

（二）昏迷程度　可分为浅度昏迷、中度昏迷和深度昏迷。浅度昏迷，为随意运动丧失，对周围事物及声光等刺激全无反应，但强痛刺激（如压眶上神经）时患者有痛苦表情、呻吟和下肢退缩等反应；中度昏迷，对各种刺激均无反应，对强烈刺激可有防御反应，但较弱；深度昏迷，为意识全部丧失，对各种刺激均无反应。

（三）昏迷发生的急缓及诱因　昏迷发生急骤且是疾病首发症状者，见于颅脑外伤、急性脑血管病、外源性中毒、日射病、中枢神经系统急性感染；昏迷发生缓慢者，见于代谢障碍（如肝、肾性昏迷）、脑肿瘤、低血糖；高温或烈日下工作而突然昏迷者，考虑日射病；高血压、动脉硬化的老年人突然发生昏迷，考虑急性脑血管病或心脏疾病所引起。

（四）伴随状况　昏迷前伴有发热者考虑颅内、外感染；昏迷伴有深而稍快的呼吸见于糖尿病或尿毒症所致的代谢性酸中毒；昏迷前有头痛或伴呕吐，可能是颅内占位病变；脑出血患者，有鼾音呼吸伴患侧颊肌如风帆样随呼吸而起落，脉搏慢而洪大，伴呼吸减慢提示颅内压增高；吗啡类药物中毒昏迷者，呼吸过慢且伴叹息样呼吸。瞳孔改变是昏迷患者最重要的体征；昏迷伴偏瘫见于脑血管病、脑部感染、颅外伤、颅内占位性病变等；昏迷伴颈强直见于脑膜炎和蛛网膜下腔出血。

（五）实验室及其他检查

1. 一般常规检查　包括血、尿、大便常规，血生化，电解质及血气分析等。

2. 脑脊液检查　为重要辅助诊断方法之一，脑脊液的压力测定可判断颅内压是否增高，但应慎重穿刺，以免脑疝形成。

3. 其他检查　脑电图、CT扫描、脑血管造影等检查可出现异常。

三、急救措施

昏迷患者起病急骤，病情危重，应尽快找出引起昏迷的原因，能针对病因采取及时正确的措施是治疗昏迷患者的关键。但在急诊时针对昏迷所引起的一些严重并发症首先采取防治措施，也十分重要。

（一）病因治疗　积极治疗原发病，属低血糖昏迷者，立即用50%葡萄糖注射液80～100ml静脉注射。糖尿病昏迷者，则给胰岛素治疗。肝昏迷者，用谷氨酸钠2～4支（5.75g/20ml）加入10%葡萄糖注射液500ml，静脉滴注；或用左旋多巴5g加入100ml生理盐水，1次鼻饲或口服，也可灌肠。尿毒症昏迷有肾功能衰竭者，应考虑用透析疗法，必要时做肾移植手术。大出血者，要输血和用止血剂等。

（二）对症处理

1. 呼吸衰竭者，宜充分给氧，尽可能维持正常的通气和换气，保持呼吸道通畅，并使用呼吸兴奋剂。

2. 循环衰竭者，补充血容量，合理应用血管扩张剂或收缩剂。纠正酸中毒。

3. 促脑细胞代谢药物的应用，选用葡萄糖、三磷酸腺苷、细胞色素C、辅酶A等药物。

4. 降低脑代谢，减少脑氧耗量，头部置冰袋或冰帽，对高热、躁动和抽搐者可用人工冬眠。

5. 控制脑水肿，应用高渗脱水剂如20%甘露醇、呋塞米、激素（DXM）。如患者深昏迷，ICP监测提示颅内压大于15mmHg或伴有不规则呼吸，应尽早气管插管，使用人工呼吸机过度通气，维持$PaCO_2$在30～35mmHg以下，颅内压在15mmHg以下。因过度通气可使脑血管收缩，降低颅内压，改善脑血流。

6. 必须积极控制原发或由昏迷并发的感染，及早作鼻、咽、血、小便甚至脑脊液培养，以选择适当的抗生素。

7. 恢复酸碱和渗透压平衡。代谢性酸中毒会导致心血管功能紊乱，碱中毒会抑制呼吸，低渗和高渗对脑均不利，应在24小时内纠正。

8. 开放性伤口应及时止血、清创缝合，注意有无内脏出血。

9. 疑有糖尿病、尿毒症、低血糖、电解质及酸碱失衡者应抽血检查。

10. 对服毒、中毒可疑者洗胃，并保留洗液送检。

11. 有高热或低温，则对症处理。

12. 有尿潴留进行导尿等处理。

13. 一旦有癫痫发作，用苯巴比妥钠 0.1～0.2g，肌内注射；若呈现癫痫持续状态，可用安定 10mg，缓慢静脉注射。

以上处理应分清轻重缓急，妥善安排，以免坐失转危为安的良机，各项具体措施可参考有关章节。

四、护理要点

1. 保持呼吸道通畅　昏迷患者在意识丧失后各种反射减弱或消失，易使口腔异物、痰块等吸入呼吸道而窒息。亦可因呼吸不畅，口腔分泌物不能自动排出而发生呼吸道梗阻和肺部感染。故患者应取侧卧头后仰，下颌稍前位，以利于呼吸。取下义齿，如有舌根后坠，可用舌钳将舌头拉向前方固定，及时清除口腔分泌物和呕吐物。

2. 营养维持　患者发病后前 2 日可由静脉输液，维持生理需要。48 小时后应给鼻饲饮食供应营养。因过早鼻饲可因插胃管刺激导致患者烦躁不安加重病情。鼻饲饮食的质量和数量应根据患者的消化能力而定，原则上应保证患者摄入足够的蛋白质与热量。鼻饲饮食每次灌注量不可过多或过快，以防引起呃逆和呕吐，对不能适应鼻饲的患者，可采用深静脉高能营养供应。

3. 安全保护　昏迷患者常因躁动、抽搐而发生外伤，故需按时为其剪短指甲，以防抓伤。为预防舌及口腔黏膜咬伤，应备好开口器、压舌板，如有躁狂应加用约束带、床栏，以防坠床。

4. 密切观察病情变化　昏迷初期尤应密切观察，每隔半小时至 1 小时观察意识、瞳孔、体温、脉搏、呼吸及血压 1 次。病情稳定后可改为每 4 小时 1 次。注意昏迷程度的变化，记录昏迷和清醒的时间。

5. 备好各种抢救药品及器械。鼻导管吸氧流量以 2L/min 为宜。呼吸衰竭时，可协助医师采用机械辅助呼吸器维持通气功能。及时准确抽血送有关化验，维持水、电解质及酸碱平衡。

（杨丽莉）

第三节　咯　血

咯血（hemoptysis）是指喉部以下和呼吸器官出血，经咳嗽动作从口腔排出。咯血首先须与口腔、咽、鼻出血鉴别。口腔与咽部出血易观察到局部出血灶。鼻腔出血多从前鼻孔流出，常在鼻中隔前下方发现出血灶，诊断较易。有时鼻腔后部出血量较多，可被误诊为咯血，如用鼻咽镜检查见血液从后鼻孔沿咽壁下流，即可确诊。

一、病因和分类

引起咯血的原因很多，其中包括很多系统性疾病。据文献报道引起咯血的疾病有 100 多种，其中主要是呼吸系统疾病，我国目前以肺结核病导致咯血者仍占多数，肺癌所致咯血发生率也较以往显著增多，成为咯血最常见原因之一。

（一）支气管疾病

1. 支气管扩张　由于炎症，支气管壁弹性纤维破坏，管壁厚薄不匀，形成假性动脉瘤，破裂后可引起大咯血。

2. 支气管肺癌　早期多为小量咯血，晚期癌组织侵蚀较大血管可致大咯血。

3. 支气管内膜结核　大咯血较少见。

（二）肺部疾病

1. 肺结核　大咯血多见于慢性纤维空洞型肺结核形成的假性动脉瘤破裂。

2. 肺脓肿　脓肿壁血管破坏引起大咯血。

3. 肺吸虫病　肺毛细血管麻痹性扩张充血，管壁肿胀疏松或崩解，使大量红细胞外渗。

4. 肺血管瘤破裂出血。

（三）心血管疾病

1. 左心衰竭。

2. 风湿性心脏病二尖瓣狭窄。

3. 肺动静脉瘘。

（四）其他

1. 外伤　异物伤，肺挫伤，气管切开套管位置不正确，随呼吸运动损伤支气管动脉。

2. 全身性疾病　肺出血型钩端螺旋体病、流行性出血热、血小板减少性紫癜等。

临床上常根据咯血量分为：痰中带血、少量咯血（<100ml/d）、中量咯血（100~500ml/d）和大量咯血（>500ml/d）。对于大咯血的定义，尚无普遍公认的标准，一般较多接受的标准：24小时咯血量600ml以上或一次咯血500ml以上。

二、病情判断

（一）病史　咯血的评估首先依据病史。青年人痰中带血或少量咯血多见于肺结核，反复大量咯血多见于支气管扩张。

（二）主要症状和体征　除有原发疾病表现外，大咯血可有以下表现：

1. 呼吸困难和发绀　因血块阻塞支气管或血液、支气管分泌物在气道内潴留，可引起全肺、肺叶或肺段不张，致不同程度的呼吸困难和缺氧表现，体检可发现相应区域的呼吸音减弱或消失，X线检查可显示肺不张征象。

2. 发热　咯血后体温可轻度升高（≤38℃），如出现寒战、高热、剧烈咳嗽，常提示继发肺部感染。

3. 休克　咯血导致失血性休克并不常见，在原血容量偏低情况下偶可发生。

4. 窒息　其先兆为胸闷、憋气、冷汗、喉头咕噜作响，大量咯血，随即烦躁、发绀，呼吸窘迫，甚至昏迷。

（三）实验室及其他检查

1. 血液及痰液检查 血常规、血小板、出凝血时间检查可以提示或排除血液疾病。痰液查结核菌、肺吸虫卵、阿米巴原虫、霉菌及其他致病菌、癌细胞，对肺结核、肺吸虫病、肺阿米巴病、肺真菌病、肺癌有重要意义。

2. X 线检查 咯血患者均应进行前后位及侧位 X 线胸片检查，在大咯血不易搬动时可进行床边 X 线检查或咯血停止后再进行检查。

3. 支气管镜检查 不仅可迅速查明出血部位，也可进行适当的治疗。病情允许时可通过活检或刷检进行组织学或细胞学检查，帮助明确病因。纤支镜检查应在大咯血停止 1 ~ 2 小时后或少量出血时进行。大咯血有窒息危险时应用硬质支气管镜进行急救吸引以防气道的阻塞，对重度肺功能损害、患者衰弱不能耐受时应慎用。

三、急救措施

（一）一般处理

1. 休息、镇静 大咯血者精神紧张，交感神经张力增高，表现为心跳加快、血压升高等，对止血不利。首先要做好思想工作，必要时给予小量镇静剂。如地西泮 5 ~ 10mg。

2. 建立静脉输液通道，并给予氧疗 大咯血患者经常表现为有效循环血量不足及程度不同的组织缺氧，因此需要建立输液通道补充血容量、药物等，同时给予合理供氧，注意呼吸道通畅，必要时行人工辅助呼吸。

3. 止血药物的应用 对中等或大量咯血用疗效迅速的止血药。

（1）垂体后叶素：收缩肺小动脉减少肺出血量，可用 5 ~ 10U 加 25% 葡萄糖 20 ~ 40ml 缓慢静注，每 8 小时 1 次，或 10 ~ 20U 加 5% 葡萄糖液 250ml 静滴。对高血压、冠心病及妊娠患者慎用。

（2）6 - 氨基己酸：6 ~ 8g 加 5% 葡萄糖液 500ml 静滴。本药能抑制纤溶酶原活化纤溶解，从而影响纤溶酶的纤溶作用，阻止纤维蛋白原和纤维蛋白溶解，达到止血目的。

（3）鱼精蛋白：对抗肝素和促进凝血酶原形成从而加速血凝。常用 100mg 加 25% 葡萄糖液 40ml 静脉注射，每日 2 次。

（4）酚妥拉明：为 α-肾上腺素能受体阻滞剂，具有直接扩张血管平滑肌，降低肺循环压力作用。用时需监测血压和补充血容量。用 5% 葡萄糖 250~500ml 加 10~20mg 缓慢静注。

（5）其他止血药：维生素 K_1 20mg，每 6 小时 1 次静注或肌注；安络血 5~10mg 肌注，每 6 小时 1 次；酚磺乙胺 0.25~0.75g 肌注，每 6 小时 1 次。

4. 输血 持续大咯血出现循环血容量不足，应及时补充血容量。少量、多次输新鲜血，每次 100~200ml，除能补充血容量，尚有止血作用。

（二）致命性大咯血的紧急处理

1. 急诊内镜下止血 内镜可用于帮助确定出血部位和局部止血。致死性大咯血者，如经内科保守治疗无效，常需紧急手术治疗，但其中一部分患者出血具体部位不明，很难进行手术。对此类患者做内镜检查，可能见到血液从某一段或叶支气管口溢出，从而确定了出血来源部位。一般认为对持续大咯血者，可在一次大咯血暂停数小时内，还仍有少量血丝痰时，检出咯血来源部位的机会最多，且也较安全。选用纤支镜检查患者较易耐受，且视野广而清晰，因此使用较多，但遇大量咯血或血块堵塞时，往往无法将血液吸出，硬质气管镜对清除气管内血液更为有效，做内镜检查时应准备好供氧及其他各种抢救设备，并且最好在手术室进行，以便必需时紧急进行手术治疗。

2. 支气管动脉造影和栓塞治疗 致死性大咯血的病例，如患者无手术条件，可在支气管动脉造影的引导下，进行支气管动脉栓塞治疗。

3. 萎陷疗法 用于位置上叶靠近肺边缘，下叶近膈肌的肺结核空洞血管破裂，反复大量咯血者。可施行人工气胸（上叶空洞）和气腹（下叶空洞）术。一般注气 600~1500ml，必要时隔 1~2

天重复 1 次。

4. **手术治疗** 仅用于内科综合治疗无效或有窒息危险的大咯血患者。其适应证：①24 小时内咯血量超过 500ml；②12 小时短期内大量咯血达 600ml 以上；③一次咯血达 200ml 并在 24 小时内反复咯血者；④曾有咯血窒息史者。禁忌证：晚期肺癌出血、二尖瓣狭窄出血；全身有出血倾向者，体质极差伴肺功能不全和出血部位不明确者。

（三）咯血窒息的抢救

1. 体位引流。立即将患者置于俯卧头低足高位（头部向下倾斜 45°～60°）引流，轻拍背部以利于血流出。

2. 出现四肢抽搐、牙关紧闭、神志不清时，立即用开口器撬开闭合的牙关或先用金属汤匙撬开牙关，然后再用开口器张开口腔，用舌钳拉出舌体，迅速负压抽吸以清除口腔凝血块和血液，或作气管插管，必要时气管切开，急速吸出气管支气管内血块及血液，保持呼吸道通畅。

3. 在解除气道阻塞的情况下，给予吸高浓度氧及适量呼吸中枢兴奋药，以改善缺氧。

4. 如无自主呼吸者，可施行人工呼吸，或经气管插管或气管切开后行人工呼吸器辅助呼吸。

（四）大咯血并休克的处理 ①迅速输血或输液补足血容量；②适当应用血管活性物质如间羟胺、多巴胺，使收缩压保持在 12.0～13.3kPa，不宜太高，以免加重咯血；③抗感染；④纠正酸中毒和电解质紊乱；⑤注意预防和及时治疗肾功能衰竭。

（五）大咯血并肺不张及肺炎的处理

1. 阻塞性肺不张的处理 适当翻身排痰，病侧在上侧卧，鼓励患者排痰，停用镇静剂及镇咳剂，应用祛痰剂、解痉剂、雾化吸入以利排痰。

2. 肺炎的处理 加强排痰，顺位引流，应用抗生素及中药控制感染。

（六）原发病的治疗 根据咯血的不同原因，采取不同的治疗方法，如二尖瓣狭窄、急性左心衰竭所致的咯血应按急性左心衰竭处理；有全身性出血性疾病者，主要治疗方法是少量多次输新鲜血；肺结核、肺炎等引起的咯血针对不同病原，选用适当的抗生素控制感染。

四、护理要点

1. 保持病室内安静，避免不必要的交谈，以减少肺部活动度，小量咯血者应静卧休息，大量咯血时应绝对卧床休息。

2. 守护在患者身旁并安慰患者，轻声、简要地解释病情，使之有安全感、消除恐惧感。

3. 向患者解释心情放松有利止血，告知患者咯血时绝对不能屏气，以免诱发喉头痉挛、血液引流不畅形成血块，导致窒息，协助患者取患侧卧位或平卧位头偏向一侧，嘱其尽量将血轻轻咯出。

4. 大量咯血者暂禁食，小量咯血者宜进少量凉或温的流质饮食，多饮水及多食含纤维素食物，以保持大便通畅。

5. 备好吸痰器、鼻导管、气管插管和气管切开包等急救用品，以便医生及时抢救，解除呼吸道阻塞。

6. 严密观察生命体征，及时测血压、脉搏、呼吸，严密观察精神及意识状态的变化，注意咯血量及速度，及时发现窒息的早期症状并及时采取有效抢救措施。

7. 防治窒息，保持正确的体位引流姿势，护理时尽量少翻动患者，鼓励并指导患者将血咯出，可轻拍其背部协助之，以防血块堵塞气道。负压吸引口腔及气管内血液或血块时，避免用力过猛，应适当转动吸引导管。如吸引过程中导管阻塞，应立即抽出导管，此时往往可带出导管顶端的血凝块。窒息复苏后须加强护理，防止再咯血引起再窒息、休克、肺不张及继发感染，防治心、肺功能衰竭。

8. 观察治疗反应，及时观察患者对治疗的反应及药物的作用，根据病情变化控制药液滴速。

（陈岩）

第四节　晕　厥

晕厥（syncope），是指一过性脑缺血、缺氧引起的突发而短暂的意识丧失。反复发作的晕厥是病情严重和危险的征兆。

一、病因

心源性晕厥多因病态窦房结综合征、房室传导阻滞、阵发性心动过速等心律失常引起，也可因肥厚型心肌病、主动脉瓣狭窄、左房黏液瘤等引起急性心排血受阻所致，这类由于心排血量突然下降所致的晕厥称心源性脑缺血综合征或阿－斯综合征。非心脏性原因如疼痛、恐惧、直立性低血压、排尿等可引起血管运动失调性晕厥，脑血流受阻、低血糖、咳嗽等也可引起晕厥。

二、病情判断

（一）病史　询问过去有无相似的发作史，有无引起晕厥的有关病因。

（二）临床表现　突然昏倒，不省人事，面色苍白，四肢厥冷，脉搏缓慢，肌肉松弛，瞳孔缩小，收缩压下降，舒张压无变化或较低，短时间内能逐渐苏醒（通常不超过 15 秒），无手足偏废和口眼歪斜。

体格检查要全面系统地进行，注意测定仰卧和直立位时的血压。心脏听诊注意有无心律失常、心脏瓣膜病等，有无杂音及震颤。神经系统检查有无定位体征等。

（三）实验室及其他检查

1. 血常规、血沉、血糖、电解质、血气分析、血液流变学检查、X 线胸片等检查，可提供病因诊断的线索。

2. 心电图检查对心源性晕厥有帮助。

3. 脑电图检查包括睡眠时及晕厥发作时记录，对排除癫痫有很大帮助。

4. 必要时可进行超声心动图、脑血管造影、CT 检查等，以确定病因。

三、急救措施

（一）对症处理　发作时应取平卧位，将所有紧身的衣服及腰带松解，以利呼吸，将下肢抬高，以增加回心血量。头部应转向一侧，防止舌部后坠而阻塞气道。紧急情况下可针刺人中、百会、合谷、十宣。

（二）病因治疗　心源性晕厥应处理心律失常，如心房颤动或室上性心动过速时，可应用洋地黄治疗，完全性房室传导阻滞所致的晕厥，最好使用心脏起搏器。心室颤动引起的晕厥，可用电击除颤。脑部及其他神经疾患所引起的晕厥，主要是治疗原发病。体位性低血压可试用麻黄素 25mg，每日 2～3 次或哌甲酯 10～20mg，早晨、中午各服 1 次。排尿性晕厥应劝告患者靠墙或蹲位小便。咳嗽性晕厥应治疗肺部炎症。

四、护理要点

1. 按医嘱指导患者卧床休息或适当活动。病室应靠近护理站。

2. 解释晕厥的原因，嘱患者避免剧烈活动、情绪激动，直立性低血压者卧位坐起或站立时动作应缓慢；有头昏、黑蒙等晕厥先兆时，立即下蹲或平卧，防止摔伤。

3. 病情观察与护理　观察生命体征，注意血压、呼吸频率及节律、心率及心律有无改变；皮肤有无发绀、水肿、色素沉着；有无病理反射及神经系统阳性体征。如晕厥发作伴面色红润，呼吸慢而伴有鼾声，或晕厥发作期间，心率超过每分钟180 次或低于每分钟40 次，分别考虑有脑源性或心源性晕厥可能者，应立即报告医生处理。

（韩晓峦）

第五节　头　痛

头痛为临床常见的症状，各种原因刺激颅内的疼痛敏感结构都可引起头痛。颅内的血管、神经、脑膜以及颅外的骨膜、血管、头皮、颈肌、韧带等均属头痛的敏感结构。这些敏感结构受挤压、牵拉、移位、炎症、血管的扩张与痉挛、肌肉的紧张性收缩等均可引起头痛。

一、病因

可由感染、血管病变、颅脑占位性病变或外伤等直接刺激或牵拉颅内血管、硬脑膜引起，可由五官、颈椎、颈肌病变引起；也可由于高热、高血压、缺氧、过敏反应等造成颅外软组织内血管的收缩、舒张而引起，或由于中毒、代谢障碍或神经官能症引起。

二、病情判断

（一）病史

1. 头痛部位　一侧头痛多为偏头痛及丛集性头痛；一侧头痛，且深在性，见于颅内占位性病变，但疼痛侧不一定就是肿瘤所在的一侧；颞、顶、颈部的头痛，可能为幕上肿瘤。额部和整个头痛可能为高血压引起的头痛；全头部痛多为颅内或全身感染疾病；浅表性、局限性头痛见于眼、鼻或牙源性疾患。

2. 头痛的性质　搏动性、跳动样头痛见于偏头痛、高血压或发热疾病的头痛。呈电击样痛或刺痛多为神经痛。重压感、紧箍感或钳夹样感为紧张性头痛。

3. 头痛的程度　头痛的程度与其病情的严重性不一致。剧烈的头痛常提示三叉神经痛、偏头痛或脑膜刺激的疼痛。轻或中度头痛可能为脑肿瘤。

4. 头痛的时间　一天之内头痛发作的时间往往与头痛的病因有关。清晨醒来时发作，常见于高血压、颅内占位性病变、额窦炎；头痛多在夜间发作，可使患者睡眠中痛醒，见于丛集性头痛；头痛在下午加重见于上颌窦炎。

5. 伴随症状　头痛伴剧烈呕吐提示颅内压增高，头痛于呕吐后缓解见于偏头痛。头痛伴眩晕见于椎－基底动脉供血不足或小脑肿瘤。头痛伴发热常见于颅内或全身性感染。头痛伴视力障碍见于青光眼或脑肿瘤。头痛伴神经功能紊乱症状，见于紧张性头痛。

（二）体格检查　检查时应注意血压、体温、头面部及心、肺、腹部检查及颈部淋巴结等检查。神经系统应做全面检查，包括姿势、步态、精神和意识状态、颅神经检查、运动系统检查、反射。必要时进行自主神经及感觉检查。

（三）实验室及其他检查　应根据疾病的具体情况及客观条件，选择必要的辅助检查。如同科的三大常规、血沉、血糖、尿素氮、肝功能、血气分析、心电图、内分泌功能、脑脊液等；怀疑为颅脑疾病者，应行脑电图、脑 CT、脑血流图、颅脑 X 线拍片或核磁共振等检查。

三、急救措施

（一）病因治疗　针对病因进行治疗，如颅内感染应用抗生素，颅内占位性病变可行手术治疗，高血压、五官疾病、精神因素等所致者，均应进行相应的处理。

（二）一般治疗　无论何种原因引起的头痛，患者均应避免过度疲劳和精神紧张，须静卧、保持安静、避光。

（三）对症治疗

1. 镇痛剂　用于严重头痛时，多为临时或短期用，可用于各型头痛。可选用阿司匹林 0.2～0.5g 或复方阿司匹林 0.5～1.0g，吲哚美辛 25mg，均每日 3 次，口服。若痛剧未止，或伴烦躁者，选用四氢帕马丁 100～200mg，每日 3 次，口服，或 60～100mg 皮下或肌内注射；或颅痛定 30～60mg，每日 3 次，口服，或 60mg 皮下或肌内注射；或可待因 15～30mg 或哌替啶 50mg，皮下或肌内注射。

2. 镇静、抗癫痫药　通过镇静而减轻疼痛。可用安定 2.5～5mg，口服，或 5～10mg，肌内注射。氯氮卓 5～10mg，每日 3 次，口服。抗癫痫药多用于控制头痛发作。可选用苯妥英钠 50～100mg，每日 3 次，口服。

3. 控制或减轻血管扩张的药物　主要用于血管性头痛。①麦角胺：麦咖片 1～2 片口服，0.5 小时后无效可加用 1 片。严重头痛者用酒石酸麦角胺 0.25～0.5mg 皮下注射，孕妇、心血管、肝肾疾患等忌用。②5-羟色胺拮抗剂：二甲麦角新碱每日 2~12mg；苯噻啶 0.5~1mg，每日 3 次；赛庚啶 2~4mg，每日 3 次。③单胺氧化酶：苯乙肼 15~25mg 或阿米替林 10~35mg，每日 3 次。④β受体阻滞剂：普萘洛尔 10~30mg，每日 3 次；吲哚洛尔每日 2.5mg。哮喘、心衰、房室传导阻滞者禁用。⑤可乐定 0.035~0.075mg，每日 3 次。

4. 脱水剂 颅内高压（脑水肿）时，用 20% 甘露醇或 25% 山梨醇 250ml，快速静脉滴注，4~6 小时重复 1 次，间隙期静脉注射 50% 葡萄糖注射液 60ml。必要时加地塞米松 10~20mg，与 10% 葡萄糖液 500ml 静脉滴注，每日 1 次。

（四）手术治疗 对脑血管性疾病、脑肿瘤、鼻咽部肿瘤等引起的头痛可考虑行手术治疗。

（五）其他治疗 对不能手术的脑肿瘤等，可采取化疗和放射治疗。

（六）中药治疗 酌情选用正天丸、清眩丸、牛黄上清丸等。

四、护理要点

1. 头痛伴颅内压增高的患者，应绝对卧床休息，床头可抬高 15°~30°，伴呕吐者应注意头偏向一侧，防止误吸呕吐物。遵医嘱应用脱水剂，如 20% 甘露醇 250ml，快速静脉滴入，以达到渗透性利尿作用而降低颅内压。

2. 保持患者大小便通畅，避免因用力增加颅内压而加重头痛，必要时可给予开塞露通便。

3. 做好心理护理，关怀、体贴患者，帮助患者改正个性上的弱点、缺点（如个性内向、遇事紧张、急躁、焦虑）。

4. 应注意观察头痛的部位、性质、发生的急缓程度、发生的时间和持续的时间、与体位的关系；注意头痛的前驱症状和伴随症状，激发、加重和缓解头痛的因素；注意患者的神志、意识情绪，瞳孔大小、呼吸、脉搏、体温及血压；注意观察头痛治疗、护理效果。

5. 头痛严重时，应遵医嘱给予止痛剂，但要避免镇痛药物的长期连续使用，尤其慢性头痛长期给药，易引起药物的依赖性。对于常用的止痛药物还要注意其他不良反应，如胃肠道反应、凝血障碍、过敏反应、水杨酸反应等。

6. 对颅内高压使用甘露醇或山梨醇时，注意滴入速度要快，宜加压输入，一般 250ml 溶液在 30 分钟内滴完；在用药过程中要随时观察，以免压力过高使空气进入血管；注射部位药液不得外渗，以免引起局部组织坏死；对于慢性心功能不全的患者，由于增加循环血量和心脏负荷，故应慎用。

（李海峰）

第六章　重症患者的营养与代谢支持

第一节　重症患者的代谢变化

重症患者合理营养支持是重症医学最重要进展之一。人体内器官和组织只有在获得充分营养条件下才能发挥正常生理作用。应激（如损伤和严重感染等）情况下，机体物质代谢将发生一系列变化，以适应其高代谢、高分解状态。此时，如果没有提供充分营养物质，人体将处于分解状态，表现为体重下降、低蛋白血症、低钠血症和低磷血症。及时、合理营养支持能增强机体抵抗力，促进病情好转，改善患者预后，提高生活质量。

危重患者多呈高代谢状态，分解代谢高于合成代谢；也可以是低代谢率，但即使是低代谢率，分解代谢仍然高于合成代谢。危重患者中的绝大多数是高代谢，只有那些高度营养不良或器官功能不全的患者，机体内贮存的脂肪、蛋白质已高度消耗，难再有燃料供机体应用，分解代谢低，合成代谢更低。高代谢是由于机体对外来侵袭过度急性反应的结果。细胞因子 TNF、IL-1、IL-6 等引起神经内分泌改变，分解激素如儿茶酚胺、胰高血糖素、肾上腺皮质激素等大量增加，出现了肌肉蛋白质和脂肪分解，糖异生增加，但胰岛素的效应降低，出现葡萄糖耐量下降、血糖增高的现象，因而有大量氮的丢失，出现负氮平衡，脂肪廓清加速，急性时期反应物增加，代谢率可增加 20% ~ 100% 或更高。营养底物不足，细胞代谢障碍，进而加重器官功能的损害，出现器官功能不全甚至衰竭。这是危重患者出现多器官功能不全，最终发生衰竭的一个原因。

危重患者不单有代谢率增高，分解代谢增加，还有组织损害、生理功能受扰、免疫功能障碍等。为恢复正常状态均需有营养素参与调控，因此营养支持在危重患者的作用不是单纯地保持机体的肉体，而是保持机体组织、器官的结构与功能，维护细胞的代谢，参与生理功能调控与组织的修复，以促进患者康复。营养支持是危重患者的一个重要治疗措施，应贯穿在整个的监测治疗过程中。

（李海峰）

第二节　营养状态的评定

所谓营养评定就是对患者营养状态进行全面的估价。通过营养评定，可判断患者是否存在营养不良及其种类和程度，估计各种营养素的需要量，比较患者营养支持前后的营养状态以了解营养支持的效果和患者代谢改变。

（一）体重测定　体重变化可反映营养状态，但应排除脱水或水肿等影响因素。标准体重与性别、身高及体型有关，可查表获得或用公式推算。

身高 $>165cm$ 者，标准体重（kg）=（身高 -100）$×0.9$

身高 $<165cm$ 者，男性标准体重（kg）=（身高 -105）$×0.9$

女性标准体重（kg）=（身高 -100）$×0.9$

如果没有水肿或脱水的影响，患者体重较标准低 15% 提示有营养不良。

（二）三头肌皮皱厚度　是测定体脂贮备的指标。测量方法：患者坐位，臂自然下垂；也可平卧，臂在胸前交叉。用特制夹子以一定的夹力（$10g/mm^2$）捏住肩峰与尺骨鹰嘴连线中点处的上臂伸侧皮肤，测定其厚度。

（三）上臂中部肌周长　可反映全身肌肉及脂肪的状况。可通过公式推算，即上臂中部肌周长（cm）=上臂中部周长（cm）-$0.314×$ 三头肌皮皱厚度（mm）。上臂中部周长按上述姿势测量上臂中点的周长。

（四）肌酐/身高指数　从肾排出的肌酐量和体内肌肉量直接相关，本指数可判定体内肌肉量。

$$肌酐/身高指数 = \frac{24 \text{ 小时实际排出的尿肌酐量 mmol}}{\text{标准的 } 24 \text{ 小时尿肌酐排出量 mmol}} \times 100$$

（五）内脏蛋白测定　包括血清蛋白、转铁蛋白浓度测定。是营养评定的重要指标。营养不良时该测定值均有不同程度下降。清蛋白的半衰期较长（20 天），转铁蛋白及前清蛋白的半衰期均较短，分别为 8 天及 2 天，后者常能反映短期内的营养状态变化（表 6 – 1）。

（六）淋巴细胞计数　周围血淋巴细胞计数可反映机体免疫状态。计数 <1500 则提示免疫功能不良。

表 6 – 1　内脏蛋白正常值及营养不良指标

项　　目	正常值	营　养　不　良		
		轻	中	重
清蛋白（g/L）	>35	28 ~ 34	21 ~ 27	<21
转铁蛋白（g/L）	2.5 ~ 2.0	1.8 ~ 2.0	1.6 ~ 1.8	<1.6

（七）氮平衡　蛋白质是生命的基础。因为体内任何蛋白质都执行一定的功能，不存在贮备的蛋白质。所以，机体在丢失蛋白质的同时也丧失了其相应功能。通过氮平衡测定蛋白质分解和合成状态，虽然不够精确，但至今仍被视为营养治疗中观察营养摄入是否足够和了解分解代谢的演变的最好方法。它的变化基本上与营养状态呈平行关系。

测定 24 小时尿中尿素氮，可基本反映体内蛋白质分解量。此外，经皮肤、呼吸、粪便也丢失少量的氮。摄入氮量可按 6.25g 蛋白质 =1g 氮来进行计算：

氮平衡 =24 小时摄入氮量 – 24 小时总氮丧失量

　　　　=蛋白质摄入量/6.25 – ［24 小时尿中尿素氮（g）+3g］

上述公式中，数值 3g 代表从呼吸、皮肤等丧失的非尿素氮的氮量。另外，患者每排粪便一次，应在公式的丧失量中加 1g 氮，以代表从粪便中丧失的氮量。

（李海峰）

第三节　重症患者营养支持方法

一、重症患者营养支持注意事项

营养支持是危重患者的一项重要治疗措施，然而，应重视应用营养支持的时间、量与方法，否则，将产生并发症，加重患者的代谢紊乱与感染，使病情更加危重、复杂。危重患者应用营养支持时，一般应注意下列几点：

1. 在危重患者住院后，应用营养支持前应进行营养状态的评估，还应了解这次病前有关营养状态的病史，如有无肝病、心力衰竭、肾衰竭、肿瘤等，并及早给予营养支持。

2. 给予的营养量应进行计算，最好能以间接能量测定仪测定能量的需要量。如无此设备，常规给予的能量是 $105 \sim 125kJ/(kg \cdot d)$。葡萄糖量以 $4mg/(kg \cdot min)$ 为度，但血糖应在12.3 mmol/L 以下。营养过少或过多都将加重机体的代谢紊乱。

3. 肠内营养应是首选，可用鼻胃管，或在腹部手术时预行空肠置管造口。胃无张力或血容量不稳定、内脏血流减少的患者，应限制肠内营养量以防胃滞留或误吸。

4. 当胃肠道功能紊乱，或进食量不足时，应及早应用肠外营养，以保证患者能获得能量、蛋白质与水、电解质的补充。当胃肠功能恢复后，再由肠外营养过渡到肠内营养。

5. 危重患者的代谢紊乱情况常因人、因病而异，且有器官功能障碍，因此，应用营养支持时应仔细监测，及时调整输入营养的质与量，避免发生更多的代谢紊乱及器官功能障碍。

二、营养支持方法

（一）肠内营养　营养是经口摄入，但对危重患者可经鼻胃/鼻肠管或经胃肠造瘘管注入各种必需营养素。且更符合人体生理状态，具有节省费用，使用安全，易监护的特点。胃肠内营养可刺激或促使消化道激素分泌，从而加速胃肠道功能的恢复。

1. 肠内营养的临床意义　营养物经肠道和门静脉吸收，能更好地被机体所利用。可以改善和维持肠道黏膜细胞的结构与功能的完整性，增加肠道的免疫功能，减少肠道细菌易位及肠源性感染的发生。肠内营养可单独应用，也可与经周围静脉或中心静脉的营养支持联合应用，以减少静脉营养的用量，降低并发症。

2. 营养制剂分类　胃肠内营养所含的各种营养素齐全，能基本满足患者的生理需要。根据蛋白质消化与否可分为：

（1）多聚体膳：一般是由牛奶、豆浆、鸡蛋和蔗糖配制而成的液体。可持续滴入或间断注入，其内还可加入食盐和水，每日总量可达 2000～3000ml。也可将天然食物捣碎后制成匀浆。

（2）要素膳：是以氨基酸混合物或蛋白质水解物为氮源，以不需消化或很易消化的糖类为能源，混以矿物质、维生素及少量提供必需脂肪酸的脂肪的完全膳食。亦有以脂肪提供热量 20%～30% 的高脂肪要素膳。

（3）特殊用途要素膳：如可将 Nutramigen、Pregestimil，用于对双糖不能耐受或胃肠道疾病的婴幼儿，尚有专为肝功能、肾功能衰竭与糖尿病等应用的特殊要素膳。

（4）协调膳：仅提供一种或几种微量营养物或常量营养物，为含营养成分不完全的营养膳，适用于能耐受某些营养物的患者。

3. 适应证

（1）不能或不愿经口摄食的患者：如口腔、咽喉或食管手术，肿瘤，炎症或损害时；大面积烧伤、创伤、脓毒症、癌症及化疗、放疗时；中枢神经系统紊乱、知觉丧失、脑血管意外以及咽反射丧失而不能吞咽时。

（2）胃肠道疾病：主要应用于短肠综合征、胃肠道瘘、溃疡性结肠炎、局限性回肠炎、胰腺功能不全、结肠手术前准备及术后处理、憩室炎、胆盐腹泻、吸收不良综合征及顽固性腹泻。

（3）其他：如术前或术后营养补充，肝、肾功能衰竭，先天性氨基酸代谢缺陷病。

4. 禁忌证　对伴有腹泻、消化道活动性出血及肠梗阻患者应禁用肠内营养。

5. 输入途径　胃肠内营养的输入途径主要靠管饲。置管的方法很多，最简单的是鼻 - 胃管。可用内径为 3mm 的硅胶管经鼻或在手术时插入胃、十二指肠或空肠上段，也可从瘘口向近侧或远侧插入。

6. 肠内营养的投给方式

（1）一次性投给：将配好的液体饮食用注射器缓慢注入胃内，每次约 200ml，每日 6 ~ 8 次。因易引起腹胀、腹痛、腹泻、恶心与呕吐，多数患者难以耐受此种方式，仅部分患者经过几天的适应可逐渐耐受。这种投给方式仅适用于鼻饲法注入匀浆饮食。对于肠插管造口患者不应采用一次性投给，因其可导致肠管扩张使患者感到明显不适。

（2）间歇重力滴注：将液体饮食经输液管及莫非滴管与 EN 喂养管相连缓慢滴注，每次 250 ~ 500ml，速率为每分钟 10ml，每日滴注 4 ~ 6 次。此投给方式适用于鼻饲法，输注要素饮食和混合奶。如患者胃肠道正常或病情不严重时，多数可以耐受。这种方式较为常用，其优点是有更多的活动时间，并类似正常膳食的间隔时间。

（3）连续输注：与间歇重力滴注装置相同，通过重力滴注或输注泵连续 12 ~ 24 小时输注。除输注匀浆饮食者，目前多主张用此种投给方式，特别是用于危重患者及空肠造口患者。如果胃内连续输注，注入的体积、浓度与速率必须从低值逐渐调节至患者能耐受的程度，速率和浓度不可同时增加。如系小肠内连续输注，饮食的浓度不宜过高，速率由 40 ~ 60ml/h 开始，以后增至 80ml/h，待 3 ~ 5 天后可达 100 ~ 125ml/h。再逐渐增加浓度，直至达到能耐受并满足营养素需要的浓度、速率及体积，通常需要 7 ~ 10 天。

7. 肠内营养的并发症

（1）与插管有关的并发症：长期经鼻插管可引起口、咽、鼻腔黏膜糜烂，压迫十二指肠或空肠导致穿孔，尤其多见于婴儿。因鼻饲管较细，意识不清患者易误入气管。经胃或肠插管可能引起导管周围瘘或感染，长期插管可引起原因不明的低热。

（2）误吸：这是较常见与较严重的并发症，多见于胃内营养，常由于胃潴留，经食管反流而误吸。胃内营养供给时，注入营养膳后数小时内宜头高位，当胃潴留液超过 150ml 时不宜胃内营养，十二指肠或空肠内营养可避免其发生。

（3）腹泻和便秘：

腹泻的原因及防治：①脂肪吸收不良，可采用供脂肪要素膳；②高渗溶液，肠腔内渗透负荷过重，改用等渗或稀释高渗溶液；③滴速太快，减慢速度或改用连续滴注；④乳糖不耐症，改用无乳糖膳；⑤抗生素治疗，服用乳酸菌制剂；⑥溶液被细菌或真菌污染，导致细菌性或真菌性肠炎，注意无菌配制及运送，悬挂时间不超过 8 小时；⑦低白蛋白血症，输入血浆或白蛋白。

便秘的原因为水分摄入不足及膳食纤维不足。应补充足够水分、补加膳食纤维每天 2～5g。

（4）肠道功能紊乱：包括肠痉挛、腹胀、恶心和呕吐。系由于输入速度太快，膳食浓度高、量大或气味不佳，溶液温度和胃排空延缓引起。应根据患者具体情况，减慢输入速度或降低浓度，加入调味剂等。

（5）水、电解质平衡失调：脱水、高钠、高氮、高磷和氮质血症的原因主要是水的供给不足，高钠高钾、高磷膳食而肾排泄功能不全引起。高渗营养液引起腹泻后会加重脱水、高血钠，严重者可发热、昏迷、甚至死亡。多数患者的高血钠症系缺水而非过多引起，防治方法为供给无溶质水，加强患者的监护，观察血电解质变化及尿素氮水平，严格记录患者出入量。肾功能不全者要改用低钾、低磷膳食。高血钾症时要行血透析。

（6）血糖紊乱包括高血糖症和低血糖症：高血糖症是因患者应激状态、用高糖膳及糖尿病所致。防治方法为监测尿糖与酮体，给予胰岛素，减慢灌注速度改用高脂肪膳，增加水分。

（二）胃肠外营养　完全胃肠外营养（total parenteral nutrition，TPN）指患者所需全部热量与氮量完全由胃肠外供给，胃肠道功能是否有效，是选择肠内或肠外营养的主要依据。

1. 适应证

（1）不能从胃肠道正常进食，如高位肠瘘、食管胃肠先天性畸形、短肠综合征，癌肿患者在手术前后、放疗和化疗期间胃肠反应过重时也可应用。

（2）严重烧伤和严重感染。

（3）消化道需要休息和消化不良，如溃疡性结肠炎、局限性回肠炎、长期腹泻等。

（4）特殊病情，如坏死性胰腺炎、急性肾功能衰竭、肝功能衰竭等。

2. 肠外营养制剂

（1）葡萄糖：葡萄糖是肠外营养的主要能源物质，具有利用率高、价格低廉、易得等优点，对于有糖尿病或糖耐量较差的患者，可以给予果糖或山梨醇。

葡萄糖输入的浓度为 $20\% \sim 25\%$，但在急性肾功能不全患者，可用 $40\% \sim 50\%$ 的浓度输入。葡萄糖的用量一般应从每日 $200 \sim 300g$ 开始，以后每天增加 $50 \sim 100g$，一般每日剂量为 $600g$，于 24 小时内恒速输入。当有创伤、手术后休克、感染时，葡萄糖的利用率减少；当有隐性尿糖、合并胰腺疾病时，葡萄糖的利用率也降低。因而开始输入葡萄糖剂量不易过高，应逐渐增加至需要剂量。高渗性葡萄糖的剂量速度调节不当，可发生高渗性利尿、非酮性高渗性昏迷、反应性低血糖。严重创伤、复杂手术后、严重感染、肝功能不全、老年人，易发生非酮性高渗性昏迷，应特别注意。

应用高渗性葡萄糖时，一般需用胰岛素，胰岛素的用量开始为 $6 \sim 8g$ 葡萄糖加一个单位胰岛素。其后因内源性胰岛素分泌增加，可逐渐减少胰岛素的用量，并注意不能突然中断葡萄糖的补给，以防止发生低血糖症。

（2）脂肪乳剂：脂肪乳剂除了提供热卡外，另一个问题是能预防必需脂肪酸缺乏症。亚油酸有 18 个碳原子和两个不饱和键的脂肪酸。这些脂肪酸只能从食物中得到，所以称为必需脂肪酸。亚油酸是细胞膜的重要成分。亚油酸可以延长到 20 个碳原子和 4 个双键，为花生四烯酸，即前列腺素的前驱。有人认为每周给500ml 脂肪乳剂一次，可以预防必需脂肪酸缺乏。这个剂量可以抑制异常脂肪酸生成。另一研究说明，长期 TP. 支持的患者每日用500ml 10% 脂肪乳剂时，仍不能使红细胞磷脂中的必需脂肪酸完全正常。所以，每日 500ml 脂肪乳剂可能是最低的需要量。脂肪乳剂安全无毒，但需注意使用方法。单独输注时速度要慢，先以 1ml/min 开始，500ml 的输注需用 5～6 小时。输注太快可致胸闷、心悸或发热等反应。脂肪乳剂可按其脂肪酸碳链长度分为长链甘油三酯（LCT）及中链甘油三酯（MCT）两种。LCT 内包含人体的必需脂肪酸（EFA）——亚油酸、亚麻酸及花生四烯酸，临床上应用很普遍。MCT 的主要脂肪酸是辛酸及癸酸。MCT 在体内代谢比LCT 快，代谢过程不依赖卡尼汀，且极少沉积在器官、组织内。但 MCT 内不含 %FA，且大量输入后可致毒性反应。临床上对于特殊患者（例如肝功能不良）常选用兼含 LCT 及 MCT 的脂肪乳剂（两者重量比为 1:1）。

（3）复方氨基酸溶液：是由人工合成的结晶左旋氨基酸配置的复方溶液。这种溶液纯度高、不含肽类、含氨低，可被充分用于蛋白质合成，不良反应少，是 TP. 的最佳供氮物质。复方氨基酸的配制模式按临床不同需要而定，可分为支持用的平衡氨基酸液及适用于创伤、肝衰竭、肾衰竭患者的特殊氨基酸液。平衡氨基酸液是按人乳、鸡蛋清内的氨基酸组成模式配制而成。在溶液中所含的氨基酸除含有必需氨基酸（占 40%～50%）外，还有非必需氨基酸（占 50%～60%）。较多地提供非必需氨基酸有利于机体合成蛋白质，谷氨酰胺还具有促进氮平衡的作用。

用于急性肾衰竭的营养液，其氨基酸系含有 8 种必需氨基酸和精氨酸、组氨酸组成的溶液；肝衰竭的氨基酸溶液含较高浓度支链氨基酸。支链氨基酸可与芳香族氨基酸竞争通过血－脑脊液屏障，具有治疗肝性脑病的作用。

（4）电解质：肠外营养时需补充的电解质主要是钾、钠、氯、钙、镁和磷6种。相应的溶液有10%氯化钾、10%氯化钠、10%葡萄糖酸钙、25%硫酸镁和13.6%磷酸二氢钾。

（5）维生素及微量元素：较长期使用TP.的患者，可能有维生素及微量元素缺乏。但其缺乏症的表现往往没有特异性，不易被察觉。临床上则以预防性使用为原则。用于TP.的维生素和微量元素均分别制成复合液，每支含量恰为正常人的日推荐量。维生素制剂含水溶性和脂溶性维生素共12种。常用的微量元素复合液有锌、铜、锰、铬4种元素。

（6）生长激素：基因重组的人生长激素具有明显的促合成代谢作用。对于特殊患者（高分解代谢状态、肠瘘等）同时应用生长激素能增强肠外营养的效果。但应严格掌握指征及疗程。

（7）全营养混合液：将脂肪乳剂、氨基酸、碳水化合物、电解质、微量元素及维生素混合于一个口袋中，称为全营养混合液（total nutrient admixture，TNA）。这种配置技术又称"AIO"（all in one），是"TIO"（three in one）的发展。这种T.A营养液既可经中心静脉又可经周围静脉输注，是目前医院内和家庭中进行TP.治疗的一种非常成功的方法。全营养混合液是在无菌环境下配制，使用过程中无须排气及更换输液瓶。全封闭的输注系统大大减少了污染的机会。全营养混合液的配制过程要符合规定的程序，由专人负责，以保证混合液中的脂肪乳剂的理化性质仍保持在正常状态。

在基本溶液中，根据病情及血生化检查，酌情添加各种电解质溶液。由于机体无水溶性维生素的贮备，因此肠外营养液中均应补充复方水溶性维生素注射液。短期禁食患者不会产生脂溶性维生素或微量元素缺乏，因此只需在禁食时间超过2～3周者才予以补充。溶液中可加胰岛素适量（胰岛素：葡萄糖＝1U：8～10g）。

3. 输入途径

（1）周围静脉：因周围静脉血流缓慢，如长时期或高浓度溶液输入易损伤静脉内膜，导致静脉炎，所以主要用于以中浓度（10%）葡萄糖组成 TP. 输入。但也不能长期输注，一般少于2周。

（2）中心静脉插管：常经锁骨下静脉和颈内静脉置管。因深静脉直径大、血液流速快，输入的液体能被快速稀释而不易损伤静脉内膜，故可输入以高浓度（25%～50%）葡萄糖作为主要能源的 TP.，可24小时连续滴注，并可较长期使用。

1）锁骨下静脉穿刺置管法：穿刺技术要求高，穿刺时并发症发生率较高，进入上腔静脉路径长，但穿刺成功后易固定，维持时间长，患者活动不受限制，护理比较方便。

准备：用物①深静脉穿刺套管一套（内有特制穿刺针、空针、导丝、扩张器、留置管）；②穿刺包一个（内有2～3块纱布、无菌巾一块、剪刀、持针器、针、线、镊子）；③1%利多卡因5ml；④肝素稀释液1瓶，1mg/ml 浓度；⑤无菌手套；⑥碘酒、乙醇、棉签或棉球、镊子。

穿刺步骤：①患者取去枕平卧位，头偏向对侧，肩背部垫一小枕，有利于两肩后展；②颈、胸、肩部，常规消毒皮肤；③打开无菌穿刺包，铺无菌巾，戴手套；④抽取1%利多卡因5ml做局部浸润麻醉；⑤取出深静脉穿刺套管，抽取肝素稀释液，注入留置管使其充盈；⑥选穿刺点：经锁骨上途径为胸锁乳突肌锁骨头外侧缘与锁骨形成的夹角平分线上1cm处，方向指向胸锁关节下缘。经锁骨下途径为锁骨中点下缘下方约1cm，再偏内侧1cm处，方向指向胸锁乳突肌胸骨头与锁骨形成的夹角平分线上1cm处；⑦针刺入约3～4cm后抽回血，见回血置入导丝，退出穿刺针，用扩张器再扩张皮肤及皮下组织后退出，最后置入中心静脉留置管，深为12～15cm，局部进行固定，外表覆盖纱布封闭或用一次性贴膜封闭。

穿刺中注意点：①做好患者心理护理，以取得患者的合作；

②物品准备齐全，避免穿刺过程中来回取物；③穿刺方法一定要准确，防止盲目乱穿出现并发症；④整个操作过程必须无菌，防止污染发生感染；⑤穿刺置管入上腔静脉后，必须关闭调节夹，防止空气进入形成气栓等。

2）颈内静脉穿刺插管法：令患者平卧位，头部稍偏向对侧，取头低脚高位（15°~20°）。术者站在患者头顶侧方。穿刺点消毒，局麻，穿刺点选择在胸锁骨头肌前缘大约颈外静脉横过处，此点相当于甲状软骨下缘平面。进针方向与患者身体纵轴平行。针体空间位置应与水平面成30°角，并使针尖朝向胸锁关节部位。进针时，术者用左手触摸颈动脉，在颈动脉外侧进针。注射器回血后进行插管，方法同前。

颈内静脉插管法与锁骨下静脉相比，有人认为本法并发症较少，但有效的固定和维护颈内静脉导管较困难。患者活动时容易损伤导管，感染的机会也可能较锁骨下静脉为大。

国外目前许多单位已采用穿刺射管法，即用一种特制的注射器，在穿刺后将硅胶导管射入静脉腔内。此法并发症较少。

3）治疗中护理：①保持导管输液通畅：要将插入深静脉的导管妥善固定，不得随意推进或拔出，严防打折、扭曲受压，防止脱出，不应由此管抽血、输血等，以免阻塞管腔。②防止感染：感染是深静脉插管的一种严重并发症。感染多因导管逆行感染或由输入液体不洁引起，故应严格无菌操作。加强预防措施为：a. 插管处皮肤用无菌纱布包扎固定，每日更换一次；b. 接头处用乙醇消毒，每日2次；c. 液体应现配现用；d. 严格无菌技术。③输液速度均匀：以糖为标准，每小时每千克体重输入不应超过0.5~1.2g。过快可引起高渗性非糖性昏迷，过慢则高营养的优越性不能发挥。故应根据每日的总液体量，计算每分钟的滴数，保持均匀稳定的滴速。④预防代谢性并发症发生：a. 观察患者的神志改变，有无水、钠潴留或脱水，有无低钾、低钙的表现，有无发热。准确记录24小时出入液量；b. 应力求均匀输入营养液，以防高血糖的发生；对需限制入水量者宜用输液泵，便于调节速度。当需要停止含高渗葡萄糖的营养液时，应缓慢减速或由外周静脉输入等渗葡萄糖营养液作为过渡，以防止发生延迟性低血糖；c. 测定氮平衡、血糖及电解质浓度，为 TP. 的配方提供依据。定期了解肝肾功能、作血气分析。⑤指导患者进行家庭胃肠外营养：随着 TP. 应用的日趋成熟，对于一些需长期胃肠外营养，病情允许的患者（如短肠综合征、肠道炎性疾病等），可以不必住院而在家庭内进行胃肠外营养。对这些患者应首先评估其自理能力，以便采取不同的护理系统满足其治疗性护理需要。帮助患者及家属理解 TP. 的程序，辅导和训练他们掌握最基本的无菌技术，自行完成营养液配制和导管护理等。

（李海峰）

第七章　输　血

　　输血（blood transfusion）及输注血制品可治疗许多急、慢性疾病，在外科领域的应用更是广泛。自 1900 年卡尔·兰德斯坦纳发现了 ABO 血型后，输血技术有了重大突破。随着 Rh 等血型的发现，血型测定的高质量抗血清的产生以及采血储血方法的改进，使得输血成为一种安全有效的治疗手段。但输血也可能带来一些不良反应甚至严重并发症，因此，如何减少术中出血，尽可能地减少同种输血，节约用血，使输血工作由粗放型转化为安全－节约型，是当今医学发展的要求。

第一节　输血的适应证、禁忌证、输血方法和注意事项

一、适应证和禁忌证

（一）适应证

1. 休克　对出血性休克和创伤性休克，应及时输血，以补充血容量。对感染性休克亦应适当输血。

2. 重度烧伤　大面积烧伤时，血浆大量外渗，应及时补充血浆或全血。

3. 严重感染　输血可以中和毒素，提高血浆蛋白，增强机体抗感染能力和促进组织再生能力。通常采用少量多次输鲜血。

4. 贫血及慢性消耗性疾病　应少量多次输入新鲜血液。贫血患者应输全血或红细胞混悬液；低蛋白血症患者可输血浆或白蛋白液，以增强患者的抗病能力。

5. 凝血机制异常　对患有出血性疾病的患者，应输新鲜血液，以补充各种凝血因子，提高凝血能力。

另外，手术患者常需输血。术前输血不但可以纠正贫血，还可提高患者对麻醉的耐受力；术中输血可以补偿手术时失血，预防休克发生；术后输血可补充血浆蛋白，促进伤口愈合。

（二）禁忌证　心力衰竭、急性肺水肿、恶性高血压及肾功能衰竭而有明显氮质血症者，都应禁忌输血。对心脏功能不全、脑溢血、严重颅脑损伤所致的颅内压增高患者，应慎重考虑，必要时可少量、缓慢输入新鲜血液。

二、血型种类及分型依据

血型种类：无论输全血或血液成分，都存在"血型"问题，血型是人体的一种遗传性状，狭义来说是指红细胞抗原的差异，广义来说包括白细胞、血小板、血浆等血液各成分的抗原的不同。迄今至少有 17 个以上的血型系统和 400 个以上的抗原，但与临床上极为相关的主要是 ABO 及 Rh 两个系统。

（一）ABO 系统　在人血液的红细胞内可含两种凝集原，分别称为凝集原 A 和凝集原 B，根据红细胞内所含凝集原的不同，可将人的血液分为四型。红细胞上有 A 抗原，而血清中有抗 B 抗体者为 A 型；红细胞上有 B 抗原，而血清中有抗 A 抗体者为 B 型；红细胞上有 A 和 B 抗原，而血清中无相应抗体者为 AB 型；红细胞上无 A 和 B 抗原，而血清中有抗 A 及抗 B 抗体者为 O 型。A 抗原与抗 A 抗体或 B 抗原相遇能发生红细胞凝集反应，因此血型抗原也称凝集原，血型抗体也称凝集素。如将抗 A 抗体（即 B 型血清）和抗 B 抗体（即 A 型血清）作为标准血清来检验某人红细胞上的抗原，就能确定他所属的血型。

（二）Rh 系统　1940 年 Landsteiner 和 Wiener 用恒河猴（Macaque rhesus）的红细胞免疫豚鼠和家兔，所得免疫血清能够凝集 85% 的白种人红细胞，其余 15% 为阴性，呈阳性者就称为 Rh 阳性，阴性者为 Rh 阴性。在人类分别有 C、c、D、d、E、e 6 种抗原，抗 Rh 血清有抗 C、抗 c、抗 E、抗 e、抗 D 5 种，抗 d 抗体至今还未发现。在实际应用中，凡红细胞含有 D 抗原者为 Rh 阳性；含有其他（C、c、E、e）抗原但不含 D 抗原者为 Rh 阴性。我国经普查发现汉族人中 Rh 阳性者为 99% 以上，故 Rh 血型曾不被列入常规检查。随着门户开放，对 Rh 血型的检查亦渐被重视。

三、血型鉴定和交叉配血试验

血型鉴定是采用已知的抗 A、抗 B 血清来检查红细胞的抗原，来确定人的血型。也可采用正常人的 A 型和 B 型红细胞，作为指示红细胞，检查血清中的抗体来确定血型。同时采用这两种方法检查，可起到核对作用，并防止用弱抗原核定血型。

为了确保输血的安全，输血前除了作血型鉴定外，还必须作交叉配血试验。交叉配血试验则要求无论供血者红细胞与受血者血清还是供血者血清与受血者红细胞作配合试验时，均不发生凝集反应，才认为两者血液呈"相容性"，可行输血治疗。故交叉配血试验亦可称"相容性检查"。从理论上讲，O 型血可输给其他各型而不发生凝集，因此紧急而不得已情况下可以应用，但患者一旦输入 O 型后，不宜接着再输其他型血。同样 AB 型患者接受 A 型血后，短时间也不宜再输 B 型或 O 型血。所以，临床上仍以输同型血为原则。

四、安全输血

在临床工作中，为避免输血的副作用和并发症，防止增加患者的痛苦甚至危害生命，要注意以下几点：

（一）输血前试验　必须进行 ABO 血型鉴定。将供血者的血与受血者的血进行交叉配合试验。输血前，应仔细核对血型及交叉配合试验报告，一定要核对无误方可输入。

（二）输血前检查　输血前必须观察血液本身质量。发现血液颜色暗紫，血浆与红细胞分界不清呈红色、有气泡、血浆层呈暗灰色、褐色、有絮状物，已有较大血凝块者均不能输用。

（三）其他

1. 输血时血液必须过滤以消除库血贮存过程中血小板及白细胞形成的聚集体，防止这些聚集体沉积在肺、脑、肾等重要脏器造成微栓，引起脏器损害。严格无菌操作，严密观察输血反应，一旦发现不良反应，要及时查明原因，迅速处理。

2. 输血后血袋要保留 2 小时，以便必要时查用。

五、血液的储存

血液采集后要加抗凝保存液，常用的有下列几种：

（一）ACD 液　含枸橼酸、枸橼酸钠和葡萄糖。在 4℃ 下，全血只能储存 21 天，在输注 24 小时后，70% 红细胞存活。

（二）CPD 液　含枸橼酸钠、磷酸盐和葡萄糖。在 1～6℃ 下可储存 28 天。

（三）CPD + 腺苷（adenine）时称（CPD－A）保存液　全血可储存 35 天以上。

（四）ADSOL 液　含腺嘌呤、葡萄糖、甘露醇及钠盐。全血可储存 49 天。

（五）肝素　用于体外循环，可避免钙离子的降低。肝素不是红细胞的保存液，因为不含葡萄糖，必须在 48 小时内输注。

（六）冰冻血　是将红细胞和甘油混合储存于 －79℃ 下，可保留数年之久。红细胞内的 2，3－二磷酸甘油酯保持在正常值内。

六、输血途径

（一）静脉输血　是最常用的输血途径，一般选择在四肢远端静脉施行输血。严重休克或估计可能有大出血患者，可经大隐静脉切开行下腔静脉插管或经锁骨下静脉插管至上腔静脉，供快速输血和中心静脉压监测。近年来，深静脉穿刺技术已普遍推广，穿刺材料亦不断改进，静脉套管亦可用于周围静脉穿刺，保证静脉通路，为休克、大出血患者的救治提供了有利条件。

（二）动脉输血　血液经动脉逆行加压注入，能首先改善心、脑血液供应，并通过主动脉的反射作用，升高血压。五六十年代应用较多。通过临床不断实践，认为只要输血及时、足量补充血容量，动脉输血和静脉输血同样有效；反之，则无效。目前此法少用。

（三）脐带输血　输血是经过脐血管进行的，适用于新生儿的血液输注。

（四）宫腔输血 产前失血的原因包括自发性胎母或胎盘的出血、羊膜穿刺时的创伤等。宫腔输血可以改善胎儿贫血等状况。

七、输血方法

（一）直接输血法 用于无血库而患者急需输血时，对婴幼儿小量输血也适用。

1. 用物 注射盘内盛3.8%枸橼酸钠等渗盐水，无菌50ml注射器及粗针头。其他同静脉注射。

2. 操作方法

（1）操作前认真核对并洗手。

（2）将备好的注射器内加入一定量抗凝剂（50ml血加入3.8%枸橼酸钠5ml），从供血者静脉抽血立即行静脉穿刺输给患者。操作时需3人：一人抽血，一人传递，一人输血。如此连续进行，在更换注射器时不需拔出针头，仅用手指按压静脉远端，以减少出血。

（3）输血结束，拔出针头，以纱布覆盖针眼。

（二）间接输血法 用于失血、失液引起的血容量减少或休克；用来治疗严重的感染、出血性疾病和严重贫血等。

1. 密闭式输血

（1）用物：与静脉输液法同，另备等渗盐水、输血器（或一次性输血器）、贮血袋（瓶）。

（2）操作方法：①备齐用物携至患者处，认真核对；②按静脉输液法，输入少量等渗盐水；③再次核对无误后接上贮血袋，调节滴速，先慢后快；④输血过程中密切观察，有不良反应及时处理；⑤待血液输完时，继续滴入等渗盐水，拔针，按压片刻；⑥清理用物。

2. 开放式输血

（1）用物：同静脉输液法，另备等渗盐水、贮血瓶、无菌玻璃漏斗包。

（2）操作方法：①备齐用物携至患者处，认真核对。按静脉输液法，输入少量等渗盐水；②仔细核对，然后松动贮血瓶瓶塞。

③取出无菌漏斗，以等渗盐水少许冲湿漏斗中纱布，将漏斗置于输血瓶上，打开贮血瓶盖，将血液沿瓶壁流入输血瓶中，以免撞击破坏血细胞；④取出漏斗，盖好输血瓶盖，调节滴速；⑤输血过程中密切观察，有不良反应及时处理；⑥待血液输完时继续滴入等渗盐水，拔针，按压片刻；⑦清理用物。

八、注意事项

1. 认真做好输血前的查对工作，详细核定受血者和供血者的姓名、血型、交叉配型试验及受血者的住院号、床号等，完全符合无误方能使用。检查血瓶有无破损，瓶口应封盖严密，标签应完整清晰。

2. 输血前应检查血浆是否透明，若见混浊、变色或有絮状物、气泡者不能使用。检查合格者输注前应轻晃血瓶，使血浆与血细胞充分混匀。

3. 血液不可在室温下长时间放置，以免溶血或污染。用开放法采集之血液，应在 3~4 小时内输完。库存血超过 3 周者，不应再使用。

4. 输血过程应严格执行无菌技术操作。

5. 除生理盐水外，不可向血瓶中添加任何药物，以防溶血或产生配伍禁忌。

6. 输血过程中密切观察有无输血反应，如有则应及时处理，并要保留剩余血液以备查核。

7. 输血完毕后，血瓶要保留 2 小时，以备查核。

（丁媛媛）

第二节　输血的并发症及其防治

输血一般是安全的，但有时可能出现各种反应和并发症，发生率达 12%。严重者可危及患者生命，必须采取必要预防措施。现将临床所见输血反应及并发症介绍如下：

一、发热反应

（一）原因　输入致热原（蛋白质、死菌及细胞产物），患者多次受血后，血浆中产生抗白细胞抗体和抗血小板抗体，再次输血时与所输入的白细胞和血小板发生凝集反应。或是输入含有细胞毒素和凝集素抗原的血液。

（二）临床表现　发热反应多发生在输血后 1～2 小时内，也有在输血过程中发生。有时因输血速度过快，在输血后 15min 即可发生，先有寒战，继而发抖，随后体温迅速上升到 38～41℃，伴有头痛、出汗、恶心、呕吐、持续 1～2 小时后逐渐缓解。个别严重的可能会有精神、神经症状。

（三）防治　彻底清洗、消毒输血用具，输血过程中严格无菌操作，去除致热原。输血前肌注异丙嗪 25mg 可预防发热反应的发生，一旦发生，应减慢或停止输血，肌注异丙嗪 25mg，或哌替啶 50mg；针刺内关、足三里、安眠、曲池等穴；体温过高时应用解热镇痛剂。

二、过敏反应

过敏反应发生率为 1% 左右。

（一）原因　输入的血中含有某种抗原而受血者体内有相应的 IgE，致敏肥大细胞和嗜碱性粒细胞脱颗粒，而导致的一系列反应即发生了过敏反应。

（二）临床表现　过敏反应大多发生在输血后期或即将结束时，一般为局限性或广泛性的皮肤瘙痒或荨麻疹。常在数小时后消退。重度可发生平滑肌痉挛，表现为过敏性哮喘、喉头痉挛、喉头水肿，严重者可发生过敏性休克。

（三）治疗　当患者仅表现为局限性皮肤瘙痒或荨麻疹时，不必停止输血，可口服抗组胺药物如苯海拉明 25mg 或氯雷他定（克敏能）10mg，并严密观察病情发展。反应严重者应立即停止输血，皮下注射肾上腺素（1∶1000，0.5～1ml）和（或）静脉滴注糖皮质激素（氢化可的松 100mg 加入 500ml 葡萄糖盐水）。合并呼吸困难者应做气管插管或切开，以防窒息。

（四）预防　①对有过敏史患者，在输血前半小时同时口服抗过敏药（如苯海拉明、氯雷他定）和静脉输糖皮质激素；②对 IgA

水平低下或检出 IgA 抗体的患者应输不含 IgA 的血液、血浆或血液制品。如必须输红细胞时，应输洗涤红细胞（其中不含免疫球蛋白）；③有过敏史者不宜献血；④献血员在采血前 4 小时应禁食（以免某些食物成分引起输血者发生过敏反应）。

三、溶血反应

主要因输注异型血而引起。血型是按照红细胞表面是否存在某种特殊的抗原来划分的。目前已发现人类红细胞上抗原有 400 多种，据此将血型划分为二十几种。其中以 ABO 血型系统和 Rh 血型系最为重要。ABO 血型不合输血引起的溶血反应最严重，其次为 Rh 血型不合。

（一）溶血反应的分类　根据破坏的红细胞不同，溶血反应可分成两类：

1. 输入红细胞的溶血反应　①即刻反应：输血后即刻（输入 10~15ml）出现严重的溶血反应，以 ABO 血型不相容最为常见；②延迟性反应：输入不相容血后 1~2 周，才发现溶血反应。常发生在过去曾输过血或妊娠后体内已形成抗体的患者，特别是 Rh 阴性患者接受过 Rh 阳性血后，或 Rh 阴性母亲怀有 Rh 阳性胎儿后，体内产生 Rh 抗体，再次输注 Rh 阳性血时，引起记忆反应，造成红细胞破坏。

2. 受血者红细胞的溶血反应　输入的血液中含有抗受血者红细胞表面抗原的抗体，输血后引起受血者红细胞的破坏，如 O 型血输给 A、B 或 AB 型患者。由于输入抗体被患者血浆稀释，每个红细胞只被少量抗体包围，所以红细胞破坏少，出现的输血反应较轻。

（二）溶血反应发生机制　不相容血型的血输入后，抗体与红细胞表面抗原结合，继而激活补体系统，引起红细胞膜破坏，血红蛋白释放，并引起一系列变化：①红细胞破坏后，血红蛋白大量释放，出现溶血性黄疸；②激活内源性凝血系统、血小板和白细胞，触发弥散性血管内凝血（DIC）；③大量血红蛋白在肾小管内沉积堵塞，加之休克、脱水、DIC 等引起肾血流量减少，肾小球滤过率降低。抗原抗体反应激活某些血管活性物质，引起肾皮质微循环血管收缩，血液淤滞形成纤维蛋白栓塞，导致急性肾功能衰竭；④大量红细胞破坏而出现贫血。

（三）临床表现　症状轻重取决于溶血程度。一般输入 10～15ml 异型血液即可产生症状，严重时可短期内引起死亡。典型症状是在输入少量血液后，突然感到头痛、头胀、心前区紧迫感，腰背部剧痛，很快出现寒战、高热、恶心、呕吐、呼吸急促，患者焦虑不安，继之大汗淋漓、面色苍白、皮肤潮冷，转入休克。严重者很快昏迷死亡。如休克得到有效救治，则患者可出现黄疸、血红蛋白尿以及急性肾功能衰竭的表现。

溶血性反应诊断并无困难，溶血后组胺样物质释放，腰背部剧痛和心前区紧迫感是早期症状，要特别警惕。全麻下有不能解释的手术区渗血及低血压，应首先想到溶血性反应的可能，可立即抽血观察血浆颜色。输血后很快出现血红蛋白尿，亦为溶血性输血反应的重要依据。当怀疑有溶血反应时，应立即停止输血，核对血型并重新做交叉配型试验。

（四）治疗

1. 一般处理　发现或可疑有溶血反应，应立即停止输血，更换全部输血器，即使是残余少量不合血也应避免输入，并严密观察体温、血压、脉搏、尿色、尿量和出血倾向。

2. 维持血容量，防止休克的发生和发展

（1）立即皮下或肌内注射肾上腺素 0.5～1mg，必要时可将肾上腺素 0.1～0.5mg 加入生理盐水 10ml 中静脉注射。或肌注或静注地塞米松 5mg。

（2）血容量不足时可首先补充血容量，一般可输血浆、右旋糖酐或 5% 白蛋白液来补充血容量，以维持血压。

（3）低血压时，如无血容量不足，可酌情使用升压药，一般选用多巴胺 20～60mg 加于 5% 葡萄糖液 500ml 中静滴。禁用能使肾动脉强烈收缩的升压药如去甲肾上腺素和血管紧张素等。

（4）当溶血原因已查明时，可输同型新鲜血液，以补充凝血因子及纠正溶血性贫血。

3. 保护肾功能　由于抗原抗体反应，血循环中过量的游离血红蛋白、低血压、尿 pH 降低等原因，引起肾皮质微循环血管收缩，血流淤滞，形成纤维蛋白栓塞等，可致肾小管缺血、坏死，进而引起急性肾功能衰竭。因此，保护肾功能是抢救重点之一。

（1）应用渗透性强效利尿剂：在补充血容量，血压稳定的情况下，一般先用 20% 甘露醇 250ml 快速滴注，15～30 分钟内滴完，如 2 小时后尿量不足 100ml，可再注射一次。若尿量每小时少于 10～15ml，且其原因与血容量不足有关，则应先纠正血容量，再给 20% 甘露醇 250ml，于 30 分钟内输完。甘露醇可每 4～6 小时注射一次，若 24 小时内仍无尿或少尿，则不应再用，以防水中毒。还可应用利尿合剂（普鲁卡因 1g、氨茶碱 0.25g、维生素 C_3、25% 葡萄糖液 500ml）、呋塞米、依他尼酸钠等利尿药物。

（2）碱化尿液：以 5% 碳酸氢钠 200～250ml/次，静脉点滴，24 小时可达 1000ml，甚至尿液碱化（pH8～9），以防血红蛋白在肾小管内沉积及防治代谢性酸中毒。但应注意勿过量，以免引起中毒和肺水肿。

（3）输血、补液、维持血容量。

（4）硬膜外浸润麻醉亦具有增加肾血流量之作用。

4. 肾上腺皮质激素的应用　不可作为常规治疗药物，只有在休克期，可大量应用数日，一般不超过 3 天。

5. 防止 DIC　如前所述，红细胞大量破坏，磷脂类物质及抗原抗体复合物能始动凝血，引起 DIC，使血液凝固性增高，且可促进肾功能衰竭。因此，临床上应注意观察有否 DIC 之各种症状体征，并做有关实验室检查，避免 DIC 病理过程进一步发展。若患者创面及皮肤广泛出血，又有 DIC 消耗性低凝血期的实验室证据，则在应用肝素、低分子右旋糖酐、双嘧达莫静脉滴注的同时，输入血浆或全血，以补充凝血因子。若有继发性纤溶的实验室证据，则加用抑制纤溶药物（详见弥散性血管内凝血治疗项）。

6. 肾功能衰竭的治疗

（1）应准备记录出入液体量，严格限制水的摄入，纠正水、电解质紊乱。

（2）休克期度过后，后期如有尿闭、氮质血症或高血钾等肾功能不全症状出现，治疗重点在于促进肾功能恢复。①少尿期限制水分摄入，每日补液量控制在 800ml 左右；②注意纠正水、电解质和酸碱平衡的紊乱等。

四、细菌污染反应

临床较少发生细菌污染反应。

（一）原因　误输细菌污染的血液。

（二）临床表现

1. 高热前有剧烈寒战，体温可达 40℃ 以上。

2. 明显腹胀及恶心呕吐。

3. 血常规检查中性粒细胞急剧增加，血液培养阳性。

4. 严重者可发生革兰氏阴性杆菌败血症，甚至出现感染性休克。

（三）防治

1. 加强无菌观念，严格无菌操作。

2. 库血取出后不宜在室温下保存，天热时输血在 4 小时内输完为宜。

3. 处理按感染性休克，一般选用针对革兰氏阴性细菌的两种抗生素。

五、疾病传播

血源传播性疾病是一类与输注血液密切相关的急、慢性传染病。主要包括经由输血引起的乙肝、丙肝、庚肝等病毒性肝炎以及艾滋病、梅毒、疟疾、巨细胞病毒感染、成人 T 细胞白血病、弓形虫病等疾病。其中艾滋病、乙型肝炎和丙型肝炎尤为人们所关注。血液中潜伏的病原体通过血液及血液制品的输注，直接感染受血者，从而严重影响其健康，后果甚至是灾难性的。

（一）肝炎　输血后肝炎是输血的严重并发症之一。1985 年以前，其发生率高达 3%～19%。此后，由于加强了对丙型肝炎病毒的筛选和检查，使其发生率降低。该肝炎 90% 以上为丙型肝炎，少部分为乙型肝炎，0.5% 死于暴发型肝炎。近年来，人们又关注输血与δ型肝炎的关系。δ型肝炎病毒是一种半活性的 R.A 病毒，它必须依赖于乙肝 D.A 病毒才能存活，它可使轻微的慢性乙型肝炎变成严重的慢性活动性肝炎和肝硬化。

（二）获得性免疫缺陷综合征（acquired immunodeficiency syndrome，AIDS）　AIDS 是免疫抑制病毒（HIV）引起的全身性细胞免疫功能抑制，表现为各种感染、Kaposi 肉瘤和进行性衰竭直至死亡。输全血、血浆和血制品均可传播此病。目前，已通过对献血者进行抗 HIV 抗体的检测，来降低输血传播 AIDS 的发生率。另外，感染 HIV 后需数周到数月以后才能检测出抗体，所以，一些 HIV 感染的高危人群应尽量避免献血。

（三）人 T 细胞白血病病毒 I 型　与 T 细胞淋巴瘤 - 白血病的发病有关。本病在我国福建东部沿海流行。已经证实此病可经输血传播，其潜伏期可长达 10 年以上。

（四）输血后梅毒　梅毒是由梅毒螺旋体引起的一种慢性传染病，本病传染性强。其传染源是梅毒患者，传播途径主要是性接触传染和血源性传染。梅毒螺旋体属螺旋体属、苍白种。该病原体不耐干燥，体外环境下不易生存。肥皂水和 75% 乙醇等一般消毒剂可迅速将其杀灭。血液在 4℃ 保存 3 天以上及抗生素的广泛应用都有利于防止输血后梅毒的发生。输血后梅毒的临床表现、诊断和治疗与经由其他途径传染的梅毒相同。进行梅毒的检测，如梅毒螺旋体血凝法（TPHA）、不加热血清反应素试验（USR）和快速血浆反应素试验（PRP），提供检测阴性的血液以及血液至少在 4℃ 保存 3 日才可发出等，是预防输血后梅毒的有效方法。

（五）输血后疟疾　患过疟疾的人，体内和血中可能仍带有疟原虫，此种献血员的血液输入患者体内可能传染疟疾，一般于输血后一周至 1 个月内发病，短者一天即可发病，长者则可达 2 个月，绝大多数为间日疟，少数为恶性疟，最少为三日疟。输血后疟疾的临床表现、诊断和治疗与由蚊传染者相同。输血后出现疟疾的临床表现但未查见疟原虫时，可行诊断性治疗。在疟疾流行区输血，可在输血后口服氯喹连续 7 天，或立即肌内注射氯喹来防治。

（六）巨细胞病毒感染　巨细胞病毒（CMV）是一种疱疹病毒，在人群中的病毒携带率为 6%～12%。巨细胞病毒感染是一种自限性传染性单核细胞增多症，其主要症状为不适、发热、咽炎、肝脾大以及短期淋巴细胞异常。输血的患者感染巨细胞病毒多数无症状，但对新生儿、器官移植者、免疫缺陷者、老年体弱者，将导致严重的全身巨细胞病毒感染，如巨细胞病毒肝炎、脑炎、肺炎、肾炎、关节炎等。

（七）弓形虫病　本病是一种人畜共患的传染病。弓形虫可通过皮肤、黏膜或胃肠道使人感染，也可通过胎盘、输血、器官移植和骨髓移植传播。免疫力正常的人感染弓形虫后不出现临床症状，但当免疫力下降时，弓形虫在宿主体内随着全身各系统循环进行播散。

六、大量输血后的并发症

一次或一天内输入血量大于 1500ml 以上的大量快速输血，可能出现以下并发症：

（一）心脏负荷过重

1. 原因　大量快速输血使循环系统负荷过重，特别是对心脏功能差、年老体弱和贫血患者输血过快或过多，均可加重心脏负担，引起心力衰竭。

2. 临床表现　中心静脉压上升，颈静脉怒张，呼吸次数增加，患者呼吸困难，血压下降。

3. 防治

（1）严密观察患者有无颈静脉怒张，肺部有无啰音，有无心动过速。有条件时，可做中心静脉压测定，以判断血容量多少。

（2）已发生心力衰竭者，立即停止输血，患者取半卧位，吸氧，有条件时可使用高压氧装置，以减少肺泡内液体渗出。

（3）掌握出入量，留置导尿观测尿量。

（4）毛花甙 0.4mg 静脉注射，以增强心肌收缩力。

（5）呋塞米 20mg 或依他尼酸 25mg 静脉注射，以加速利尿和消除肺水肿。

（6）阿托品注射使肺小血管扩张，减轻右心负担。如心动过速，应慎用。

（7）四肢轮流上止血带，以减少回心血量。

（8）请内科会诊，以妥善积极防治肺水肿和心力衰竭。

（二）出血倾向　凝血机制是一个极其复杂的过程，包括血小板减少、血浆内各种凝血因子缺乏、毛细血管功能障碍、枸橼酸和游离钙结合致血钙降低、大量输血引起纤溶酶的激活、低温等。当输入大量库存血时，可因贮存血中血小板数减少、凝血因子减少、毛细血管功能障碍、血钙降低、纤溶酶被激活等引起出血倾向。防治：大量输血时应输入新鲜血液，以便补充足够的血小板和凝血因子，密切观察，尽早发现出血倾向的症状，并对因治疗。

（三）枸橼酸中毒、低血钙、高血钾等　人体对枸橼酸的耐受力很大。枸橼酸大部分能迅速被肝脏和肌肉代谢，少量分至细胞外液，尚有 20% 自尿中排泄。对肝脏功能不全的患者，输注大量含有抗凝剂的血液后，由于肝脏无法及时将抗凝剂破坏，不能合成足够的凝血酶原，可致体内枸橼酸积聚，低血钙，手足抽搐及心律失常；因血浆钾离子浓度随库存日期而增加，输血后可发生高血钾；对于广泛创伤、体外循环、换血疗法的患者宜输入新鲜血液。

（四）酸碱失衡　新鲜血液加入了枸橼酸 - 枸橼酸盐 - 葡萄糖保养液后 pH 值降至 7.0～7.2，丢失碱为 20～25mmol/L。血液保存过程中，pH 值会进一步下降。因此，大量输血者，常有休克及代谢性酸中毒。如果肝功能良好，酸中毒可迅速纠正；如果肝功能不好，则可加重反应症状。此外大量枸橼酸代谢后产生的碳酸钠又可引起代谢性碱中毒。

（五）低体温与血液加热　1 单位保存血（200ml）从 4℃升温到 37℃需 27kJ 热量，相当于 3L 氧消耗。手术中大创面或体腔表面水分蒸发将散发热量，可使体温下降 3～4℃。低体温可增加血红蛋白对氧的亲和力。缺氧条件将妨碍枸橼酸盐和乳酸盐的代谢和刺激红细胞释放钾。严重休克时，若快速输注大量冷血，每分钟输注100ml或更多，可以引起心搏骤停。即使在一般情况下也会引起静脉痉挛，使输血困难或使患者畏寒和不舒服。

（李娜）

第三节 自体输血

自体输血是指采集自体血液，或在术中收集体腔内未被污染的血液，在需要时可输还本人。它的主要优点是不需检测血型和交叉配型试验，杜绝了抗体抗原免疫反应所致的溶血、发热和过敏反应，没有传染疾病的危险。对癌肿患者主张自体输血及血液稀释。

（一）回收式自体输血　回收式自体输血是将收集到的创伤后体腔内积血或手术过程中的失血，经抗凝、过滤后再回输给患者。它主要适用于外伤性脾破裂、异位妊娠破裂等造成的腹腔内出血、大血管、心内直视手术及门静脉高压症等手术时的失血回输和术后6小时内的引流血液回输等。早先常采用简单的是纱布过滤后就回输的非洗净回收式，而现在一般采用洗净回收式，即利用血液回收机收集失血，经自动处理后除血浆和有害物质，可得到Hct达50%～65%的浓缩红细胞，然后再回输。

（二）预存式自体输血　指在术前一定时间内采集患者自身的血液进行保存，在手术期间输用。

1. 只要患者身体一般情况良好，Hb>110g/L，Hct>33%，行择期手术，患者自愿合作，都适合自体贮血，特别是对稀有血型和异体蛋白过敏者最适用、安全。目前认为肿瘤或肝炎病史的患者也可进行预存式自体输血。

2. 通常要在手术前1～14天采血。

3. 每次采血不超过500ml（或自体血容量的10%），2次采血间隔不小于5天。

4. 在采血前、后可给患者铁剂、维生素C、维生素B_{12}及叶酸治疗。

5. 对血红蛋白 Hb < 100g/L 及有细菌感染的患者不能采集自体血。

6. 对冠心病、严重主动脉狭窄患者慎用。

7. 注意防止采血后的贫血或误输别人的血。

（三）稀释式自体输血　麻醉前自身取血，同时从另一静脉补充血浆增量剂以置换采集的血量。此时血液虽被稀释，但仍维持原来的血容量。取血量不超过总血容量的 20% ~ 30%，取血速度约 200ml/5min。取出后可室温下保存 4 小时，在术中或术后需要时可按后采的血先输的原则回输。缺点是采血量有限，可产生急性贫血，对贫血患者，Hct 过低者禁用。严重心脏、脑血管病患者，在搭桥手术中虽有应用成功的报道，但因其稀释凝血因子、血小板及白细胞，故有凝血功能障碍者亦为禁忌。血液稀释限度与术中贫血限度要求相同。

（刘秦辰）

第四节　血液成分制品的临床应用

血液的成分非常复杂，随着现代输血学的发展和科技的进步，可采取物理方法把血液分离精制成高纯度和高浓度的制品，如红细胞、白细胞、血小板、血浆以及冷沉淀等各种血液成分制剂。临床医师可根据病情，本着缺什么补什么的原则来选择某种血液成分进行输用，以取得最佳的疗效，这就是成分输血。从广义上讲，成分输血还应包括用化学方法所制备的各种血浆蛋白制品，如白蛋白注射液、特异免疫球蛋白、凝血酶原复合物等。有选择地输给患者。成分输血具有四大优点：①制品纯度高，针对性强，疗效好；②输用安全，副反应少；③可一血多用，多血一用，达到节约用血，合理用血，科学用血的目的；④价格合理。临床调查表明，80%需要输血的患者，并不需要输全血，而仅仅需要血液中某些成分。如一律输全血，那种不需要的成分，不仅浪费，而且会使受血者产生免疫，发生免疫反应。另一方面，血液的贮存过程中，各种成分都在发生变化，特别是一些不稳定成分，很快失去作用，如血小板在 4℃ 中保存 8 小时其寿命就减少，超过 24 小时则损伤更明显，而起不到止血作用。分离出的血小板制剂置于 22℃，振摇保存 72 小时仍有较好的疗效。

（一）血浆　是全血经过离心沉淀后获得的液体成分。分为普通血浆、冰冻血浆、冰冻干燥血浆等。主要用以维持血容量及提高胶体渗透压。广泛地用于治疗烧伤、创伤及抢救休克，肝、肾等疾病引起的低蛋白血症、凝血因子不全、补体缺乏等。一般情况下，血浆不应单做扩容剂输用，扩容可用其他胶体液或晶体液。也不宜做营养补充剂用，为补营养，给白蛋白、氨基酸、脂肪乳则更为合理。

（二）红细胞输注　主要用于纠正贫血，因此适用于各类贫血患者。红细胞输注时输入血浆量很少，因此减轻了循环负荷，也减少了抗凝剂的输入量以及血浆中含有的各种电解质的输入。由于减少了白细胞及血小板的输入，因此减少了输血免疫反应的发生率。供血者与受血者的血型，首选 ABO 血型相同。

输入方法同输全血。其注意事项：①先做血型鉴定及交叉配合试验；②压实的红细胞以等渗生理盐水稀释，以免浓缩的红细胞黏滞度太大不易输入；③输入过程中禁止过度挤压胶管，以免红细胞破坏而发生溶血；④输入库存的红细胞以 2 周以内者为好，3 周以上的库存红细胞约有 30% 被破坏。

（三）白细胞　实际上是颗粒细胞，其在体外仅能存活数小时，故必须在分离后立即应用。

输注粒细胞悬液适用于各种原因所致的粒细胞缺乏症患者，特别是伴有感染而经抗生素治疗无效者，如再生障碍性贫血、急性白血病、急性粒细胞缺乏症、化疗、放疗后的粒细胞缺乏及骨髓移植病例等。晚近粒细胞输注已少用，而应用 G-CSF 或 GM-CSF 治疗。

（四）血小板输入　从采集 4 小时内的全血中分离制成。适用于某些血小板缺乏性疾病，如再生障碍性贫血、血小板减少性紫癜、原发性血小板减少等。由于血小板极易破坏，在分离及使用时都受到一定限制。其注意事项：虽血小板可以直接静脉推注，但速度宜慢，压力宜低。静脉输入时胶管易短，以硅胶管为好，需用带有过滤网的输血器，必要时可加入地塞米松 2~3mg。

（五）血浆蛋白成分　包括人血清蛋白、免疫球蛋白及浓缩凝血因子。

1. 白蛋白制剂　有 5%、20% 和 25% 3 种浓度。常用者为 20% 的浓缩白蛋白液，可在室温下保存，体积小，便于携带与运输。当稀释成 5% 溶液应用时不但能提高血浆蛋白水平，且可用来补充血容量，效果与血浆相当；如直接应用时尚有脱水作用，适用于治疗营养不良性水肿，肝硬化或其他原因所致的低蛋白血症。

2. 免疫球蛋白　包括正常人免疫球蛋白（肌内注射用）、静脉注射免疫球蛋白和针对各种疾病的免疫球蛋白（抗乙肝、抗破伤风、抗牛痘及抗 Rho 免疫球蛋白等）。肌注免疫球蛋白多用于预防病毒性肝炎等传染病，静脉注射丙种球蛋白用于治疗低球蛋白血症引起的重症感染。

3. 浓缩凝血因子　包括抗血友病因子（AHF），凝血酶原复合物（IX因子复合物），浓缩VIII、XI因子及XIII因子复合物，抗凝血酶III（anti-thrombin III，AT-III）和纤维蛋白原制剂等。用于治疗血友病及各种凝血因子缺乏症。其中XIII因子复合物有利于促进伤口愈合。

（刘秦辰）

第八章 休 克

第一节 概 述

一、病因与分类

休克的种类很多，分类也不统一，最常用的分类方法是按病因分类。按病因休克可分为失血性、烧伤性、创伤性、感染性、过敏性、心源性、神经源性和内分泌性休克。前3种休克均伴有血容量降低，可统称为低血容量性休克。

（一）低血容量性休克 常因大量出血或丢失大量体液而发生如外伤或内脏大量出血，急剧呕吐、腹泻等，都会使毛细血管极度收缩、扩张或出现缺血和淤血。

（二）感染性休克 由病毒、细菌感染引起，如休克性肺炎、中毒性痢疾、脓毒症、暴发性流脑等。

（三）心源性休克 因心脏排血量急剧减少所致如急性心肌梗死，严重的心律失常、急性心力衰竭及急性心肌炎等。

（四）过敏性休克 因人体对某种药物或物质过敏引起，如青霉素、抗毒血清等。可造成猝死。

（五）神经性休克 因强烈精神刺激、剧烈疼痛、脊髓麻醉意外等而发病。

（六）创伤性休克 常由骨折、严重的撕裂伤、挤压伤、烧伤等引起。

上述分类较为简明，但由于休克病因不同，可同时具有两种以上血流动力学变化，如严重创伤的失血和剧烈疼痛引起的休克，可同时具有血流分布异常及低血容量，并随病情发展而发生变化，故休克的分型只是相对的，是可变的。

尽管发生休克的病因各不相同，但组织有效灌流量减少是不同类型休克的共同特点。保证组织有效灌流的条件是：①正常的心泵功能；②足够数量及质量的体液容量；③正常的血管舒缩功能；④血液流变状态正常；⑤微血管状态正常。

二、发病机制与病理生理改变

（一）发病机制　根据血流动力学和微循环变化的规律，休克的过程分为 3 期：

1. 微循环缺血期（缺血性缺氧期、微循环痉挛期、休克早期）

引起微循环缺血的关键性变化是交感神经——肾上腺髓质系统强烈兴奋。交感神经兴奋、儿茶酚胺释放增加对心血管系统总的效应是使外周总阻力增高和心输出量增加。但是不同器官血管的反应却有很大差别。皮肤、腹腔内脏和肾的血管，由于具有丰富的交感缩血管纤维支配，而且受体又占有优势，因此这些部位的小动脉、小静脉、微动脉和毛细血管前括约肌都发生收缩，其中毛细血管前阻力明显升高，微循环灌流量急剧减少，毛细血管的平均血压明显降低，只有少量血液经直捷通路和少数真毛细血管流入微静脉、小静脉，组织因而发生严重的缺血性缺氧。脑血管的交感缩血管纤维分布最少，α 受体密度也低，口径可无明显变化。冠状动脉虽然也有交感神经支配，也有 α 和 β 受体，但交感神经兴奋和儿茶酚胺增多却可通过心脏活动加强，代谢水平提高以致扩血管代谢产物特别是腺苷的增多而使冠状动脉扩张。由此可见，此期脑、心等重要器官的血液供应仍可保证。

交感兴奋和血容量的减少还可激活肾素－血管紧张素－醛固酮系统，而血管紧张素 Ⅱ 有较强的缩血管作用，包括对冠状动脉的收缩作用。

此外，增多的儿茶酚胺还能刺激血小板产生更多的血栓素 A_2（thromboxaneA_2，TXA_2），而 TXA_2 也有强烈的缩血管作用。

2. 微循环淤血期（淤血性缺氧期、微循环扩张期、休克期）

在休克的循环缺血期，如未能及早进行抢救，改善微循环，则因组织持续而严重的缺氧，使局部舒血管物质（如组胺、激肽、乳酸、腺苷等）增多，后微动脉和毛细血管前括约肌舒张，微循环容量扩大、淤血，发展为休克微循环淤血期。由于大量血液淤积在微循环内，回心血量减少，使心输出量进一步降低，加重休克的发展。

3. 微循环衰竭期　若病情继续发展，便进入不可逆性休克。淤滞在微循环内的黏稠血液在酸性环境中处于高凝状态，红细胞和血小板容易发生聚集并在血管内形成微血栓，甚至引起弥散性血管内凝血。此时，由于组织缺少血液灌注，细胞处于严重缺氧和缺乏能量的状况，细胞内的溶酶体膜破裂，溶酶体内多种酸性水解酶溢出，引起细胞自溶并损害周围其他的细胞。最终引起大片组织、整个器官乃至多个器官功能受损。

（二）病理生理的改变

1. 微循环的改变　当循环血量锐减时，血管内压力发生变化，主动脉弓和颈动脉窦压力感受器所感知，通过反射延髓心跳中枢。血管舒缩中枢和交感神经兴奋，作用于心脏、小血管、肾上腺，使心跳加快，提高心排出量。肾上腺髓质和交感神经节纤维释放大量儿茶酚胺，毛细血管的血流减少，使管内压力降低，血管外液体进入管内，血量得到部分补偿，当循环血量继续减少时，长时间的、广泛的微动脉收缩和动静脉短路及直接通道开放，使进入毛细血管的血量继续减少，乏氧代谢产生的乳酸、丙酮酸增多，直接损害调节血液通过毛细血管的前括约肌。微动脉及毛细血管前括约肌舒张，引起大量血液滞留在毛细血管网内，同时组织缺氧后，全部毛细血管同时开放，毛细血管容积大增，血液停滞在内，使回心血量大减，心排出量降低，血压下降，在毛细血管内形成微细血栓，出现弥散性血管内凝血，消耗了各种凝血因子，且激活了纤维蛋白溶解系统。结果出现严重的出血倾向。

2. 体液代谢改变　儿茶酚胺能促进胰高糖素的生成，抑制胰岛素的产生和其外周作用，加速肌肉和肝内糖原分解，以及刺激垂体分泌促肾上腺皮质激素，故休克时血糖升高。丙酮酸和乳酸增多，引起酸中毒，蛋白质分解代谢增加，以致血尿素、肌酐和尿酸增加，肾上腺分泌醛固酮增加，可使脑垂体后叶增加抗利尿激素的分泌，使血浆量增加，由于细胞缺氧，三磷酸腺苷减少，细胞被消化，产生自溶现象，造成组织坏死。特殊的代谢产物，如组胺、5－羟色胺、肾素－血管紧张素、醛固酮、缓激肽、前列腺素、溶酶体酶产生增加。

3. 内脏器官的继发性损害　在严重休克时，可出现多种器官损害，心、肺、肾的功能衰竭是造成休克死亡的三大原因。

（1）脑：休克时缺氧和酸中毒能使脑微循环狭窄或阻塞，动脉血灌流减少。在微循环凝血期，脑循环内可以有血栓形成和出血。大脑皮质对缺氧极为敏感，当缺氧逐渐加重，将由兴奋转为抑制（表情淡漠），甚至发生惊厥和昏迷。皮质下中枢因严重缺氧也可发生抑制，呼吸中枢和心血管运动中枢兴奋性降低。

（2）心：休克的早期可出现心的代偿性增强，此后心脏的活动即逐渐被抑制，甚至可出现心力衰竭。

（3）肾：肾功能的改变在休克早期发生的是功能性的急性肾衰竭，因为它还不伴有肾小管的坏死。其主要临床表现为少尿（<400ml/d）或无尿（<100ml/d）。

（4）肺：在休克早期，由于呼吸中枢兴奋，呼吸加深加快，通气过度，从而导致低碳酸血症和呼吸性碱中毒；继之，由于交感－儿茶酚胺系统兴奋和其他血管活性物质的作用，可使肺血管阻力升高；如果肺低灌流状态持续较久，则可引起肺淤血、水肿、出血、局限性肺不张、微循环血栓形成和栓塞以及肺泡内透明膜形成等重要病理改变，此即所谓休克肺（shock lung）的病理学基础。休克肺是休克死亡的重要原因之一。

（5）肝：休克时常有肝功能障碍，肝功能障碍又可加重休克。休克时低血压和有效循环血量减少可导致肝细胞缺血、缺氧，肝血窦及中央静脉内微血栓形成，肝小叶中央部分肝细胞坏死。肝脏灌流障碍使网状内皮细胞受损，肝脏的解毒及代谢能力减弱，易发生内毒素血症，加重代谢紊乱及酸中毒。

（6）胃肠道：休克早期就有胃肠功能的改变。开始时是因微小管痉挛而发生缺血，继而可转变为淤血，肠壁因而发生水肿甚至坏死。此外，胃肠的缺血缺氧，还可使消化液分泌抑制，胃肠运动减弱。有时可由于胃肠肽和黏蛋白对胃肠黏膜的保护作用减弱，而使胃肠黏膜糜烂或形成应激性溃疡。

（7）对内分泌的影响：休克早期 ACTH、促甲状腺素、升压素分泌增加，晚期可发生肾上腺皮质功能不全。

（8）对血液系统的影响：休克后期，微循环的功能障碍加重，同时可释放白三烯、蛋白溶酶、血小板激活因子等，使 DIC 形成。

（周英娜）

第二节 病情判断

一、资料收集

（一）病史 注意病史的收集，如有喉头水肿、哮鸣音以及用药或虫咬史，则应高度怀疑过敏性休克；有晕厥史且血红蛋白进行性下降应考虑失血性休克；有明确呕吐，腹泻史，失液量大或有急腹症合并休克者应考虑低血容量性休克；有颈静脉怒张、心音低、肝大者应考虑心源性休克；有颈椎损伤、四肢瘫痪，应考虑神经源性休克。

注意询问休克症状的发生时间、程度及经过，是否进行抗休克治疗，如静脉输液，液体成分是什么？是否应用升压药物，药物名称、剂量、治疗后反应等。注意询问伴随症状、出现时间及程度等。

（二）临床表现

1. 神志 是脑组织血液灌注和全身循环情况的反映。休克早期，脑组织的血液灌注量并没有明显减少，缺氧还不十分严重，神经系统处于兴奋状态，患者表现为烦躁不安、焦虑或激动。当休克进一步加重时，神经系统反应性降低，患者表现为表情淡漠、反应迟钝、意识障碍甚至昏迷。

2. 脉搏 休克时脉搏变弱、变快，常超过 120 次/分，其变化多出现在血压下降之前，故常作为判断休克的体征之一。休克晚期心功能障碍时，脉搏可变为慢而细。除观察脉率外，脉搏是否有力也很重要，有时血压较低，但脉搏可触及，说明微循环灌注尚可或休克好转。脉搏不整齐，通常表示有心肌损害。

3. 血压 是休克最重要、最基本的监测手段，包括无创和有创方法。但它并不是反映休克程度最敏感的指标，应兼顾其他指标综合、连续地分析判断。通常认为收缩压 < 90mmHg、脉压 < 20mmHg 是休克存在的表现，血压回升、脉压增大则是休克好转的征象。

4. 尿量 是反映肾功能血液灌注的指标。尿少通常是早期休克和休克复苏不完全的表现。尿量少于 17ml/h 应警惕发生急性肾功能衰竭的可能。当尿量维持在 30ml/h 以上时，一般说明休克已纠正。

5. 呼吸 无呼吸道梗阻时，休克患者呼吸浅而促。代谢性酸中毒时，呼吸深而快，严重时呼吸深而慢，发生休克肺和心衰，呼吸困难加重。

6. 体温 大多偏低，< 37℃ 或体温不升，有畏寒。但感染性休克者体温可高达 39℃ 以上。

7. 皮肤和肢端温度 休克患者的皮肤和黏膜苍白、潮湿，四肢冰冷，毛细血管充盈时间延长，但在早期休克仅有面色苍白和手足发凉。如果温度降低，范围扩大，延及肘、膝部以上，表示休克加重。当患者皮肤由苍白转为发绀，提示进入严重休克。出现皮下淤斑，注射部位渗血、输液针头易于堵塞，则提示有弥散性血管内凝血（disseminated intravascular coagulation，DIC）的可能。

8. 颈静脉和外周静脉 休克时，静脉萎陷，血容量补充后可重新充盈。如颈静脉怒张，则提示输液过度或心功能不全。有条件可置中心静脉导管监测中心静脉压。必要时放置肺动脉漂浮导管。

（三）实验室及其他检查

1. 血象　白细胞增高，感染性休克有核左移，白细胞内有中毒颗粒，核变性等；失血性休克时红细胞及红细胞压积显著降低，脱水者则增高。

2. 尿常规　有酸中毒时尿呈酸性。比重高为失水，比重低而固定多为肾功能衰竭等。

3. 血液生化　血气分析可有低氧血症及酸中毒表现；肾功能减退时有血尿素氮、肌酐升高；DIC 时凝血酶原时间延长，纤维蛋白原定量减少，以及纤维蛋白原降解产物升高等。

4. 微生物学检查　疑有细菌感染时，应在使用抗生素前行血培养、痰培养等，并做药敏试验。

5. 心电图检查　对各种心脏、心包疾病及电解质紊乱和心律失常的诊断，皆有价值。

6. 放射线检查　对诊断心、肺、胸腔、心包、纵隔、急腹症等疾病有帮助。

7. 中心静脉压（center vein pressure，CVP）　代表右心房或胸腔段静脉内的压力，其变化可反映血容量和右心功能。中心静脉测压管可经过大隐静脉、颈外静脉、颈内静脉等途径穿刺或切开置管。正常值为 0.49~1.18kPa（5~12cmH$_2$O）。低于 0.49kPa（5cmH$_2$O）表示血容量不足，高于 1.47kPa（15cmH$_2$O）表示有心功能不全。动态观察中心静脉压的改变，同时结合血压变化对指导休克的补液有一定的意义。

8. 肺毛细血管楔压（pulmonary capillary wedge pressure，PC-WP）　代表左室充盈压，其变化可反映左心功能及其前负荷。可用 Swan – Ganz 漂浮导管测量。正常值为 1.06~1.59kPa（8~12mmHg）。低于 1.06kPa（8mmHg），伴心输出量降低，周围循环障碍，提示血容量不足；增高提示肺循环阻力增加，大于 4.0kPa（30mmHg）提示左心功能严重不全，有肺水肿发生的极大可能。

9. 心输出量（cardiac output，CO）　反映心脏泵功能的一项综合指标，受心率、前后负荷、心肌协调性和收缩力等因素的影响。可通过 Swan – Ganz 漂浮导管应用热稀释法测量。正常值为 4~6L/min。心输出量降低往往是循环血量不足或心功能抑制的可靠指标，但在感染性休克时，心输出量往往增高。

10. 心脏指数（cardiac index，CI） 反映休克时周围血管阻力的改变及心脏功能情况，可通过心输出量/体表面积计算而得。正常值为 3~3.5L/（min·m²）。休克时，若周围血管阻力降低，心脏指数代偿性增高；若周围血管阻力增高，心脏指数代偿性下降。

11. 休克指数（shock index，SI） 该指数可提示血容量丧失程度，故对低血容量性休克有一定参考价值。可通过脉率/收缩压计算而得。正常值为 0.5 左右。若指数 ≈1，提示血容量丧失约 20%~30%；若指数 >1，提示血容量丧失约 30%~50%。

二、病情判断

（一）休克分期的判断

1. **休克早期** ①口渴，面色苍白，皮肤厥冷，口唇或四肢末梢轻度发绀；②神志清楚，伴有轻度兴奋、烦躁；③血压正常，脉压差较小，脉快、弱；④呼吸深而快；⑤尿量较少；⑥眼底动脉痉挛。

2. **休克中期** ①全身皮肤淡红、湿润，四肢温暖；②烦躁不安，神志恍惚；③体温正常或升高；④脉细弱，血压一般在 60mmHg 以上；⑤偶尔出现呼吸衰竭；⑥尿量减少；⑦眼底动脉扩张；⑧甲皱微循环不良。

3. **休克晚期** ①全身皮肤、黏膜发绀，出现紫斑，四肢厥冷，冷汗淋漓；②神志不清（昏迷）；③体温不升；④脉细弱，血压低或测不到，心音呈单音；⑤呼吸衰竭；⑥无尿；⑦全身有出血倾向；⑧眼底视网膜出血或水肿。

（二）休克程度的判断 在确定患者是否处于休克状态的同时，还必须鉴别休克的严重程度。临床常将休克分为轻、中和重三度。

（三）病因鉴别 如有喉头水肿、哮鸣音以及用药或虫咬史，应高度怀疑过敏性休克；有晕厥史且血红蛋白进行性下降应考虑失血性休克；有明确呕吐、腹泻史，失液量大或有急腹症合并休克者应考虑低血容量性休克；有颈静脉怒张、心音低、肝大者应考虑心源性休克；有颈椎损伤、四肢瘫痪，应考虑神经源性休克。

（周英娜）

第三节　急救护理

一、急救

（一）一般紧急措施　取平卧位，不用枕头，腿部抬高 30°；心力衰竭患者可采用半卧位；注意保暖和安静。建立静脉通道，周围静脉萎陷而穿刺有困难时，可考虑作周围大静脉穿刺插管。有条件尽快行血流动力学监测指导治疗。

（二）供氧　一般大多数休克患者一开始即应给氧，但必须采用高流量法给氧，临床有效的高流量法包括未插管患者的 Venturi 面罩与插管患者的呼吸器。随休克的进展患者常需机械通气支持增加氧供。休克患者处理中机械通气的适应证如下：①无呼吸或通气衰竭（急性呼吸性酸中毒）；②用高流量法不能充分氧合；③装有机械夹板的连枷型胸壁；④作为其他干预的辅助治疗。精神状态的改变也是气管插管的指征，重要的晚期体征（发绀、严重呼吸急促/过缓、呼吸时需要辅助呼吸、精神反应迟钝）常表明此时需要通气支持治疗。

（三）疼痛控制　休克患者常有疼痛，因而可能惊恐或不安。通常审慎地给予可逆性麻醉剂，如吗啡（2～4mg 静脉注射）极易控制严重的疼痛。但要注意由此所带来的血流动力学影响。

（四）补充血容量　任何原因引起的休克，血容量总是相对不足，要尽快恢复循环血量。发生休克时间不长，特别是低血容量性休克，通过及时补充血容量，可较快得到纠正，不需再用其他药物。不仅要补充已丧失的血容量（全血、血浆和水电解质丧失量）还要补充扩大的毛细血管床所需的液体，故补充的血液和液体量有时很大。休克时间愈长，症状愈严重，需要补充血容量的液体也愈多。确定补液量、速度和液体的成分必须根据临床表现、中心静脉压和实验室有关检查结果，补液不足不能纠正休克、补液过多过快可引起心力衰竭和肺水肿。

（五）血管活性药物的应用　在扩容治疗后，血压仍不回升至要求指标，组织灌注仍无改善，则应使用血管活性药物。血管活性药物主要包括血管收缩药、血管扩张药和强心药物。

休克发展到一定程度常伴有不同程度的心肌损害，应用强心药可增强心肌收缩力，减慢心率。常用毛花甙 C（西地兰）等。在用药过程中，注意观察心律变化及药物的副作用。

（六）积极处理原发病　应根据不同病因，在迅速扩容的同时，尽早处理原发病。如感染性休克的患者，原发感染灶的存在是引起休克的重要原因，应尽早处理原发感染灶。如内脏出血、消化道穿孔、肠袢坏死伴低血容量性休克时，需在快速补充有效循环血量后，抓紧时机实施手术去除原发病变，才能从根本上控制休克。

（七）纠正酸中毒　组织器官的低灌流状态是酸中毒的基本原因。由于应激反应所释放的儿茶酚胺促进了酸中毒的发展，故治疗酸中毒的最根本方法，在于改善微循环的灌注状态。同时保持健全的肾功能，至于缓冲液的输入，只能起治标作用。酸碱平衡由呼吸和代谢两种成分构成，充分了解与正确解释动脉血气和 pH，是评估和治疗酸碱失衡的有效方法。体内重碳酸盐缺乏量的计算是：全身碳酸氢钠缺少量 = BD（mol/L）×患者体重（kg）/4。

不宜将计算所得的碳酸氢钠的总量一次完全用来纠正碱缺乏，因这样可引起透过细胞膜的离子迅速转移，有导致心律失常和（或）惊厥的危险。应第一次快速输入计算结果的 1/2，然后再次根据血气分析的结果，计算此时所需输入量，仍以计算所得的 1/2 量输入。

（八）糖皮质激素的应用　临床上常用的糖皮质激素静脉制剂，有氢化可的松、地塞米松和甲泼尼松龙；具有抗炎、抗毒、抗过敏和抗休克作用，糖皮质激素能增强心肌收缩力，保护肺、肾功能，改善微循环，并可增加细胞内溶酶体的稳定性以及减低细胞膜的通透性，减少毒素进入细胞。

（九）改善心功能　根据心电监护情况选择用药，注意补液速度及有无心血管疾病史。窦性心动过速可用普奈洛尔或毛花苷C，室性心动过速可用利多卡因或普鲁卡因胺，房颤可用毛花苷C或胺碘酮，室颤可用利多卡因或电除颤法。近年来用维拉帕米或硫氮䓬酮，可改善冠脉血流，降低外周血管阻力和延长房室传导。对左室衰竭者要用多巴酚丁胺，以改善心输出。血压低而CVP增高达1.5kPa或PAWP2.4kPa，提示心功能不全或输液相对过多，此时应用呋塞米或依他尼酸，以降低心的前负荷，同时联合用毛花苷C、多巴胺，呋塞米等促使排尿增多后，要注意血钾水平。

（十）DIC的防治　脓毒性休克易发生血管内凝血，应及早发现和治疗。如血小板减少，虽无临床特殊表现和其他化验异常，即应警觉凝血系统改变，及早恢复有效循环血量，输入小分子右旋糖酐，以改善微循环，如血小板低于$50 \times 10^9/L$，出现某些意识和呼吸方面的症状，但未发生纤维蛋白原溶解加速和出血现象，应考虑使用肝素，如果肝素使用后发生出血，可以鱼精蛋白拮抗。除了肝素，可用抗凝血酶Ⅲ0.2～0.7U/kg，以提高血中抗凝血酶的活性，如发生出血症状，则应用6－氨基己酸或氨甲苯酸等，并适当输入新鲜血液和纤维蛋白原。此时并有肺、脑、胃肠等器官的衰竭，需进行相应的治疗。

（十一）预防肾衰　急性肾功能衰竭的基本原因是缺血和肾毒物质作用。为此，在扩容的基础上，可选用β_2受体阻断药，如小剂量多巴胺、普奈洛尔、普鲁卡因以增加肾灌流，用呋塞米或依他尼酸增加尿量，用碳酸氢钠使尿液碱化，以利毒物排出。

（十二）急性呼吸窘迫综合征预防　治疗中应注意以下几点：

1. 输液不可过量，无论电解质液和白蛋白都不应过多输入。

2. 输血（尤其是库血）超过4000～5000ml，最好用40μm滤器，以减少微栓输入。

3. 老年人或原有心功能不全的患者，扩容过程中要控制输液速度。

4. 患者呼吸频率达每分钟 25 次以上，并有呼吸窘迫感时，及时地加吸氧气和施行间歇性强制通气。

（十三）抗生素的应用 休克为危重表现，机体抵抗力降低，适当采用抗生素对防治局部和全身感染均有益，当肾功能不全而出现尿少时，应减少剂量，以防蓄积中毒，并应选用对肝、肾、造血、胃肠道和神经系统等无损害的抗生素。应用广谱抗生素需警惕霉菌二重感染。

二、护理要点

（一）一般护理

1. 专人护理 应设专人护理，保持病室安静，详细记录病情变化、出入量及用药等。

2. 调节体温 休克患者应给予保暖，避免受寒，以免加重休克，当患者体温过低时，应增加室温，增加被服。室温保持在20℃左右为宜，温度太高会增加组织的代谢率，从而增加氧气的消耗量。维持适当的舒适，减少不必要的活动，让患者充分休息。若需补充血容量而快速输入低温保存的大量库存血，易使患者体温降低，故输血前应注意将库存血复温后再输入。感染性休克高热时，应予物理降温，如用冰帽或冰袋等，必要时采用药物降温。

3. 预防意外损伤 对于烦躁或神志不清的患者，应加床旁护栏以防坠床；必要时，四肢以约束带固定于床旁。

4. 对需手术的患者，应在抗休克的同时，做好必要的术前准备，如青霉素、普鲁卡因、TAT 试验、备皮、配血，协助有关辅助诊断，一切护理操作均要快而准确。

（二）病情观察与护理

1. 一般情况的观察 注意观察患者的神志变化，早期休克患者处于兴奋状态，烦躁而不合作，应耐心护理，并注意患者的安全，必要时加以约束。当缺氧加深，从兴奋转化为抑制，出现表情淡漠，感觉迟钝时，应警惕病情恶化。如经过治疗，患者从烦躁转为安静，由昏迷转为清醒，往往是休克好转的标志。

2. 观察体温　休克时体温大多偏低，但感染性休克可有高热。应每小时测量 1 次，对高热者应给予物理降温，一般降至 38℃ 以下即可，不要太低。注意药物降温不宜采用，以防出汗过多，加重休克。体温低于正常应予保温，但不要在患者体表加温（如热水袋），因体表加温将使皮肤血管扩张，破坏了机体的调节作用，减少生命器官的血液供应，对于抗休克不利。

3. 观察血压与脉搏　根据病情每 15～30 分钟测 1 次脉搏，注意脉搏的频率、节律与强度。脉搏过快提示血中儿茶酚胺增多；脉搏快而细，血压低，表示心脏代偿失调，趋向衰竭。相反，脉搏由快变慢，脉压由小变大，说明周围循环阻力降低，表示休克好转。

血压应每 15～30 分钟测量 1 次，加以记录。休克最早表现之一为脉压缩小，如收缩压降至 12kPa，或脉压降至 4kPa 时，应引起注意。

4. 观察尿量的变化　尿量能正确反映组织灌流情况，是观察休克的重要指标。危重及昏迷患者需要留置尿管（注意经常保持通畅，预防泌尿系逆行感染），记录每小时尿量。成人尿量要求每小时 30ml（小儿每小时 20ml），如能达 50ml 则更好；倘尿量不足 30ml 时，应加快输液；如过多，应减慢输液速度。倘输液后尿量持续过少，且中心静脉压高于正常，血压亦正常，则必须警惕发生急性肾功能衰竭。

5. 观察周围循环情况　观察面颊、耳垂、口唇、甲床、皮肤，如患者皮肤由苍白转为发绀，表示从休克早期进入中期。从发绀又发展到出现皮下淤点、淤斑，则提示有弥散性血管内凝血可能；反之，如发绀程度减轻并转为红润、肢体皮肤干燥温暖，说明微循环好转。如四肢厥冷表示休克加重，应保温。

6. 血流动力学的监测　可帮助判断病情和采取正确的治疗措施。

（1）中心静脉压（CVP）：可作为调整血容量及心功能的标

志，这对于指导输液的质和量以及速度，指导强心剂、利尿剂及以血管扩张剂的使用有重要意义。CVP 正常值为 0.49 ~ 1.18kPa（5 ~ 12cmH$_2$O），CVP 降低常表明血容量不足，CVP 增高常见于各种原因所致的右心功能不全或血容量过多。由于 CVP 只能反映胸腔上下腔静脉和右心房的情况，而不能反映左心功能状态。对左心的监测现在采用肺动脉楔压（PAWP）测定，适用于心源性休克以及各型休克并左心衰者，指导输液、强心药及利尿剂的使用。方法是用一种特制导管，自右肘静脉插入，通过上腔静脉达右心，再到肺动脉，"楔入"肺动脉的分支，可以监测左心功能状态。正常值为 1.07 ~ 1.60kPa。由于设备条件的限制，目前还只限于大城市医院中使用。

（2）肺动脉楔压：中心静脉压不能直接反映肺静脉、右心房、左心室的压力，因此可测定肺动脉压和肺动脉楔压，以了解肺静脉和左心房的压力，以及反映肺循环阻力情况，根据测定压力的结果，可以更好地指导血容量的补充，防止补液过多，引起肺水肿。导管留在肺动脉内的时间，一般不宜超过 48 ~ 72 小时，在抢救严重的休克患者时才采用此法，肺动脉楔压的正常值为 0.8 ~ 2.0kPa，增高表示肺循环阻力增加。肺水肿时，肺动脉楔压超过 4kPa。

（3）心排出量和心脏指数：休克时，心排出量一般降低，但在感染性休克时，心排出量可比正常值高，必要时，需测定，可指导治疗。心脏指数的正常值为 3.2L/（min·m^2），总外周血管阻力正常值为 1000 ~ 1300 达因·s/cm^5。

（4）动脉血气分析：动脉血氧分压（PaO$_2$）正常值为 10 ~ 13.3kPa，动脉血、二氧化碳分压（PaCO$_2$）正常值为 5.33kPa，动脉血酸碱值正常为 7.35 ~ 7.45。休克时 PaCO$_2$ 一般都较低或在正常范围。如超过 6.09kPa 或 6.65kPa 而通气良好，往往是严重肺功能不全征兆。

（5）动脉血乳酸盐测定：正常值为 12mg%。休克时间愈长，血液灌流障碍愈严重，动脉血乳酸盐浓度也愈高，乳酸浓度持续升高，表示病情严重。

7. 其他　根据休克类型及病情还需进行心电监测、电解质、肝肾功能以及有关 DIC 的各项检查，有些项目需动态观察才能及时了解病情，以指导治疗。

（三）用药护理

1. 浓度和速度　使用血管活性药物时应从低浓度、慢速度开始，并用心电监护仪每 5 ~ 10 分钟测 1 次血压，血压平稳后每 15 ~ 30 分钟测 1 次。

2. 监测　根据血压测定值调整药物浓度和滴速，以防血压骤升或骤降引起不良后果。

3. 严防药液外渗　若发现注射部位红肿、疼痛，应立即更换滴注部位，并用 0.25% 普鲁卡因封闭穿刺处，以免发生皮下组织坏死。

4. 药物的停止使用　血压平稳后，应逐渐降低药物浓度、减慢速度后撤除，以防突然停药引起不良反应。

5. 其他　对于有心功能不全的患者，遵医嘱给予毛花苷 C（西地兰）等增强心肌功能的药物，用药过程中，注意观察患者心率变化及药物的副作用。

（四）心理护理

1. 对患者作心理上的安抚　休克患者往往意识是清醒的，因此可能接受护士给予的良好心理影响。护士要选择适当的语言来安慰患者，耐心解释有关病情变化，以稳定患者情绪，减轻患者痛苦。护士在实施抢救中，说话要细声而谨慎，举止要轻巧而文雅，工作要稳重而有秩序，以影响患者心理，使其镇定并增强信心。

2. 亲切关怀患者　护士要关怀患者，询问患者有何不适，有何要求，耐心解答提问，及时解决患者的合理要求，使患者心情舒畅，更好地配合治疗与护理。

3. 做好患者亲友或陪伴人员的安慰工作　劝导患者亲友或陪伴人员不要在患者面前表现出情绪波动而干扰患者心绪的宁静，并指导他们一些简单的生活护理技术，以配合医护人员做好工作。

（周英娜）

第九章　呼吸功能的监护与相关疾病

第一节　呼吸功能的监护

呼吸和循环支持着一个人的生命,因此呼吸功能的支持和治疗是 ICU 的主要工作,有的 ICU 甚至配备专门的呼吸道治疗物理师。在 ICU 内接受呼吸支持治疗的有两类患者:一类是初期复苏成功的患者;另一类是危重患者,由于原发或继发的肺部损害而表现出呼吸功能不全。对于这两类患者,只有努力改善肺的通气和氧合能力,才能使病情好转。因此,ICU 的呼吸护理以临床观察、呼吸功能监测、保持呼吸道通畅,及机械呼吸的护理为重点。其中,根据病情观察、血气分析结果及呼吸功能监测指标,来调节呼吸机参数,保持呼吸道通畅,保证 PaO_2 和 $PaCO_2$ 在正常范围,是 ICU 呼吸监测的重点工作内容。

一、一般监护

注意患者呼吸困难和发绀程度,咳嗽、咳痰及痰量和痰液性质、呼吸的气味、咯血和胸痛的情况等。要观察患者的呼吸运动,呼吸的频率、节律,球结膜有无充血和水肿,肺部叩诊音和呼吸音的变化,肺部啰音增多或减少,有无三凹征和水肿等。

二、呼吸功能测定

呼吸功能的监测项目很多。从测定呼吸生理功能的性质分为肺容量、通气功能、换气功能、呼吸动力功能、小气道功能监测、血气分析及特殊检测项目等。不同监测指标对于诊断与治疗的意义各有侧重,实际工作中不可能同时对所有项目进行监测,临床上应根据情况灵活运用。常用呼吸功能监测参数见表 9 – 1。

表 9 – 1　常用呼吸功能监测参数

参　　数	正常值	机械通气指征
潮气量（V_T、mL/kg）	5 ~ 7	–
呼吸频率（RR，BPM）	12 ~ 20	> 35
无效腔量/潮气量（V_D/V_T）	0.25 ~ 0.40	> 0.60
二氧化碳分压（$PaCO_2$，mmHg）	35 ~ 45	> 55
氧分压（PaO_2，mmHg）	80 ~ 100	< 70（吸 O_2）
血氧饱和度（SaO_2，%）	96 ~ 100	–
肺内分流量（Q_s/Q_r，%）	3 ~ 5	> 20
肺活量（VC，ml/kg）	65 ~ 75	< 15
最大吸气力（MIF，cmH₂O）	75 ~ 100	< 25

注：1mmHg = 0.133kPa，1cmH₂O = 0.098kPa

三、脉搏氧饱和度（SpO_2）监测

SpO_2 监测是利用脉搏氧饱和度仪（pulse oximetry，POM）测得的患者的血氧饱和程度，从而间接判断患者的氧供情况。被称为第五生命体征监测。且能够无创持续经皮监测血氧饱和度，临床上 SpO_2 与 SaO_2 有显著的相关性，相关系数为 0.90 ~ 0.98，故被广泛应用于多种复合伤及麻醉过程中监测。

（一）监测方法　利用氧合血红蛋白和还原血红蛋白吸收光谱的不同而设计的脉搏血氧饱和度仪测定。脉搏血氧饱和度仪随着动脉搏动吸收光量，故当低温（ < 35℃）、低血压（ < 6.67kPa 或 50mmHg）或应用血管收缩药使脉搏搏动减弱时，可影响 SpO_2 的正确性。另外当搏动性血液中存在与氧合血红蛋白及还原血红蛋白可吸收光一致的物质和亚甲蓝、MetHb、COHb 时也影响其结果的正确性。此外，不同测定部位、外部光源干扰等也影响其结果。因此临床应用时应注意干扰因素的影响。

（二）意义　脉搏血氧饱和度监测能及时发现低氧血症，指导机械通气模式和吸入氧浓度的调整。正常 SpO_2 > 94%，< 90% 常提示有低氧血症。

四、呼气末二氧化碳监测（expiratory CO_2 monitoring，$P_{ET}CO_2$）

比脉搏血氧饱和度仪早问世几十年，目前临床使用的一系列的二氧化碳监测仪主要根据红外线原理、质谱原理、拉曼散射原理和图-声分光原理而设计，主要测定呼气末二氧化碳。

（一）监测方法　最为常用的有红外线旁气流和主气流测定法，其他有质谱仪法和比色法等。

（二）意义　在无明显心肺疾病的患者，$P_{ET}CO_2$ 的高低常与 $PaCO_2$ 数值相近，可反映肺通气功能状态和计算二氧化碳的产生量。另外，也可反映循环功能、肺血流情况、气管导管的位置、人工气道的状态，及时发现呼吸机故障、指导呼吸机参数的调整和撤机等。

（尹雪梅）

第二节　氧　治　疗

循环功能的好坏是输送氧的关键，而氧供（oxygen delivery，DO_2）取决于血液在肺内氧合的程度，血液携带氧的能力，心排出量以及组织细胞利用氧的能力。动脉血氧分压（PaO_2）是决定氧供的重要因素，低氧血症（hypoxemia）是指 PaO_2 低于正常。氧治疗是通过不同的供氧装置或技术，使患者的吸入氧浓度（FiO_2）高于大气的氧浓度以达到纠正低氧血症和提高氧供的目的。氧治疗可使 FiO_2 升高，当肺通气功能无障碍时，有利于氧由肺泡向血流方向弥散，升高 PaO_2。但当肺泡完全萎陷或肺泡的血液灌流完全停止，氧治疗的效果很差。轻度通气障碍、肺部感染等，对氧治疗较为敏感，疗效较好；对于贫血性缺氧或心排出量降低者，必须治疗病因，而氧治疗是必需的辅助治疗方法。

一、供氧方法

（一）高流量系统　患者所吸入的气体都由该装置供给，气体流速高，FiO_2 可以稳定控制并能调节。常用的有文图里（Venturi）

· 121 ·

面罩。为维持 FiO_2 的稳定，应调节氧与空气的比例，并保持足够的氧流量。

（二）低流量系统　所提供的气流量不能满足患者吸气总量，因而在吸入一定氧的同时还吸入一定量的空气。因此 FiO_2 不稳定，也不易控制，适用于不需要精确控制 FiO_2 的患者，常用方法有：鼻导管吸氧、面罩吸氧、带贮气囊面罩吸氧。

二、氧治疗效果的估计

（一）监测全身状况　如吸氧后患者由烦躁变为安静，心率变慢，血压上升且能维持平稳，呼吸转为平静，皮肤红润、干燥、变暖、发绀消失，表明效果良好，反之，血压降低，脉压减少，出现心律失常，则表明病情恶化，说明氧治疗未起到作用。

（二）脉搏氧饱和度及动脉血气分析　这是估价氧治疗效果最客观的方法。一般于吸氧后，SpO_2 可立见上升，如缺氧非给氧所能改善，则 SpO_2 可不上升或上升有限。如有条件，可系列检查血气以得到较多的科学数据：如 PaO_2 反映肺摄氧能力，表示呼吸功能的好坏；$PaCO_2$ 反映肺通气情况；而 pH、HCO_3^- 等可反映体内因缺氧所致的代谢有无改变。

（三）SVO_2 测定　可深入了解组织利用氧的改善情况。

（尹雪梅）

第三节　机 械 通 气

机械通气（mechanical ventilation）是采用特殊的机械装置（呼吸机）以辅助或替代患者通气的一项生命支持技术。近 20 余年来，该技术不断发展完善，现已广泛应用于临床，对于危重患者的抢救起着不可缺少的重要作用。

一、适应证与禁忌证

（一）适应证

1. 急性呼吸衰竭，自主呼吸消失或微弱需抢救的患者，如电击、窒息、颅脑外伤等。

2. 慢性呼吸衰竭出现严重缺氧和二氧化碳潴留或急性发作发生肺性脑病者。

3. 胸部和心脏外科手术后和严重胸廓创伤。

（二）禁忌证 气胸、纵隔气肿、胸腔积液、肺大疱、大咯血、休克及心肌梗死等。

二、机械通气模式

（一）持续控制通气（continuous mandatory ventilation，CMV）

CMV 又可称为间歇正压通气（lntermittent positive pressure ventilation，IPPV）或常规机械通气（Conventional mechanical ventilation），传统的 CMV 是一种完全的容量控制通气（时间触发）。由呼吸机来提供所有的呼吸功和肺泡通气，患者的呼吸肌不参与呼吸做功。而目前 CMV 既可以采用容量控制通气，也可采用压力控制（或压力限制）的方式，以容量为目标（volume - targeted）和以压力为目标（pressuretar - geted）的通气模式各有优缺点。

（二）辅助/控制呼吸（assist/control - mode ventilation，A/CMV） 通过患者的自主呼吸的力量触发呼吸机产生同步正压通气。当患者的自主呼吸的频率达到或超过预置的呼吸频率时，呼吸机起辅助通气作用；若自主呼吸频率低于预置值时，呼吸机则转为控制通气。

（三）间歇指令通气（intermittent mandatory ventilation，IMV）

在两次正压通气之间患者可进行自主呼吸，而同步间歇指令通气（synchronized IMV，SIMV）的正压通气是在患者吸气力的触发下发生的，以避免自主呼吸与正压通气对抗现象。

（四）同步间歇指令通气（synchronized intermittent mandatory ventilation，SIMV） SIMV 是 IMV 模式进一步改进的通气模式。其基本特点与 IMV 相同。SIMV 与 IMV 的不同之处在于通过巧妙的设计，呼吸机仅在患者自主呼气之后才会送气，从而避免了 IMV 模式下患者肺脏因同时接受自主呼吸所吸入的气体及呼吸机送入的气体而过度膨胀，发生各种并发症的危险性。

SIMV 的适用范围与 IMV 相同，或者说只需选用 IMV 时均应选用 SIMV。实际上近年生产的呼吸机只设有 SIMV 模式，而不再有 IMV 模式了。临床实际工作中 SIMV 因其独特的优点而被广泛应用。

（五）压力支持通气（pressure support ventilatio, PSV）　利用患者自主呼吸的力量触发呼吸机送气，并使气道压力迅速上升到预置值，当吸气流速降低到一定程度时，吸气则转为呼气，此种通气模式可明显降低自主呼吸时的呼吸做功。

（六）双水平正压通气（Bi – Level 或 B, PAP）　是指在自主呼吸的吸气相和呼气相分别施加不同压力的通气方式。吸气压力（IPAP）主要用于增加肺泡通气、降低呼吸功和促进 CO_2 排出；呼气压力（EPAP）相当于 PEEP，主要增加功能残气量、改善氧合。主要用于：①COPD 晚期患者避免气管插管；②慢性通气功能衰竭患者，如胸壁疾患、神经肌肉疾病、夜间低通气等。

（七）其他通气模式

1. 压力增强（pressure augmentation）　此通气模式是 Brar 1000 呼吸机所特有的。其主要目的是保障 PSV 通气时的潮气量恒定，也可以理解为具有容量保证特点的 PSV。如前所述，当患者自主呼吸驱动减弱时，单用 PSV 或 PSV + CPAP 无法保证有效通气量，易造成通气不足。压力增强通气模式就是针对此问题设计的通气模式。

2. 比例辅助通气（proportional assist ventilatio, PAV）　PAV 是近年来发展起来的一种新的通气模式，它能够按照患者瞬间吸气努力的大小成比例地提供同步压力辅助使患者舒适地获得由自身支配的呼吸形式和通气程度。其绝大部分特点与 PSV 一致，不同之处在于施加的气道压力水平也是由患者自己调节。因此 PAV 能更好地协调人机关系，减少呼吸功，使机械通气支持更接近于正常生理呼吸。

3. 分钟指令通气（mandatory minute volume, MMV）　MMV 是一种自主呼吸和/（或）机械通气相结合保证达到预设分钟通气量的通气模式。当患者的自主呼吸达到预设分钟通气容积后，呼吸机不产生通气。否则，呼吸机将自动补偿自主呼吸未完成的通气量。Hamilton、Veolar、Bourns Brar – 5、ohmeda CPU – 1、Advent 和 Emgstrom Erica 等型号的呼吸机中配有 MMV 模式。目前，MMV 主要用于撤机过程中，但其效果并不优于其他撤机方法。如果患者的呼吸频率过快，潮气量减少，虽能达到预定的分钟通气量，但无效呼吸增多，不能满足通气需要。

4. 气道压力释放通气（airway pressure release ventilation，AP-RV）　APRV 是在 CPAP 基础上，通过间歇释放气道内压力来实现肺泡通气的一种新的通气模式。也就是说，VT 主要是由气道内高压（CPAP 水平）向气道内低压（压力释放水平，是一种通过电磁阀控制的压力释放）切换时产生的。VT 大小除与 CPAP 和释放力水平差有关外，还与呼吸系统总的顺应性、阻力和压力释放持续的时间有关。

5. 压力调节容量控制通气（pressure regulate volume control ventilation，PRVCV）　PRVCV 是一种压力控制，时间、流速或压力触发、压力限制、时间切换的通气模式，是 SERVER300 型呼吸机特有的通气模式。其特点是呼吸机连续测定呼吸系统顺应性（受肺、胸廓、气道阻力影响），自动调整压力切换水平，保证潮气量。

PRVCV 可用于控制性通气，适用于自主呼吸功能不良的患者。PRVCV 调节主要应设定压力切换水平，压力水平过低达不到预设潮气量；压力水平过高则安全性差。其他参数的设置可根据呼吸机面板上的液晶闪烁提示进行。

6. 容积支持通气（volume support ventilation，VSV）　VSV 是一种压力控制，压力或流速触发，压力限制，流速、时间或容量切换的通气模式。其工作方式类似于 PSV，不同之处是操作者可设定目标通气量，即具有 PSV 的特点并保证潮气量恒定。可看做是 PRVCV 与 PSV 的结合，呼吸机随顺应性和气道阻力的变化，自动调整 PSV 水平以保证潮气量。当患者的自主呼吸消失时 VSV 自动转为 PRVCV。

7. 适应性支持通气（adaptive support ventilation，ASV） 和适应性压力通气（Adaptive pressure ventilation，APV） 是瑞士生产的 GALILEO "伽利略" 呼吸机特有的新的通气模式，是一种能适应患者通气的需求的自动模式。

APV 是通过两种途径进行定压控制通气。其工作原理为：①对患者肺机械功能进行评估，连续 5 次通气以测定患者肺的动态顺应性；②计算并以最低的气道压力达到所需目标潮气量；③以最低气道压力维持目标潮气量，当肺顺应性及患者的呼吸状态发生改变时，APV 通过改变气道压力来实现预定潮气量。APV 模式可用于各种定压控制通气模式，如 P – CMV、P – SIMV。

8. 压力控制反比通气（pressure – controlled inverse ratio ventilation，PC – IRV） PC – IRV 是在压力控制通气时将吸气时间明显延长、I∶E 值增加、压力限制时间切换并产生减速气流的一种通气方式。PC – IRV 时由于长的吸气时间不允许患者自主呼吸，因此应用该模式多需要应用镇静和肌松剂。

PC – IRV 常用于婴儿肺透明膜疾病的治疗，有几项研究表明 I∶E = 1∶4 时可改善氧合状态并产生较低的气道峰压。在成人中的应用经验有限，目前还缺乏对照研究，因此仍处于探索应用阶段。

9. 高频通气（high frequency ventilation，HFV） 是一种通气频率超过正常呼吸频率 4 倍以上（60 次/min 或 1Hz），而潮气量近似解剖无效腔的通气方式。共有三种技术，分别为高频正压通气（high frequency positive pressure ventilation，HFPPV） 和高频震荡（high frequency oscillation，HFO）。HFPPV 临床应用较少，重点介绍 HFPPV 和 HFO。

10. 持续气道正压通气（continuous positive airway pressure，CPAP） CPAP 是始终保持气道正压的自主呼吸。其主要工作原理是患者自主呼吸触发按需流量阀（demand – flow valve）开放，提供可以满足通气需要的高速气流，流速一般为 120L/min 以上且能根据患者的需要增加或减少，在提供气流的同时保持管路内的压力在预设的 CPAP 水平。在 CPAP 时呼吸机仅供给患者气流，不能辅助或替代患者的自主呼吸，因此按需阀的质量和呼吸机管路的阻力是决定患者呼吸功的主要因素。如不能提供足够的按需气流或管路阻力过大都能增加患者的呼吸功。CPAP 能始终保持气道内正压，可以使闭陷的肺泡开放，增加功能残气量，减少分流，改善氧合。在有肺动态过度充气和 PEEPi 的患者，CPAP 能减少口腔侧压力与肺泡内压的压力梯度，减少呼吸功。

临床适应证：①自主呼吸功能良好的急性肺损伤患者，一般在早期有创机械通气建立前应用；②阻塞性睡眠呼吸暂停综合征；③COPD 和哮喘；④心源性肺水肿的治疗。

11. 呼气末正压（positive end - expiratory pressure，PEEP）这种呼吸的主要特点是通过呼气末正压，使呼气末气道及肺泡内压维持高于大气压的水平，可使小的开放肺泡膨大，萎陷肺泡再膨胀，最终降低肺内分流量，纠正低氧血症。用于治疗急性呼吸窘迫综合征、严重肺不张、肺水肿。呼气末正压一般保持在 0.29 ~ 0.98kPa（3 ~ 10cmH$_2$O）之间。

三、机械通气参数的调节

（一）通气参数的设置

1. 潮气量　常规按 8 ~ 10ml/kg，需要时还可减少。频率可在 12 ~ 20 次/分。在临床工作中根据不同病情特点，在保证适宜的肺泡通气前提下，选择不同的潮气量和呼吸频率。如在支气管哮喘急性发作期呼吸衰竭患者，宜选用较大的潮气量和较慢的通气频率。

2. 吸气和呼气时间之比　由于呼气时气道口径较吸气时为小，阻力相应增加，故通常无限制性通气障碍的情况下吸气和呼气时间之比为：1:1.5 ~ 2，有明显限制性通气障碍时吸气和呼气要注意如下几个问题：在容量控制通气等容量切换的通气模式时，吸气和呼气时间之比是吸气时间及吸气停顿时间之和与呼气时间之比。在其他通气模式时则为吸气时间和呼气时间之比，无需设定吸气停顿时间。

3. 分钟通气量（VE）的设置　绝大多数高档呼吸机既可通过

压力控制模式（也可称为压力目标通气）又可通过容量控制模式（也称为容量目标通气）来提供分钟通气量。当患者的肺顺应性和呼吸阻力变化频繁时，最好选用容量控制通气，而当人－机协调性不良为主要矛盾时可考虑选用压力控制通气。

4. 氧浓度的调节　机械通气开始时，如果无患者的氧合资料，FiO_2 应从 100% 开始，直至获得 PaO_2 或 SaO_2 资料为止，但为防止氧中毒和吸收性肺不张的发生，FiO_2 应尽快降至 0.5 以下。在机械通气过程中 FiO_2 设置应至少保证 $PaO_2 > 8kPa$（60mmHg），$SaO_2 > 90\%$。如 FiO_2 已达 60%，PaO_2 仍低于上述标准，则应考虑应用 PEEP。

5. 触发灵敏度的调节　调节触发灵敏度的主要目的是减少患者的吸气努力，降低呼吸功，防止人机对抗。可选用流速触发或压力触发，高档呼吸机上同时配有这两种装置。流速触发能减少患者触发呼吸机工作所需的呼吸功并改善人－机协调性，较压力触发好。但不论是流速触发还是压力触发都不能降低由气管插管和内源性 PEEP 引起的呼吸功增加。压力触发水平一般设定在基础压力下 $0.049 \sim 0.147kPa$（$0.5 \sim 1.5cmH_2O$），流速触发一般设定在基础气流下 $1 \sim 3L/min$。触发水平设置过低或系统存在漏气都可引起呼吸机自动触发，使呼吸频率加快。

6. 吸气流速和时间的调节　吸气流速大小可显著影响患者的呼吸功，流速越高，呼吸功越大。

在使用压力控制通气时，操作者多无法控制和调节吸气流速，最大吸气流速由呼吸机内部设置。

吸气流速的设定一般应 $>60L/min$，在 COPD 和重症哮喘患者吸气流速设定应更高，通过提高吸气流速，而使吸气时间缩短，呼气时间延长。

多数呼吸功能提供几种送气方式如方形波、减速波、加速波和正弦波送气，以方波和减速波常用，但目前尚无有说服力的证据表明各自的优劣。

7. 叹息功能　叹息在过去常被用预防肺不张，是指在小潮气量通气时，每小时给 10 次高于设定潮气量 150% 的大潮气量通气。目前已不推荐常规应用。

8. 报警功能的设置　呼吸机的报警类型有两大类，一类是设备功能异常报警，提示呼吸机控制器功能异常或电源脱落、气源不足等，此类报警多由机器制造商预设，操作者无法控制。另一类是患者的功能状态报警，由呼吸机使用者设定。包括高/低分钟通气量报警、高/低呼吸频率报警、高/低潮气量报警、高/低气道压力报警、低 PEEP/CPAP 报警和高/低 FiO_2 报警。机械通气初期常用的报警设置如表 9-2 所示。呼吸机报警的原因判断及处理原则详见有关章节。

表 9-2　常用的报警指标的设定

报警指标	设　定
分钟通气量上限	高于设定或目标分钟通气量 10% ~ 15%
分钟通气量下限	低于设定或目标分钟通气量 10% ~ 15%
呼气潮气量上限	高于设定或目标潮气量 10% ~ 15%
呼气潮气量下限	低于设定目标潮气量 10% ~ 15%
气道压力上限	高于平均气道峰压力 0.981kPa（$10cmH_2O$）
气道压力下限	低于平均气道峰压力 0.490 ~ 0.981kPa（5 ~ $10cmH_2O$）
PEEP/CPAP 下限	低于设定 PEEP 或 CPAP 0.294 ~ 0.490kPa（3 ~ $5cmH_2O$）
FiO_2	±5% ~ 10% 设定值

（二）通气参数的调整　通气参数确定后，在机械通气中仍需根据病情变化随时调整通气参数，动脉血气分析是调节通气参数的重要依据。一般情况下，机械通气初期约 30 ~ 60 分钟做一次血气分析，以后根据病情可逐渐延长至 12 小时一次。要注意的是不但要与当初动脉血气分析结果相比较，还要根据发展趋势和变化速度来调节通气参数。

（1）提高 PaO_2 的方法：①酌情提高潮气量，当潮气量 <

10ml/kg 时，应提高潮气量，增加肺泡的有效通气量；②提高 FiO_2，当 $FiO_2 < 40\%$ 时可首先选用此法；③合理应用 PEEP。当弥散功能障碍病变的患者，已应用 FiO_2 值 $> 60\%$，PaO_2 仍低于 8kPa（60mmHg）应及时应用 PEEP；④延长吸气时间：当 $FiO_2 < 60\%$，$PEEP > 1.47 \sim 1.96kPa$（$15 \sim 20cmH_2O$），气道峰压 $> 5.88kPa$（$60cmH_2O$）时，可逐渐延长吸气时间，使吸气与呼气时间之比由 1:1.5～2 逐渐改变为 1:1.2～3:1、4:1，即通常所指的反比通气（IRV）。IRV 具有一定的危险性，初学者应在专家指导下进行。

（2）降低 $PaCO_2$ 的方法：①增加通气频率，但一般不超过 20 次/分；②增加潮气量；③调整合适的呼气时间，吸气与呼气时间之比为：1:1.5～2 即可，过度延长呼气时并不能增加 CO_2 的排出；④降低 PEEP，PEEP 高时，功能残气量增加过多，影响 CO_2 的排出。尤其是以自主呼吸为主的通气模式，如 PSV、BI－PAP、CPAP 时尤为明显。

在调整通气参数时，要根据原来所设的参数情况，提高参数时，宜先提高参数条件偏低者；在降低通气参数时，宜先降低参数条件高者。在调整完毕后，仍应重复动脉血气分析，以了解新的通气参数是否适合当时的病情变化，再决定是否做下一次调整。

四、机械通气的撤离

主要指征

1. 撤离机械通气的生理指征　临床医生在应用机械通气之前，就应考虑到患者能否撤离及撤离的时机和方法。进行床旁呼吸功能测定，可帮助判定是否具备撤机的条件。撤离机械通气的生理指征为：

（1）最大吸气压力 $> 1.96kPa$。

（2）$VC > 1.5 \sim 20ml/kg$。

（3）FEV 1.0 $> 10ml/kg$。

（4）每分静息通气 $< 10L$。

（5）最大每分通气大于静息时的 2 倍。

（6）P（A－a）$O_2 < 40 \sim 46.6kPa$（$FiO_2 = 1.0$）。

（7）$PaO_2 > 40kPa$（$FiO_2 = 1.0$）。

（8）$Qs/Qt < 15\%$。

（9）$V_D/V_T < 0.55 \sim 0.60$。

其中第 1～4 项，反映患者的通气能力，如最大吸气压 > 1.96kPa，且患者具有咳嗽排痰能力，$VC > 15 \sim 20ml/kg$ 体重，则撤机后发生肺不张的机会较小。$FEV1.0$ 既反映气道阻塞情况，也受呼吸肌力的限制，对 COPD 患者更有特殊意义。最大每分通气反映通气贮备情况。第 6～9 项，反映氧合能力，一般认为，如 $Qs/Qt > 20\%$，很难取得撤机的成功。进行床旁呼吸功能测定，要避免造成或加重患者的呼吸肌疲劳，测定前可适当增加 FiO_2，测定后重新与呼吸机相连，使患者休息。目前许多中高档呼吸机即具备呼吸检测功能，如 PB7200、SEMENS300、DRAGER EVIT 等，可在不脱机条件下行肺功能测定，应用起来比较方便。

2. 恢复机械通气的指征　在撤机过程中，如出现下列生理指征之一，可考虑恢复机械通气。但如为慢性呼衰急性加剧患者，PaO_2、$PaCO_2$ 的标准应参照其缓解期水平修订。

（1）收缩压变化 > 2.66kPa，或舒张血压变化 > 1.33kPa。

（2）脉搏 > 110 次/分钟，或增加 20 次/分钟以上。

（3）呼吸频率 > 30 次/分钟，或增加 10 次/分钟以上。

（4）$V_T < 250 \sim 300ml$。

（5）出现严重心律不齐。

（6）吸氧条件下 $PaO_2 < 8.0kPa$。

（7）$PaCO_2 > 7.32kPa$。

（8）pH 值 < 7.25～7.30。

五、机械通气应用的注意事项

机械通气中任何一个细小的环节都关系到整个治疗的失败。故细致的观察、周密的安排、及时地调整是治疗成功的保证。

（一）漏气　存在漏气时，不能保证足够的通气量。检查机器各连接处密闭情况和气管插管气囊充气程度，常可发现有无漏气，气囊充气至送气时口腔内无气流声为止。

（二）自主呼吸与呼吸机协调的观察与处理　呼吸机的主要作用是维持有效通气量，自主呼吸消失或微弱的患者，采用控制呼吸多无困难，呼吸急促，躁动不安或呼吸节律不规则之危重患者，常出现自主呼吸困难与呼吸机协调甚至对抗，导致通气量不足，加重缺氧及二氧化碳潴留。自发呼吸与呼吸机不协调时应及时查找原因。常见原因有：①痰液阻塞或连接管道漏气；②频繁咳嗽、咳痰、疼痛或恶心呕吐；③神志不清、烦躁不安；④呼吸机参数调整不当，通气量不足。如无上述原因，为使二者协调，一方面说明治疗意义争取患者合作，另一方面对躁动不合作者，可用简易呼吸机作适应性诱导或使用镇静剂和肌肉松弛剂。

（三）通气量大小的观察与调整　机械呼吸主要目的在于维持有效通气量，因此，治疗时及时观察调整通气量是决定治疗效果的关键。

1. 通气量大小合适时的表现　①呼吸平稳，与呼吸机协调合拍；血压、脉搏趋于平稳；神志清楚者表现为安静，不清楚者逐步转为清醒。②胸腹部随呼吸起伏，两肺呼吸音适中。③血气分析：急性呼吸衰竭者逐渐恢复正常水平；慢性呼吸衰竭者逐渐达到急性发作前之水平。④现代呼吸机可检测呼出潮气量及通气量，并合理调整通气量提供可靠依据。

2. 通气量过大、过小应及时寻找原因并予以相应处理。

（1）通气量不足常见原因：①通气量选择过小；②没有随病情变化及时调整通气量；③呼吸机管路漏气；④呼吸道阻塞。

（2）通气量过大原因：①通气量选择过大；②气道阻塞时或病情需要较大通气量，缓解后未能及时减少通气量。

（四）保持呼吸道通畅　呼吸机的工作原理是借人工或机械装置产生通气。呼吸道通畅才能实现通气效果。注意呼吸道湿化，有效地排除痰液。吸痰前可用5ml生理盐水先稀释痰液再抽，同时配合翻身拍背、体位引流。采用滴入法湿化时，吸痰与湿化最好同时进行。

（五）给氧　单纯肺外原因所致呼吸衰竭（通气障碍）者，氧浓度一般用30%～40%。应根据肺部疾病和给氧后面色、脉搏的改变决定给氧浓度。一般氧浓度不应超过60%，目前认为长期吸入40%～50%氧不致发生氧中毒。

（六）临床效应观察　在机械通气应用过程中，随时了解通气情况很重要，胸部望诊和听诊可对通气量做出大致估计，如胸部稍有起伏和听到适度呼吸音为适合，患者神态安详，面色良好，也为通气适当地表现，明显的呼吸起伏常是过度通气的征象。此外，还要注意观察体温、脉搏、呼吸、血压、神志、心肺情况、原发病病情及变化，值班人员要及时填写机械呼吸治疗记录单。血气分析更能明确通气效果，应每日 1～2 次，吸氧中 PaO_2 在 8kPa（60mmHg）以上，$PaCO_2$ 随治疗时间延长逐渐下降最后达到正常水平。

六、机械通气的并发症与处理

机械通气应用不当可产生一系列并发症，多与气管插管、气管切开、通气量不当，通气压力过高及护理不善有关。

（一）喉及气管损伤　气管插管持续使用超过 72 小时，充气套囊长时间压迫等可导致喉及气管损伤。应注意尽量缩短气管插管的保留时间，充气套囊应定时放气。

（二）气道阻塞　气管套管位置不当，气管外套囊脱落，坏死黏膜组织、黏痰、呕吐物及异物等掉入气道内可导致气道阻塞。发生阻塞时应及时查明原因并作相应处理，否则必将产生严重恶果。

（三）继发感染　继发感染是机械呼吸常见而严重的并发症，常因此而导致抢救的失败。其原因主要是无菌操作不够，呼吸机消毒不严，气管切开创口未能及时消毒换药，气道湿化排痰不利，未能有效使用全身及局部抗生素等。因此，在加强全身抗生素使用同时还应注意昏迷患者的护理，气管切开的护理，眼、口腔的护理，呼吸机的定时消毒，病室及床边用具的定时消毒，尽量减少陪客及探视人员等。

（四）氧中毒　长时间高浓度供氧可导致氧中毒。应注意机械呼吸时供氧浓度，一般应小于60%。已发生者应进行P%%P机械呼吸及相应治疗措施。

（五）气胸及纵隔气肿　原有肺大疱、肺囊肿或心内注射药物的患者，进气压力过大时可以发生气胸及纵隔气肿。应及时行闭式引流术并减少进气量。

（六）碱中毒　由于通气量过大，二氧化碳快速排出，肾脏来不及代偿而导致呼吸性碱中毒。慢性呼吸衰竭呼吸性酸中毒部分代偿的患者，由于二氧化碳快速排出，可造成呼酸合并代碱或呼碱合并代碱的恶果。因此，使用呼吸机时应给予适合的通气量，一般不宜过大。

（七）胃肠道并发症　胃肠道充气、膨胀及胃扩张等较易发生，影响消化吸收功能，产生原因不明。可能与吞咽反射及反射性抑制胃肠蠕动有关，一般几天内可自行缓解。

七、无创通气

无创通气（non - lnvasive ventilation，NIV）在进行辅助通气时，并不需要建立人工气道如气管插管、气管造瘘而进行辅助通气。无创通气方式有多种，如体外负压通气、高频振荡通气、液体通气及膈肌起搏等。但临床上最常用的是经鼻或口鼻无创气道正压通气的治疗。故也称为双水平气道正压通气（BiPAP），同时设定气道内吸气正压水平（IPAP）和气道内呼气正压水平（EPAP）。如与常规呼吸机比较，IPAP等于PSV，而EPAP则等于PEEP。应用时需通过鼻面罩来进行。潮气量、流速率和吸气时间均随患者的呼吸力量、所设置的压力和肺顺应性及气道阻力而改变。这里主要介绍经鼻或口鼻持续气道正压通气。

（一）适应证

1. 以呼吸肌疲劳为主要诱因的呼吸衰竭，如轻中度COPD高碳酸血症。

2. 心源性肺水肿。

3. 对多种肺疾病的终末期患者，已无插管指征或患者拒绝插管治疗时NIV也可起到一定的作用。

4. 对严重的肺感染和 ARDS 患者早期应用 NIV 可能改善氧合，避免发生严重的低氧血症，为人工通气的建立创造条件，但此类患者肺部病理生理改变严重而持久，最终都难以避免建立人工气道进行机械通气，因此，NIV 不作为严重肺部感染和 ARDS 的推荐治疗措施。

5. NIV 还可用于重症支气管哮喘、拔管后的急性呼吸衰竭、手术后呼吸衰竭、创伤后呼衰、肺不张及肺部感染合并呼衰时的治疗。

如病例选择得当，操作技术规范正确，绝大多数急性呼吸衰竭患者能取得良好的效果，避免气管插管。

（二）禁忌证

1. 心跳、呼吸骤停者。

2. 血流动力学不稳定（存在休克、严重的心律失常等）者。

3. 需要保护气道者（如呼吸道分泌物多，严重呕吐有窒息危险及消化道出血）。

4. 严重脑病患者（应注意：神志障碍不是 COPD 高碳酸血症呼衰的禁忌证）。

5. 面部手术、创伤或畸形。

6. 上气道阻塞。

（三）无创通气的实施步骤

1. 建立必需的工作条件和监护条件　有条件的单位以使用专用的无创呼吸机为好，没有专用无创呼吸机的单位也可以使用一般有创呼吸机代替，但应注意参数需要做适当的调整，如一般应使用定压切换模式，起始压力应小，触发灵敏度应较高。无论选用什么呼吸机，都要有可靠的温化和湿化设备，保证向患者输送的气体充分湿化，温度适宜。

2. 做好患者的解释工作　与有创通气相比，无创通气更需要得到患者的理解和配合，因此，做好患者的解释工作直接关系到无创通气使用的成败，也是造成无创通气在不同医院使用成功率差异很大的一个主要原因。

3. 选择和试佩戴合适的连接器　目前国内、外都生产了多种口鼻罩和鼻罩，连接性能、舒适性等差别很大，价钱差别也很大，使用者可根据具体情况选用。

4. 开动呼吸机，设置参数，连接患者　开始时参数要小，待患者逐步适应后再逐步加大参数。

5. 严密监护　观察使用后的疗效以及有无腹胀、痰液潴留等问题发生。

（四）脱机

1. 脱机的适应证　当前文所述使用机械通气的条件已消失，病情稳定，患者有能力咳嗽以清除气道内分泌物时，即可考虑脱机。

2. 脱机的步骤　对于短期使用机械通气者脱机多较容易，一般多于脱机后仍保留气管插管一段时间，观察各种指标，确认患者可完全依赖自主呼吸以满足机体的通气需求，并可有效地清除气道内的分泌物后，再拔除气管内插管。

对于长期使用机械通气者有时脱机十分困难。可选用 SIMV 或 PSV 通气模式，逐渐地减小机械通气的参数，从而逐步增加自主呼吸在满足机体通气需求中所占的份额，最终达到完全脱离机械通气的目的。

（尹雪梅）

第四节　急性呼吸衰竭

急性呼吸衰竭是由于某些突发的致病因素，如严重肺疾患、创伤、休克、电击、急性气道阻塞等，使肺通气和（或）换气功能迅速出现严重障碍，在短时间内引起的呼吸衰竭。因机体不能很快代偿，若不能得到及时抢救，患者会出现生命危险。

一、病因

病因包括中枢神经及其传导系统疾病，如电击、脑血管意外、颅脑外伤、脑炎、脑膜炎、化学及药物中毒等直接抑制呼吸中枢；

脊髓及神经肌肉疾病，如脊髓灰质炎、肌萎缩侧索硬化、多发性神经炎、重症肌无力等导致呼吸肌无力、潮气量减低。呼吸器官疾病，如溺水、窒息、胸部外伤、手术创伤、严重广泛肺部病变、急性广泛肺栓塞、大量胸腔积液、气胸和各种原因导致的成人呼吸窘迫综合征，可引起呼吸停止或通气不足，或胸廓活动及肺扩张受限、肺弥散障碍、通气/血流比例失调导致呼吸衰竭。

二、病情判断

（一）病史　原来肺脏是健康的，有突发原因如溺水、电击、外伤、药物中毒或物理化学刺激及急性呼吸窘迫综合征等病史。

（二）临床表现　急性呼吸衰竭主要表现为缺氧，部分有二氧化碳潴留，对机体威胁程度前者比后者要重。临床表现与缺氧发生速度、持续时间和严重程度等密切相关，而心、脑、肺对缺氧极为敏感。临床上缺氧和二氧化碳潴留的表现许多是相似的，两者常同时存在。

1. 呼吸困难　可为呼气性、吸气性或者混合性呼吸困难，患者感觉空气不足，客观表现为呼吸用力，伴有呼吸频率、深度与节律的改变。

2. 发绀　口唇、甲床、耳垂和口腔黏膜呈现青紫色。

3. 精神神经症状　初期有头痛、兴奋躁动、肌肉抽搐、夜间失眠而白天嗜睡，逐渐出现反应迟钝、语言和定向力障碍、谵妄，甚至昏迷。

4. 水、电解质紊乱和酸碱平衡失调　可出现呼吸性酸中毒、呼吸性碱中毒，也可同时合并代谢性酸碱失衡及电解质紊乱。

5. 循环系统症状　心率加快、血压升高、多汗、球结膜充血水肿、浅表静脉充盈。严重缺氧可以出现心肌损害、各种类型心律失常甚至心搏骤停，也可引起血压下降，周围循环衰竭、四肢厥冷、休克等。

6. 其他脏器功能障碍　黄疸、肝功能转氨酶升高、尿中出现蛋白以及管型、血浆尿素氮以及肌酐升高、呕血、黑便等。

7. 动脉血气分析　$PaO_2 < 60mmHg$ 伴（或不伴）$PaCO_2 >$

50mmHg。

8. 其他　引起呼吸衰竭基础疾病的临床症状与体征。

（三）实验室及其他检查　血气分析：动脉血 PaO_2 < 7.89kPa、$PaCO_2$ > 6.65kPa，动脉血氧含量接近正常，动脉血氧饱和度减少，pH 值 < 7.30，二氧化碳结合力根据酸碱紊乱情况有所变化。

（四）诊断　诊断标准如下：

1. 原来的肺脏是健康的，由于突发原因，如溺水、电击、外伤、药物中毒或物理化学刺激及成人型呼吸窘迫综合征等，使呼吸功能突然衰竭，引起缺氧、呼吸急促和发绀。

2. 静息时动脉血氧分压（PaO_2）< 8kPa，伴或不伴有动脉血二氧化碳分压（$PaCO_2$）> 6.7kPa。

判定：具备第 1 项即可诊断，兼有第 2 项即可确诊。

三、急救

急性呼吸衰竭的治疗以改善通气、纠正缺氧、防止重要脏器功能的损害为主。

（一）改善通气　急性呼吸衰竭大多突然发生，故应及时采取抢救措施，防止和缓解严重缺氧、二氧化碳潴留和酸中毒，注意保护心、脑、肾等重要系统和脏器的功能。纠正缺氧的主要方法是改善通气，迅速清理口腔分泌物，保持呼吸道通畅，并立即开始人工呼吸，可行口对口人工呼吸、胸外按压人工呼吸、经面罩或气管插管接简易人工呼吸器，必要时作气管插管行机械通气，如发生心搏骤停，还应采取有效的体外心脏按压等有关心肺复苏的抢救措施。

（二）高浓度给氧　对于急性呼吸衰竭的患者，必须及时使用高浓度或纯氧以缓解缺氧。纠正缺氧是保护重要器官和抢救能否成功的关键。但要注意吸氧浓度和持续时间，以避免长时期高浓度给氧引起氧中毒。氧中毒会导致急性肺损伤和急性呼吸窘迫综合征，其发生机制可能与吸入高浓度氧后超氧阴离子的生成增多有关。

（三）高压氧治疗　在急性呼吸衰竭中应用机会较少，而在一氧化碳中毒应用较多，在肺部厌氧菌感染引起的低氧血症偶有应用。

（四）膜肺（membrane lung） 以膜式氧合器在体外进行气体交换，替代严重损害的肺，为组织提供氧。但由于操作较复杂，花费较大，目前尚不能广泛开展。

（五）监测血气 以此指导临床呼吸机的各种参数调整和酸碱紊乱的处理。

（六）肾上腺皮质激素 在急性呼吸衰竭中应用较广泛，能有效防止诱发 ARDS 的补体激活、中止白细胞裂解、防止氧自由基的产生和释放、避免毛细血管损伤导致渗漏等，但在复杂创伤、严重感染时需同时采取有效抗感染措施，防止二重感染。故激素剂量要适当，使用时间宜短。

（七）一般支持疗法 电解质紊乱和酸碱平衡失调的存在，可以进一步加重呼吸系统及至其他系统器官的功能障碍，并可干扰呼吸衰竭的治疗效果，因此应及时加以纠正。急性呼吸衰竭，较慢性呼吸衰竭更易合并代谢性酸中毒，应积极纠正。对重症患者常需转入 ICU，集中人力物力积极抢救。危重患者应监测血压、心率，记录液体出入量。采取各种对症治疗，预防和治疗肺动脉高压、肺源性心脏病、肺性脑病、肾功能不全和消化道功能障碍等。特别要注意防治多器官功能障碍综合征（MODS）。

四、护理要点

（一）一般护理

1. 给患者安排安静的病房，嘱患者绝对卧床休息。

2. 协助患者保持最佳舒适体位，身体尽量坐直，以利呼吸。

3. 遵医嘱给氧，给氧的过程中观察氧疗效果，若呼吸困难缓解，心率下降、发绀减轻表示给氧有效。若呼吸过缓或意识障碍加重，提示二氧化碳潴留加重，应立即通知医生，并准备呼吸兴奋剂和辅助呼吸器。

4. 保持呼吸通畅，防止舌根后坠，有假牙应将假牙取出。

5. 有计划地安排各种护理和治疗的操作时间。保证患者的充足休息时间，以增强机体的抗病能力。

6. 安排专人陪护患者，减轻患者的焦虑与不安。

7. 对神志清醒的患者进行简单的解释。必要时经气管插管吸痰。

8. 对一般治疗无效的患者，准备做气管插管、气管切开或辅助呼吸。备好各种抢救物品，如气管插管、气管切开包、人工呼吸器、吸痰器、呼吸兴奋剂、强心剂、氧气等。

(二) 病情观察与护理

1. 严密观察呼吸的变化　注意呼吸节律和频率的改变，防止发生呼吸骤停。一旦发生呼吸骤停，需迅速吸痰，行气管插管或气管切开术。

(1) 潮式呼吸：当患者出现潮式呼吸时，表明呼吸中枢功能降低，由呼吸中枢缺氧引起，常见于中枢神经系统疾病，如脑膜炎、脑血管意外等，护理上要及时观察，正确迅速给氧，改善缺氧状况。

(2) 毕奥式呼吸 (间歇呼吸)：是呼吸停止前的表现，常见于重症脑循环障碍，如脑膜炎、尿毒症等，护理上要严密观察呼吸的变化，及时通知医生，并做好抢救的准备。

(3) 中枢性呼吸：是呼吸衰竭中期的表现，呼吸深而均匀，一般每分钟 30~60 次，常见于脑栓塞，护理上应仔细观察呼吸的变化。

(4) 延髓呼吸：是呼吸衰竭的晚期表现，呼吸的幅度及间隔时间不规则，每分钟小于 12 次，常见于延髓和脊髓高位颈段水平的锥体系损伤的患者。易发生呼吸骤停，应严密观察，随时进行抢救。

(5) 叹气样呼吸：临床常见于脑血管栓塞、出血和脑肿瘤，应做好抢救准备。

2. 观察心率、心律、血压的变化　如患者心率增加、呼吸加快是缺氧的早期表现。如心率减慢、心律不齐，表明缺氧进一步加重。应正确用氧，警惕心搏骤停的发生，及时报告医生，给予处理。

3. 观察肝肾功能变化　当患者出现尿量减少，24 小时少于 500ml，尿中有蛋白、管型，提示为肾缺氧引起肾功能衰竭。护理中应明确记录尿量，及时检查，预防肾功能进一步恶化，并协助医生做好抢救准备。肝肿大或肝功不良为肝损害，注意保肝治疗。

4. 观察意识障碍和精神状态　当患者出现白天嗜睡、晚上失眠，神志模糊，定向力减退，精神失常或昏迷，瞳孔小，对光反应迟钝等二氧化碳潴留的表现时，应立即通知医生，并给予低流量吸氧。

5. 观察发绀情况　在护理观察中发现患者有口唇、耳轮、指（趾）端有发绀，及时给氧气吸入，改善缺氧症状，发绀可减轻或好转。

6. 酸碱平衡失调和电解质紊乱的观察　如发现患者有恶心、呕吐、食欲不振、全身无力、低血压时应考虑水、电解质平衡失调，应通知医生及时给予纠正。

7. 观察痰量和颜色　发现患者痰量增多，呈黄色或脓样痰，多为继发感染，应按医嘱给予有效抗生素治疗。发现痰量突然减少，呼吸及发绀明显加重，说明痰液黏稠阻塞细支气管，故一面要报告医生进行处理，一面应迅速清除痰液。对无力咳嗽，痰不易咳出的患者，应定时帮助患者翻身，一般 1~2 小时翻身一次。为了使痰液排出通畅，可同时以手掌轻拍患者的背部和前胸部，以震动黏附于管壁上的痰栓，使痰易于排出。拍背时动作要轻巧，不可用力过大，可自外向内，自上而下，边拍背边鼓励患者尽量咳嗽，以使痰液排出。如痰液仍不能排出，可口服祛痰剂或超声雾化吸入治疗。吸痰时严格遵守无菌操作规程，插入吸痰管时阻断负压，吸痰动作要轻柔、迅速，左右旋转，向上提拉，避免黏膜损伤，每次吸痰时间不超过 15 秒，以免加重缺氧。

8. 观察大便及呕吐物的变化　发现患者大便呈黑色或呕吐咖啡样物，常提示消化道出血，可按消化道出血予以护理。

9. 呼吸兴奋剂的应用及观察　呼吸兴奋剂刺激呼吸中枢或周围化学感受器，通过增强呼吸中枢兴奋，增加呼吸频率和潮气量以改善通气。①尼克刹米可直接兴奋呼吸中枢和通过刺激颈动脉窦化学感受器，反射性兴奋呼吸中枢，增加通气量，亦有一定的苏醒作用。用药过程中，密切观察患者的睫毛反应、神志改变、以及呼吸频率、幅度和节律的改变。如果出现多汗、呕吐、面色潮红、面肌抽搐、烦躁不安提示药物过量，应及时减量或停药；②山埂菜碱可刺激颈动脉体化学感受器，反射性兴奋呼吸中枢，作用快，不良反应少，维持时间短，过量时可致心动过速、呼吸麻痹、血压下降等；③氨茶碱除有利尿、解痉、降低肺动脉高压作用外，还有兴奋呼吸中枢的作用，剂量过大可引起恶心、呕吐、心动过速，静脉滴注时宜缓慢。

10. 抗生素使用的观察　肺、支气管感染绝大部分是引起呼衰的主要原因，而呼衰时，呼吸道分泌物积滞，又易继发感染，故及时控制感染十分重要。因此在进行痰标本采集时，应注意严格无菌操作，并要求患者用力咳出气管深处的痰液，装入无菌培养盒内，即刻送检。进行血培养标本采集应在应用抗菌治疗之前，操作中注意严格无菌。

临床上常用的抗生素为青霉素，一般每日 160 万~480 万 U，也可用庆大霉素每日 16 万~24 万 U 联合治疗。一般使用抗生素时间长，用药期间需密切注意副作用的观察。如使用庆大霉素应观察尿量，输入液体或饮水量须充足。

11. 碱剂使用的观察　呼衰失代偿常伴有酸碱失衡，而酸中毒更为常见。酸中毒可能继发于通气不足，CO_2 潴留，亦可能是组织缺氧而引起代谢性酸中毒。主要应迅速解决通气和氧疗，原则上不宜补碱。但临床上出现呼酸合并代酸且 pH <7.20 者，可以少量多次静脉注射 5% 碳酸氢钠，要求每次注射前后进行动脉血气分析，动态监测各项指标变化。一旦出现 $PaCO_2$ 升高，则应停用碱剂，增加通气量。同时要进行电解质的监测，防止出现严重低钾、低钠、低氯。

12. 呼吸器使用的护理观察　当氧疗及其他综合治疗仍不能改善重度缺氧和二氧化碳持续增加时，需通过气管插管或气管切开使用人工呼吸机等方法缓解症状，护士应做好气管插管和气管切开的护理，熟悉所使用呼吸机的性能和特点，做好呼吸机的管道管理及消毒工作，及时清除报警，保障呼吸机的正常工作。对建立人工气道和使用呼吸机的患者，护士应经常询问患者的自然感受，可用手势、点头或摇头、睁闭眼等方法交流，也可做一些卡片和患者交流，以便及时了解患者的心理活动，必要时也可请患者家属与患者进行交流，有时会使患者获得更大的精神支持。

13. 出现肺水肿或脑水肿应用利尿剂和脱水药时，注意观察药物的副作用，并记录出入液量。仔细观察瞳孔、结膜水肿的变化，以确定脱水剂的用量，同时及时抽血检查钾、钠、氯等电解质变化，以防发生脱水及低钾、低钠、低氯性碱中毒。发现异常，及时报告医生。心功能不全的患者，静脉输液量不宜过多，滴速不宜过快，以免发生肺水肿。中心静脉压测定对输液的速度有指导意义。

（刘小芳）

第五节　急性呼吸窘迫综合征

急性呼吸窘迫综合征（ARDS）是指由心源性以外的各种肺内、外致病因素导致的急性进行性缺氧性呼吸衰竭，临床上表现为急性呼吸窘迫、难治性低氧血症和肺水肿。ARDS 是一个连续的病理过程，其早期阶段为急性肺损伤（ALI）。ARDS 可诱发或合并MODS 或 MOF。

一、病因

诱发 ARDS 的致病因素包括肺部疾病，如误吸、重症肺部感染（包括流感病毒、肺孢子虫病等）、肺外伤、栓塞（脂肪、羊水）和毒害气体吸入（光气、烟雾）等。肺外疾病，如创伤、败血症、各种原因的休克、体外循环、大量输库存血、急性胰腺炎、DIC、长期高浓度氧（>70%）吸入等。ARDS 的发病机制目前未完全明了，一般认为下列环节有重要作用：

（一）肺水肿的产生　　各种致病因素使肺血流灌注不足，直接损害肺泡、毛细血管上皮，引起肺泡毛细血管膜的通透性增加。血循环中的粒细胞、血小板及组织巨噬细胞释放的各种炎症介质将加重上述损害。液体及蛋白质等漏出血管外，导致肺水肿形成，影响通气/灌注比率，导致低氧血症。

（二）肺微小血管栓塞　　休克时毛细血管血流缓慢，血液黏滞度增加，易引起微循环血小板、白细胞和红细胞聚集，加上酸中毒等因素可导致 DIC 及肺微小血管血栓形成。在严重感染、创伤情况下亦可见到类似变化。肺微血栓形成后阻塞微循环，使毛细血管内皮细胞及肺泡上皮细胞受损，导致 ARDS 形成。创伤时可造成肺血管脂肪栓塞，脂肪被肺产生的脂酶溶解，分解产物脂肪酸可损害毛细血管内皮，减少肺泡表面活性物质，导致 ARDS。

（三）肺表面活性物质减少　　肺表面活性物质衬附在肺泡表面，具有降低肺泡表面张力，保持肺泡顺应性，稳定肺泡内压，防止肺毛细血管内液体渗入肺泡内的功能。它由 II 型肺泡上皮细胞的线粒体合成及分泌的，其主要成分为二棕榈酰亚磷脂，大约 18～24 小时更新一次。ARDS 发病时，由于上述肺小血管痉挛及肺微小血管栓塞所致的肺血流减少，影响 II 型肺泡上皮细胞代谢，磷脂合成发生障碍；或由于水肿液、脂肪酸、氧中毒等因素直接破坏作用，使肺表面活性物质减少，表面张力增高，肺泡缩小、陷闭，形成肺不张，同时肺毛细血管内液体渗入肺间质及肺泡。

二、病理生理

本病的主要病理生理特点是肺微血管壁通透性增加，间质水肿和出血，气体弥散障碍；肺表面活性物质缺失，表面张力降低，肺泡群萎陷，使通气/血流比例失调，导致难以纠正的低氧血症。

三、病情判断

（一）临床表现　　多数无心肺疾病既往史，在严重休克、创伤、感染等病程中突然发生进行性呼吸窘迫、气急、发绀，常伴有烦躁不安、焦虑表情、出汗等。其呼吸窘迫的特点在于不能用通常的氧疗法使之改善，亦不能用其他原发心肺疾病（如气胸、肺气肿、肺不张、肺炎等）解释。呼吸音早期正常，有时可听到干性啰音，病情进展可出现湿性啰音，管状呼吸音、呼吸音减低。胸部 X 线检查早期多正常或轻度间质改变，表现为纹理增多，边缘模糊。继之出现斑片状以至融合成大片状阴影，大片阴影中可见支气管充气征。

（二）实验室及其他检查

1. 血液气体分析　呼吸空气时，$PaO_2 < 7.98 kPa$（60mmHg），肺泡气 – 动脉血氧分压差 ［P（A – a）O_2］ > 3.99kPa（30mmHg），早期 $PaCO_2 \leqslant 4.66 kPa$（35mmHg），晚期 $PaCO_2 >$ 6.65kPa（50mmHg）。吸纯氧后，$PaO_2 < 46.55 kPa$（350mmHg），P（A – a）$O_2 > 13.3 kPa$（100mmHg）。

2. X 线检查　早期可无异常，或有肺纹理增多及肺纹理边缘模糊。随着病情发展可见沿肺纹理分布的散在点片状阴影及大片融合阴影，其间可见支气管充气征。

3. 肺泡气 – 动脉血氧分压差 ［P（A – a）O_2］　显著增大，吸纯氧15分钟后仍 > 26.70kPa（200mmHg）有诊断意义。

4. 肺毛细血管楔压（wedge presure）　不增高，一般 < 1.60kPa（12mmHg）。临床上也无左心疾病的症状和体征，可与急性左心衰所致的肺水肿鉴别。

5. 功能残气量　减少，呼吸器官总顺应性减低，< 50ml/cmH_2O，其中多数为 20 ~ 30ml/cmH_2O（正常值为 80 ~ 100ml/cmH_2O）。

（三）诊断　凡是符合以下五项可诊断为 ALI 或 ARDS。

1. 具有发病的高危因素，如严重感染、创伤、休克和误吸等。

2. 急性起病，呼吸频数和（或）呼吸窘迫。

3. 顽固性低氧血症，常规给氧方法不能缓解：ALI 时氧合指数（PaO_2/FiO_2）$\leqslant$300mmHg，ARDS 时 $PaO_2/FiO_2 \leqslant$200mmHg。

4. X 线胸片示双肺有浸润阴影。

5. 肺毛细血管楔压$\leqslant$18mmHg 或临床上能除外心源性肺水肿。

（四）鉴别诊断　主要与急性肺水肿鉴别。急性肺水肿时，患者咳嗽，咳粉红色泡沫痰，双肺底可听到湿啰音，吸氧、强心剂、利尿剂治疗效果好。ARDS 时临床表现为进行性呼吸困难，咳稀血水样痰，急性呼吸窘迫，高流量吸氧，氧分压持续下降。

四、急救

ARDS 治疗的目标包括：改善肺氧合功能，纠正缺氧，保护器官功能，以及并发症和基础病的治疗。常规治疗包括：监护、氧疗、机械通气以及水电解质紊乱的治疗等。

（一）加强监护　应对 ARDS 患者进行特别监护。动态监测生命体征的变化，包括：呼吸、血压、脉搏、体温以及神志的改变等。

（二）积极治疗原发疾病　原发疾病是 ARDS 发生和发展最重要的病因，必须及时治疗。

1. 积极控制感染　严重感染是引起 ARDS 的首位高危因素，又是影响 ARDS 的首要原因。因此，在危重患者抢救过程中，应严格无菌操作，撤除不必要的血管内导管和尿管，预防皮肤溃疡，寻找并处理外科感染，以减少医院内感染。对 ARDS 并发感染征象的患者，应加强对感染部位的寻找，并应结合血、尿、痰细菌培养和临床情况，选择强有力的抗生素治疗。

2. 积极抢救休克。

3. 静脉输液避免过多过快，晶体液与胶体液以 1∶1 为宜，参考中心静脉压、血压、肺动脉楔压、脉压差与尿量，随时调整输入液体量。

4. 尽量少用库存血。

5. 及时的骨折复位、固位。

6. 危重患者抢救应吸氧，但应避免长时间高浓度的氧吸入，一般吸氧浓度 40%～50%，维持 PaO_2 60mmHg。

（三）氧疗　氧疗是有效纠正缺氧的重要措施。需要高浓度给氧，才能使 $PaO_2 > 60mmHg$ 或 $SaO_2 > 90\%$。一般多用面罩给氧，部分患者可在机械通气的同时给氧。

（四）机械通气

1. 呼气末正压通气（PEEP）　　对 ARDS 患者是一种支持疗法，单纯使用间歇正压机械呼吸效果不大，采用呼气末正压呼吸治疗可提高动脉氧分压，疗效较好。PEEP 系在呼气末增加气道和肺泡压力，扩张小气管和肺泡，阻止肺泡关闭，使萎陷的肺泡复张，减少肺内分流；同时 P％％P 可使肺泡内液体变为扁平，有利于气体交换，以上作用可提高氧合效果，纠正低氧血症。经用 P％％P 治疗后，当临床病情稳定，FiO_2 为 40％，$PaO_2 \geqslant 9.33\,kPa$（70mmHg）时，可试行逐步撤离 PEEP。先降低 P％％P 值 0.49kPa（5cmH_2O），10 分钟后复测动脉血气，如 PaO_2 值稳定不变或较原值降低 <20％，即可根据病情逐步予以撤离；如 PaO_2 值明显降低，则需恢复原 PEEP 值进行治疗。使用 PEEP 时应注意有无充血性心力衰竭、低血压、尿量减少、气胸、纵隔气肿等并发症发生，加强护理，密切监测呼吸和循环情况。

2. 反比通气（IRV）　　即机械通气吸（Ⅰ）与呼（％）的时间比 ≥1:1。延长正压吸气时间，有利气体进入阻塞所致时间常数较长的肺泡使之复张，恢复换气，并使快速充气的肺泡发生通气再分布，进入通气较慢的肺泡，改善气体分布、通气与血流之比，增加弥散面积，缩短呼气时间，使肺泡容积保持在小气道闭合的肺泡容积之上，具有类似 P％％P 的作用；IRV 可降低气道峰压和 P％％P，升高气道平均压（MAP），并使 PaO_2/FiO_2 随 MAP 的增加而增加。同样延长吸气末的停顿时间有利血红蛋白的氧合。所以当 ARDS 患者在 P％％P 疗效差时，可加试 IRV。要注意 MAP 过高仍有发生气压伤和影响循环功能、减少心输出量的副作用，故MAP 以不超过 1.37kPa（14cmH_2O）为宜。应用 IRV 时，患者感觉不适难受，可加用镇静或麻醉剂。

3. 膜式氧合器　　ARDS 经人工气道机械通气、氧疗效果差，呼吸功能在短期内又无法纠正的场合下，有人应用体外膜肺氧合（％CMO）维持生命，采用静脉→膜肺→静脉的模式，经双侧大隐静脉根部用扩张管扩张后分别插入导管深达下腔静脉。现发展了血管内氧合器/排除 CO_2 装置（IVOX），以具有氧合和 CO_2 排除功能的中空纤维膜经导管从股静脉插至下腔静脉，用一负压吸引使氧通过 IVOX，能改善气体交换。配合机械通气可降低机械通气治疗的一些参数，减少机械通气并发症。

（五）改善微循环　ARDS 患者多有肺小静脉痉挛、组织灌注不良、组织缺氧等微循环障碍，故应使用血管扩张剂及改善微循环的药物。

1. 肾上腺皮质激素的应用　应用原则：早期、大量、早撤。具体方法：地塞米松每日 20～40mg 静滴，2～3 天为一疗程或氢化可的松每日 300～500mg 静滴，疗程同前。

2. α 受体阻断药　酚妥拉明 20～80mg 加入 10% 葡萄糖液 500ml 内，静滴，滴速每分钟 0.5～1.0mg；亦可小剂量静脉推注，每次 1mg，每 15～20 分钟重复 1 次。用药过程中应注意监测血压的变化以收缩压不低于 12kPa 为宜。

3. 胆碱能神经阻滞剂　东莨菪碱每次 40mg，必要时加大剂量静注或静滴，5～10 分钟后酌情重复使用。主要适用微循环痉挛阶段，患者处于休克状态，四肢湿冷。

4. 肝素和低分子右旋糖酐　ARDS 患者，尤其合并感染病，DIC 发生率高，如 3P 试验阳性，或血小板减少至 70×10^9/L 以下，凝血时间少于 5 分钟应立即使用肝素。第 1 次用 50mg 静滴，以后每 6 小时用半量，直到血小板、凝血时间、3P 试验恢复正常，再维持 2～3 天。右旋糖酐有防止红细胞凝集的功能，与肝素并用有预防 DIC 作用。

5. 双嘧达莫　是较温和的防血小板聚集和黏附药，可抗血栓形成。可用 50mg 溶于溶液中静脉滴入，每 6 小时 1 次。与肝素合用可引起出血倾向。

6. 前列腺素 E_1（PGE_1）　PGE_1 可扩张肺血管，降低肺静脉及其阻力，抑制白细胞及血小板聚集，抑制氧自由基，防止溶酶体释放等。剂量为每分钟 100ng/kg，但目前意见尚未统一。

（六）消除肺间质水肿

1. 控制输液量，限制入水量　每日输液量不超过 1500～2000ml，保持液体轻度负平衡。早期以晶体为主，晚期可用胶体液，如白蛋白每日 100～200g。

2. 应用利尿剂　可提高动脉血氧分压，减轻肺间质水肿，尤适用于输液适量诱发 ARDS 及肺水肿而尿少者。一般用呋塞米40～60mg，每日 2～4 次，静脉注射，以不减少心输出量为度。

（七）并发症的治疗　ARDS 的发生发病过程中，可发生脏器功能衰竭，最常见的并发症是肾、胃肠、中枢神经、肝、凝血等。

1. 控制感染　ARDS 患者的免疫功能低下，气道防卫功能降低，气管插管、气管切开、频繁吸痰等因素易诱发肺部感染。可做痰、支气管肺泡分泌物、血、尿培养，寻找致病微生物。及时应用抗生素或相应治疗。

2. 氧中毒　避免持久吸入 50% 以上氧浓度的氧气。

3. 胃出血　由于应用激素及严重缺氧而引起消化道应激性溃疡，导致胃、十二指肠大出血，急诊临床多应用甲氰咪胍 1.0～1.2g，静脉点滴，或口服氢氧化铝凝胶，去甲肾上腺素加冰盐水口服等。

4. 纠正酸碱平衡紊乱　ARDS 早期可由于通气过度发生呼吸性碱中毒；继而可由于输入含枸橼酸的血、肾小球滤过率减少和肾排碱功能减退及低 K^+、低 Cl^- 等并发代谢性碱中毒；如有严重缺氧、创伤和休克可出现代谢性酸中毒；后期可由于呼吸衰竭导致高碳酸血症，出现呼吸性酸中毒和高乳酸血症的代谢性酸中毒。以上情况必须及时合理纠正，并注意血气监护。

5. 强心剂的应用　在无明显心功能不全时，不必常规应用洋地黄药物。由于感染、休克可给心肌造成损害，大量输液也能加重心脏负担，故小剂量、短期应用，对治疗 ARDS 有效。

6. 心律失常　因缺氧、酸碱失衡、水电紊乱等因素导致心律失常，应针对发生原因及时纠正。

7. 弥漫性血管内凝血（DIC）　血小板计数如逐日降低，要警惕 DIC 发生并做相应的抗凝治疗。

ARDS 的死亡率在 50% 左右，与严重程度有关。常死于基础疾病、多器官功能衰竭和顽固性低氧血症。能康复者部分能完全恢复，部分留下肺纤维化，但多不影响生活质量。

五、护理要点

1. 密切观察患者的意识状态以及体温、脉搏、呼吸、血压等病情变化，并及时准确记录，发现异常及时报告医生给予处理。

2. 如患者出现休克时多取头低脚高位，休克纠正后将头抬高30°。床头抬高有利于脑静脉引流和促进脑循环，同时还有利于呼吸，增加功能残气量而改善氧和作用。无休克的患者如病情允许，建议采取双下肢下垂，端坐位，头部损伤的患者则取半卧位，但不可屈髋超过90°，以免增加胸、腹部压力而阻碍静脉回流。在变换体位时，如患者有肺部创伤，可半侧卧位向患侧，避免压迫健侧肺，以增加肺部通气量。翻身时动作要缓慢，防止因翻身不当造成意外损伤。

3. 避免局部长期受压，鼓励患者或协助经常更换卧位，减轻骨隆突部位压迫。翻身时间根据病情而定，一般每 2~3 小时翻身一次，最长不超过 4 小时，必要时每小时翻身一次。保持床铺清洁、干燥、平整无渣屑。增加营养，改善全身营养状况，预防褥疮的发生。

4. 意识清楚的患者应鼓励其漱口。意识不清的患者护士应用生理盐水棉球做口腔护理，头应偏向一侧，以免发生吸入性肺炎，动作要轻，以免损伤口腔黏膜，预防口腔炎的发生。

5. 安装空调的病室调节室温在 18~22℃，相对湿度约 65%，每天用紫外线消毒室内空气两次，并定时开放排气扇以交换室内外空气。

6. 患者常因呼吸困难憋喘较甚，而产生恐惧心理，表现烦躁、焦虑、痛苦呻吟。护士要耐心解释病情，细心劝导，使患者配合治疗，避免增加耗氧，影响治疗效果。

7. 因此时患者处于应激状态，体内蛋白质分解增多，造成体内低蛋白血症，故应补充足够的热量和营养，避免因营养不足而影响组织的修复致呼吸肌疲劳和免疫功能低下影响恢复。能进食者，经口摄入营养，不能进食时，应以胃管供给营养液。

8. 迅速纠正缺氧是抢救患者呼吸窘迫综合征的中心环节。当 $PaO_2 < 9.33kPa$ 时应给氧气吸入。一般采取鼻导管或面罩给氧。如病变在于肺水肿、肺萎陷等导致的生理分流量增加，一般鼻导管给氧法难以提高动脉血氧分压，故及时采用机械呼吸。给氧一般不超过 40%，维持 PaO_2 37.3kPa 左右。长时间吸入高浓度的氧有氧中毒的危险，应予注意。必要时吸入纯氧时，时间宜短，一般不超过 4 小时。

9. 注意观察患者呼吸频率、节律的变化及呼吸困难和发绀的程度，并通过血气分析检查 PaO_2 和 $PaCO_2$ 结合临床症状，判断缺氧情况，调整氧流量和氧浓度。给吸入高浓度氧气时，应观察 PaO_2 的变化，如 PaO_2 始终低于 6.7kPa（50mmHg）需行器械呼吸治疗时，应在呼气末正压呼吸。

10. 观察体温、脉搏、血压、尿量、周围循环等情况；注意有无腹痛、呕吐、腹泻、肌肉震颤、手足抽搐、意识丧失或昏厥等低碳酸血症和呼吸性碱中毒的表现；注意弥漫性血管内凝血征象，如皮肤、黏膜瘀斑，消化道、呼吸道、阴道等的出血情况。发现异常，及时报告医师，并协助处理。

11. 血容量减少者应遵医嘱及时输入新鲜血液或液体，但不宜过多过快，并随时测量中心静脉压或行漂浮导管测定肺毛细血管楔压以监护心脏功能和肺动、静脉压力；随时送检血气分析、生化及做心电图检查，协助医生监测各生命指标的动态变化，做好病情和出入量记录，注意每小时尿量；应用呼吸兴奋药需注意事项参考肺原性心脏病；备好抢救物品，如氧气、吸痰器、人工呼吸器、气管切开包、气管插管等，并积极配合医师抢救。

12. 保持呼吸通畅，鼓励患者咳嗽排痰，经常帮助患者翻身拍背，鼓励患者深呼吸和咳痰，及时清除呼吸道分泌物。对呼吸困难、无力咳嗽和咯痰的患者可用气管切开和气管内吸痰，以利于排痰。每次吸痰动作要轻，以免擦伤黏膜，时间要短，一般不超过15分钟。吸痰时间过长，可加重低氧血症，故吸痰前应给予充分的氧通气。有条件时宜用50cm长的吸痰管而不用导尿管，这样能吸出隆突以下较深部的痰液，血痰或其他异常情况。

痰液黏稠和气管切开时，要注意湿化气道，湿化要适度，可根据吸出的痰液的黏稠度来判断。湿化不足可见痰痂形成，反之湿化过度，痰液过于稀薄，也影响气道的通畅。给予蒸汽吸入或超声雾化吸入或气管滴入雾化液，雾化液可选用1.25%～2.7%的碳酸氢钠溶液，亦可用溴己新、糜蛋白酶、胰脱氢核酸酶等加入适量等渗盐水。伴支气管痉挛时，可加入2.5%氨茶碱3ml或异丙肾上腺素1～2ml。为预防感染，雾化液中可加入适当抗生素。

13. 健康教育　ARDS是一个预后差、病情凶险的疾病，病死率高达50%左右。因此，本病预防极为重要。如及时发现和正确治疗休克，适当补充血容量，避免液体输注超过负荷，胶体与含钠液的合理配伍等。加强呼吸道的护理，重视肺泡通气量不足或肺不张的发生，适时应用辅助机械通气，合理用氧等。对已发病者，应早期诊断及积极的治疗。任何治疗上的延迟，导致肺内病变的进展，可造成无法挽回的结果。

（梁晓静）

第十章 循环功能的监护与相关疾病

第一节 循环功能的监护

循环系统是由心脏和全身血管组成的一个密闭的管道系统。血液在心血管系统中循环，通过心脏的收缩和舒张，以及全身大、中、小血管的运输，到达全身各重要脏器和组织，起着提供血液、氧和营养物质，排泄废物的作用。因此，评价心血管功能的良好与否，可从心脏的舒缩能力、全身血管的压力和阻抗、周围脏器和末梢的灌注情况等几个方面加以判断。

一、一般监护

要观察危重患者意识和表情，呼吸困难和发绀程度，胸痛的性质和持续时间，咳嗽、咳痰、咯血以及痰的性质和咯血量等。同时也要注意心率、心律、心音和杂音的变化，肺部啰音增多或减少，水肿减轻或加重、尿量、肢端温度等。

二、心电监护

心电监护应用综合监护导联，在荧光屏上连续的显示出心电图的波形，必要时能运用冻结、记录、储存及自动报警的功能，以此及时了解并完整反映心脏的电活动状态和心脏应激状态。因而心电监护是循环功能监测的重要指标。

（一）适应证

1. 各种心血管疾病患者，如急性心肌梗死、心律失常、心肌病等。

2. 其他脏器疾病导致急性循环衰竭者，如严重创伤、感染、大量失血、电解质紊乱引起急性脏器衰竭。

3. 心脏或其他脏器大手术后的患者。

（二）心电监护的意义

1. 及早发现心律失常或其先兆。

2. 了解心肌供血情况。

3. 心律及心肌供血改善的估价指标。

（三）心电监测仪的种类及临床意义

1. 种类

（1）心电监测系统和心电图监测仪：ICU 内常配备心电图监测系统，心电监测系统由一台中心监测仪通过导线、电话线或遥控连接多台床旁％CG 监测仪。中心或床边％CG 监测仪具有以下功能：①显示、打印和记录％CG 波形和 HR 数字；②一般都有 HR 上下限声光报警，报警时同时记录和打印，具有心律失常分析的％CG 监测仪，当室性早搏每分钟 >5 次，即发生警报；③图像冻结，可使％CG 波形显示停留在显示屏上，以供仔细观察和分析。双线％CG 显示，接连下来的第二行％CG 波形，可以冻结，并能及时记录；④数小时到 24 小时的趋向显示和记录；⑤高级的％CG 监测仪配有电子计算机，可对多种心律失常做出分析，同时可识别 T 波，测量 ST 段，诊断心肌缺血；⑥％CG 监测仪也常与除颤器组合在一起，以便同步复律和迅速除颤，从而更好地发挥％CG 监测的作用。

（2）动态心电图监测仪（Holter 心电图监测仪）：可分为记录及分析仪两部分。第一部分为随身携带的小型％CG 磁带记录仪，通过胸部皮肤电极慢速并长时间（一般 24 小时）记录％CG 波形，可收集心脏不同负荷状态时的％CG，如在术前、术中及 ICU 的患者，汇集白天或夜间、休息或活动时的％CG 变化，便于动态观察。第二部分为分析仪，可用微处理机进行识别，省时省力；也可人工观察，由于 Holter 记录仪在记录或放像时可产生伪差，所以最好能两者结合。Holter 监测仪主要用于冠心病和心律失常诊断，也可用于监测起搏器的功能，寻找晕厥原因及观察抗心律失常药的疗效，常用于术前诊断。

（3）遥控心电图监测仪：该仪器不需用导线与心电图监测仪相连，遥控半径一般为 30m，中心台也可同时监测 4 位患者。

2. 临床意义

（1）及时发现和识别心律失常：危重患者的各种有创的监测和治疗，手术操作，酸碱失衡和电解质紊乱等均可引起心律失常，严重时，可引起血流动力学改变，心电图监测对发现心律失常识别心律失常性质，判断药物治疗的效果，均十分重要。

（2）心肌缺血或心肌梗死：严重的缺氧，高 CO_2 血症，酸碱失衡等诸多因素，均可导致心肌缺血，心律失常发生。心率的增快和血压的升高，均可使心肌耗氧增加，引起或加重心肌缺血的发生。因此，持续的心电图监测可及时发现心肌缺血。

（3）监测电解质改变：危重患者在治疗过程中，很容易发生电解质紊乱，最常见的是低钾和低钙，持续心电监测对早期发现有重要意义。

（4）判断心脏起搏器的功能。

三、血流动力学监测

血流动力学的监测是 ICU 中的重要监测内容，随着对循环生理的认识不断深入和现代监测仪器的发展，临床监测参数越来越多，在危重患者的治疗和抢救中起到了重要作用。

（一）监测项目

1. 外周动脉血管内压。

2. 肺动脉球囊漂浮导管监测数据：包括中心静脉压、右房压、右室压、肺动脉压和肺动脉楔压，心输出量测定及不同部位血标本的血气分析等。

3. 利用上述数据，通过计算可获得的一些资料，包括左室做功、血管阻力（肺及全身）及有关氧的转运、氧的供需等资料。

（二）血流动力学主要参数

1. 中心静脉压（CVP）　反映右心室功能，临床上将 CVP 降低作为血容量不足、CVP 升高作为心功能不全或肺血管阻力增高的重要指标，CVP 的动态观察常用于鉴别脱水、休克、输液等的监护及心功能判断。CVP 正常值 0.1~1.0kPa（1~10cmH₂O），均值为 0.6kPa（6cmH₂O）。一般认为，CVP 低于 0.6kPa（6cmH₂O）表示血容量不足，高于 1.5kPa（15cmH₂O）表示心功能不全或（和）肺血管阻力升高。

2. 肺动脉楔压（PAWP）　通过（Swan Ganz）导管观测肺动脉楔压（PAWP）比中心静脉压（CVP）更能正确反映左心室充盈压。正常值为 1.6~2.4kPa（12~18mmHg），同时可观测心每搏输出量（CO）和心脏指数（cardia cindex，CI）。心脏指数值通常为 3.2±0.2L/（min·m²），休克时若 CI 低，则按心衰处理；若 CI 高，则按血液分布紊乱处理。

3. 肺动脉压（PAP）　正常值为 2.4~4.0/0.8~1.6kPa（18~30mmHg/6~12mmHg）。PAP 增高为肺动脉高压，见于左心室衰竭、二尖瓣病变、肺源性心脏病，左向右分流先天性心脏病等。

4. 平均动脉压（MAP）　指舒张压加 1/3 脉压差，当周围动脉测不到时，可作桡动脉插管，直接测量动脉压。

5. 心输出量（CO）　是指左或右心室每分钟射入主动脉或肺动脉的血容量。测定心输出量对于心功能的判断，计算出血流动力学其他参数，如心脏指数、外周血管总阻力等，以指导临床治疗都具有十分重要的意义。因而监测心输出量是重症患者监测的重要参数。测定的方法主要有：氧消耗法、染料稀释法和温度稀释法。随着 Swan-Ganz 漂浮导管的临床应用，温度稀释法在临床应用广泛。该方法使用方便，安全可靠，可重复测定，而且并发症也少。在正常情况下，左、右心室的输出量基本相等，但在分流量增加时可产生较大误差。正常成人的心输出量为 5~6L/min，每搏输出量（SV）为 60~90ml。对于判断心功能、诊断心力衰竭和低心输出量综合征都具有重要意义。

6. 每搏排出量（stroke volume，SV）　指一次心搏由一侧心室射出的血量。成年人在安静、平卧时，每搏排出量为 60~90ml。SV 与心肌收缩力有关，也取决于心脏前负荷、心肌收缩力及后负荷的影响。

7. 心脏指数（CI）　是每分钟每平方米体表面积的心排出量。$CI < 2.5L/min \cdot m^2$，提示可能出现心力衰竭；$CI < 1.8L/(min \cdot m^2)$ 则提示为心源性休克。

8. 体循环阻力指数（system vascular resistance index，SVRI）体循环阻力（SVR）表示心室射血期作用于心室肌的负荷，是监测左心室后负荷的主要指标，是指每平方米体表面积的 SVR。正常值为 $1760 \times 2600dyne \cdot sec/(cm^5 \cdot m^2)$。当血管收缩剂使小动脉收缩或因左心室衰竭、心源性休克、低血容量性休克等原因使心搏血量减少时，SVR/SVRI 均增高；相反，血管扩张剂、贫血、中度低氧血症可导致 SVR/SVRI 降低。

9. 肺循环阻力指数（pulmonary vascular resistance index，PVRI）　是监测右心室后负荷的主要指标。正常值为 $45 \sim 225 dyne \cdot sec/(cm^5 \cdot m^2)$。正常情况下，肺循环阻力（PVR）只是 SVR 的 1/6。当肺血管病变时，PVR/PVRI 增高，从而增加右心室后负荷。

10. 左心室做功指数（left ventricular stroke work index，LVSWI）　指左心室每次心搏所做的功，是左心室收缩功能的反映。正常值为 $44 \sim 68g/m \cdot m^2$。LVSWI 降低提示可能需要加强心肌收缩力，而 LVSWI 增高则意味着耗氧量增加。

11. 右心室做功指数（right ventricular stroke work index，RVSWI）指右心室每次心搏所做的功，是右心室收缩功能的反映，其意义与 LVSWI 相似。正常值为 $4 \sim 8g/(m \cdot m^2)$。

12. 氧输出（deferent oxygen，DO$_2$）　指单位时间内由左心室输送到全身组织氧的总量；或者是单位时间内动脉系统所送出氧的总量。DO$_2$ 的表达式为：DO$_2$ = CI × 动脉血氧含量（CaO$_2$）。CaO$_2$ 主要取决于动脉血氧饱和度（SaO$_2$）和血红蛋白含量（Hb）。DO$_2$ 主要受循环系统（CI）、呼吸系统（SaO$_2$）和血液系统（Hb）的直接影响。正常人在静息状态下的 DO$_2$ 为 $520 \sim 720ml(min \cdot m^2)$。

13. 氧耗量（VO_2）　指在微循环水平，血液中所携带的一部分氧被组织细胞摄取，动脉血中的氧含量逐渐减少，动脉血随之逐渐变成静脉血；在此过程中，组织细胞实际消耗氧的量称为氧耗量。正常静息状态下 VO_2 为 100~180ml（min·m²）。正常时，VO_2 应与组织的氧需要量相等。一旦 VO_2 小于需量则提示组织缺氧。

14. 氧摄取率（O_2ext）　是氧输出与氧耗量之比，氧的摄取率大小主要与组织氧需求有关。正常值为 22%~30%。常用于分析全身的氧输送和氧耗量关系来估价机体总的组织氧合情况。

（四）监测时注意事项

1. 导管使用前要严格检查气囊，注意注气后的形态。套管膜的牢度，防止气囊在血管中破裂，发生空气栓塞。

2. 严格执行无菌技术操作，防止术后继发感染。

3. 导管通过三尖瓣进入右室时应加强心电监测，注意有无心律失常，对原有室性早搏患者可先用利多卡因 50mg 静脉推注。

4. 在测得肺毛细血管楔嵌压后，导管气囊要迅速排尽气体，使导管在肺动脉处于游离状态，以免气囊压迫肺动脉分支时间过长，产生肺栓塞或血管壁受损引起大出血等并发症。

5. 推送导管时动作轻巧敏捷，注意导管长度、压力曲线、心电图改变，避免导管打结，一旦发生打结，严禁硬拉，可在 X 线下取出。

6. 监测中严密观察病情变化，定时记录体温、脉搏、呼吸、血压、心率、心律变化。长时间监护者，注意有无静脉栓塞形成，发生栓塞症状应及时拔除导管。

7. 导管可保留 7~10 天，留置期间，每小时用肝素生理盐水冲洗导管，防止栓塞。避免导管被拉出，注意局部有无渗血、消毒胶纸敷贴情况。

8. 导管用毕取出后气囊排空，禁止用水冲洗气囊，忌用乙醚擦洗导管，管腔反复冲洗清洁，晾干后用双层塑封，环氧乙烷气体消毒备用。

（闵萍）

第二节　急性心力衰竭

心力衰竭（heart failure）是在静脉回流正常的情况下，由于心肌收缩或（和）舒张功能障碍，使心排血量绝对或相对低于全身组织代谢需要的综合征。心力衰竭根据其发生的速度分为急性心力衰竭和慢性心力衰竭。急性心力衰竭（AHF）是指心力衰竭体征和症状逐渐的和急促的改变的结果，需要紧急处理。这些症状最开始是由于提高了左室充盈压（伴随或不伴随心脏低输出量）而产生严重的肺水肿。急性心力衰竭可以发生在射血分数稳定和减少的住院患者，同时伴随心血管事件，如冠心病、高血压病、瓣膜性心脏病、房性心律失常、和（或）没有发生心血管事件（包括肾功能不全、糖尿病、贫血）而导致急性心力衰竭的出现和产生。

一、病因和发病机制

任何突发的心脏解剖或功能的异常，无论是心脏有无基础病变，均可使心排出量急剧而显著地下降，肺静脉压升高，发生急性左心衰竭。常见的病因有：①由于急性大面积心肌梗死及急性弥漫性心肌炎，导致急性心肌收缩力减弱；②急性瓣膜反流（急性心肌梗死或感染性心内膜炎等原因引起瓣膜穿孔、乳头肌断裂或功能不全、腱索断裂等）或输液过多过快所致急性容量负荷过重；③高度二尖瓣狭窄或主动脉狭窄、左室流出道梗阻、高血压危象等导致狭窄负荷过重，排血受阻；④缓慢（<35 次/min）或快速性（>180 次/min）心律失常及大量心包渗液或积血所致急性心脏压塞，心室舒张受限。

二、病情判断

（一）症状　发病急骤，患者突然出现严重呼吸困难，端坐呼吸，频繁咳嗽、咳粉红色泡沫痰。

（二）体征　呼吸急促，烦躁不安，面色苍白，口唇发绀，大汗淋漓；心尖冲动向下移位，可出现交替脉，可出现心界扩大；

双肺满布湿性啰音，可伴哮鸣音，心率加快，心尖部可闻及奔马律。血压可升高，但伴心源性休克时血压降低。

（三）实验室及其他检查

1. 动脉血气分析 早期 PaO_2 轻度下降或正常，肺水肿期 PaO_2 明显下降，$PaCO_2$ 增高。

2. X 线胸片 可见两肺大片云雾状影、肺门阴影呈蝴蝶状。

3. 血流动力学监测 左心室舒张末压增高，PCWP18 ～ 20mmHg 出现轻度肺淤血，20 ～ 25mmHg 为中度肺淤血，26 ～ 30mmHg 时为严重肺淤血，>30mmHg 出现肺水肿。

（四）诊断

1. 根据病史及典型临床表现即可诊断。

2. 诊断标准

（1）有引起急性左心衰病因。

（2）发病急骤，突发严重呼吸困难，咳粉红色泡沫痰，大汗淋漓。

（3）双肺可闻满布湿性啰音，心率加快，奔马律。

（4）X 线两肺大片云雾状影、肺门阴影呈蝴蝶状，左心室舒张末压增高 PCWP >18mmHg。

（五）鉴别诊断 心功能不全的某些症状如呼吸困难、水肿、肝肿大、肺底啰音等并非心功能不全所特有的表现，应与有类似症状的疾病鉴别。急性左心功能不全所致的劳力性呼吸困难应与阻塞性肺气肿、肥胖、神经性呼吸困难、身体虚弱鉴别；夜间呼吸困难心源性哮喘应与支气管哮喘相鉴别；肺底湿啰音应与慢性支气管炎、支气管扩张、肝炎鉴别；急性右心功能不全应与心包积液或缩窄性心包炎相鉴别。

三、急救

急诊处理目标是改善症状，稳定血流动力学状况。另一治疗客观目标是减轻心衰时的临床体征。有效的治疗可以改善预后，提示预后改善的指标包括静脉持续扩血管药物应用时间的缩短，住院时间的缩短，再次入院率的下降以及需再次入院治疗的间期延长。治疗的主要目标还包括住院期间和远期死亡率的下降。

到达急诊室后，急性心衰患者应尽快接受监护，同时应进行相关的检查以尽早明确原发病因。监测的内容与严密程度取决于患者的病情、治疗反应和急诊室的条件。

所有危重患者常规监测内容包括：体温、呼吸、心跳、血压及心电图。有些实验室检查应反复重复，动态观察，如电解质、肌酐、血糖、感染指标或其他代谢性疾病指标。必须严格控制高血钾或低血钾，这些指标都可通过自动监测仪快速准确的监测。监测的频率应随病情变化而调整。

（一）减少静脉回流　立即使患者取坐位，两腿下垂，或四肢结扎血带。方法：用软的橡胶止血带或气囊袖带（血压计袖带），扎束于四肢躯干部（肩及腹股沟以下），袖带内压力大约充气至舒张压以下 1.33kPa（10mmHg）为度（或用触诊法，止血带远端动脉搏动仍存在，而静脉充盈怒张），使四肢静脉回流受阻，而保持动脉供血畅通。每 15 ~ 20 分钟按一定顺序（顺钟向或逆钟向）将一肢止血带放松，即每个肢体加压 45 分钟，放松 15 分钟，以免局部组织的血流过分淤滞，引起不良后果。

（二）高流量氧气吸入　高流量氧气吸入（10 ~ 20ml/min 纯氧或鼻管吸入 6 ~ 8ml/min 的流量）是治疗急性肺水肿的有效措施。面罩吸氧可将 30% ~ 40% 酒精放入湿化瓶内，以使泡沫的表面张力降低而破裂，以利肺泡通气改善。一次使用时间不宜超过 20 分钟。鼻导管吸氧，酒精浓度为 70% ~ 80%，若患者不能耐受，可选用 20% ~ 30% 的酒精，以后逐渐增加，或开始用低流量吸氧，待患者适应后再逐渐提高氧流量，此法适用于清醒患者，如以 95% 酒精 5ml 置鸭嘴喷雾管中，用氧雾化吸入，或用 20% ~ 40% 酒精，经超声雾化吸入，疗效比上述两种方法更为确实。

（三）吗啡　吗啡 5 ~ 10mg 静脉缓注不仅可以使患者镇静，减少躁动所带来的额外的心脏负担，同时也具有小血管舒张的功能而减轻心脏的负荷。必要时每间隔 15 分钟重复一次，共 2 ~ 3 次。老年患者可酌减剂量或改为肌内注射。

（四）快速利尿　呋塞米 20～40mg 静注，于 2 分钟内推完，10 分钟内起效，可持续 3～4 小时，4 小时后可重复一次。除利尿作用外，本药还有静脉扩张作用，有利于肺水肿缓解。

（五）血管扩张剂　以硝普钠、硝酸甘油或酚妥拉明静脉滴注。

1. 硝普钠　一般起始剂量 20μg/min，根据血压每 5 分钟调整用量，收缩压维持在 100mmHg 左右，原有高血压患者收缩压降低幅度不得超过 80mmHg，否则会引起心、脑、肾等重要器官灌注不足。维持量多为 50～100μg/min，但应根据个体情况而定。

2. 硝酸甘油　起始剂量 10μg/min，根据血压每 10 分钟调整一次，每次增加 5～10μg/min，以血压达上述水平为度。维持量多为 50～100μg/min，但该药个体差异大，故应根据具体情况而定。

3. 酚妥拉明　为 α 受体阻断药，静脉滴注以 0.1mg/min 开始，每 5～10 分钟调整一次，维持量一般为 1.5～2.0mg/min，监测血压同硝普钠。

（六）氨茶碱　0.25g 加入 50% 葡萄糖液 20～40ml 中缓慢静注，以减轻呼吸困难。

（七）强心药　如发病 2 周内未用过洋地黄或洋地黄毒苷，一周内未用过地高辛，可予速效洋地黄制剂，以加强心肌收缩力和减慢心率，此对伴有房性快速性心律失常的急性肺水肿特别有效，但对重度二尖瓣狭窄而伴有窦性心律的急性肺水肿忌用。如发病两周内曾用过洋地黄，则强心药的应用需根据病情，小剂量追加，用法同慢性心力衰竭。

（八）糖皮质激素　地塞米松 10～20mg 加入 5% 葡萄糖溶液 500ml，静脉滴注。皮质激素可扩张外周血管，增加心排血量，解除支气管痉挛，改善通气，促进利尿，降低毛细血管通透性，减少渗出。对急性肺水肿和改善全身情况有一定价值。

（九）氯丙嗪　国外报告氯丙嗪治疗急性左心衰竭有迅速改善临床症状的作用，国内亦有人用小剂量氯丙嗪治疗急性左心衰竭。用法：5～10mg 肌注，仅有左心衰竭者用 5mg，伴有急性肺水肿者用 10mg，肌注后 5～10 分钟见效，15～30 分钟疗效显著，作用持续 4～6 小时。氯丙嗪扩张静脉作用大于扩张动脉，因此更适合以前负荷增高为主的急性左心衰竭；其镇静作用能很好地解除患者焦虑。

（十）静脉穿刺放血　可用于上述治疗无效的肺水肿患者，尤其是大量快速输液或输血所致的肺水肿，放血 300～500ml，有一定效果。

（十一）确定并治疗诱因　急性肺水肿常可找到诱因，如急性心肌梗死、快速心律失常及输液过多过快等。由高血压危象引起者应迅速降压，可用硝普钠。如器质性心脏病伴快速性心律失常对抗心律失常药物无效，而非洋地黄引起，应迅速电击复律。

（十二）急性右心衰竭的治疗

1. 病因治疗　右心衰竭是由多种病因如急性心包填塞、肺栓塞等引起的心功能不全综合征，因此，其治疗的关键首先是快速认识并纠正病因和稳定血流动力学状况。

2. 控制右心衰竭　治疗的基本措施是：①维持正常的心脏负荷，特别是前负荷；②增强心肌收缩力，使心排血量增加；③维持心肌供氧和耗氧的平衡；④由于一氧化氮（NO）能选择性的降低肺血管阻力，近年来已被广泛用于治疗右心功能衰竭；⑤上述治疗效果不佳时，有条件的情况下可考虑肺动脉内球囊反搏或右心辅助治疗。

3. 注意事项　①只要没有明显的体液负荷过量的表现，一般应维持合理的补液速度；②颈静脉压并不能很好的表示左室充盈压，颈静脉压升高并不排除体液量的缺乏；③没有右心室壁的特征性 ECG 改变并不能排除右心室心肌梗死；④肺动脉漂浮导管对右心室心梗诊断很有帮助，表现为右房压及右室压＞肺动脉楔压；⑤利尿剂和血管扩张剂对右心室心梗患者无益而有害；⑥在负荷量充足的情况下，多巴胺 4～5μg/（kg·min）通常可维持血压平稳，如需要可增加至 15μg/（kg·min），或与肾上腺素复合使用。

四、护理要点

（一）一般护理

1. 安置患者于危重监护病房，监测心电、呼吸、血压、尿量等变化，并做详细记录；同时测量脉搏、心率的变化（不能以脉率代替心率）。

2. 立即协助患者取坐位，双腿下垂，以利于呼吸和减少静脉回心血量。

3. 给予高流量（6~8L/min）经30%~50%乙醇湿化的氧气鼻导管吸入。使用乙醇吸氧可使肺泡内泡沫的表面张力降低而破裂，有利于改善通气。必要时可加压吸氧，以增高肺泡内压力，减少浆液的渗出，但吸氧时间不宜过长，应间歇吸入。如给予机械通气辅助呼吸，采用呼气末正压通气（P%％P）。

4. 宜用低钠、低脂肪、低盐、富含维生素、富于营养易消化的低热量饮食。采用低热量（每日1200~1500kcal）饮食可降低基础代谢率，减轻心脏负荷，但时间不宜过长。低盐饮食可控制水钠潴留，从而减轻心脏负荷，根据水肿程度忌用或少用含钠量高的食物，如发酵面食、点心、咸肉、咸菜、海鱼虾、含钠饮料、调味品和含盐的罐头等。进量少或利尿明显者可适当放宽钠盐的限制。心衰时因胃肠道淤血、呼吸困难、疲乏、焦虑而影响食欲和消化功能，应给予易消化食物，少食多餐，可减少胃肠消化食物所需的血液供应，使心脏负荷减轻。

5. 因急性心功能不全起病急，患者无思想准备，病情较重，所以患者易出现烦躁、紧张、焦虑、恐惧、失望等心理现象。应加强对患者的心理护理，对患者态度和蔼、诚恳热情，耐心细致地作好思想工作，体贴入微地帮助患者增强信心及配合治疗。

（二）病情观察与护理

1. 观察体温、脉搏、呼吸、血压的变化。注意心力衰竭的早期表现，夜间阵发性呼吸困难是左心衰竭的早期症状，应予警惕。当患者出现血压下降、脉率增快时，应警惕心源性休克的发生，并及时报告医生处理。

2. 观察神志变化，由于心排血量减少，脑供血不足缺氧及二氧化碳增高，可导致头晕、烦躁、迟钝、嗜睡、晕厥等症状，及时观察以利于医生综合判断及治疗。

3. 观察心率和心律，注意心率快慢、节律规则与否、心音强弱等。有条件时最好能做心电监护并及时记录，以利及时处理。出现以下情况应及时报告医生：①心率 < 40 次/min 或 > 130 次/min；②心律不规则；③心率突然加倍或减半；④患者有心悸或心前区痛的病史而突然心率加快。

4. 注意判断治疗有效的指标，如自觉气急、心悸等症状改善，情绪安定，发绀减轻，尿量增加，水肿消退，心率减慢，原有的期前收缩减少或消失，血压稳定。

5. 注意观察药物治疗的效果及不良反应，如使用洋地黄类药物时，应注意观察患者心率、心律的变化，观察药物的毒性反应，并协助医生处理药物的毒副反应。此外，迅速建立良好的静脉通道，以保证药物的顺利应用，严格控制静脉输液速度。做好各种记录，发现异常及时报告医生，配合处理。备好一切抢救药品、器械。洋地黄制剂毒性反应的处理：①立即停用洋地黄类药物，轻度毒性反应如胃肠道神经系统和视觉症状，一度房室传导阻滞，窦性心动过缓及偶发室性期前收缩等心律失常表现，停药后可自行缓解。中毒症状消失的时间，地高辛为 24 小时内，洋地黄毒苷需 7~10 天。②酌情补钾，钾盐对治疗由洋地黄毒性反应引起的各种房性快速心律失常和室性期前收缩有效，肾功能衰竭和高血钾患者忌用。③苯妥英钠：是治疗洋地黄中毒引起的各种期前收缩和快速心律失常最安全有效的常用药物，但有抑制呼吸和引起短暂低血压等不良反应，应注意观察。

（三）健康教育

1. 向患者及家属介绍急性心力衰竭的诱因，积极治疗原有心脏疾病。急性肺水肿发作过后，如原发病因得以去除，患者可完全恢复；若原发病因继续存在，患者可有一段稳定时间，待有诱因时又可再发心功能不全症状。

2. 嘱患者在静脉输液前主动告诉护士自己有心脏病史，便于护士在输液时控制输液量及速度。

（赵云兰）

第三节　重症心律失常

重症心律失常是可以导致心搏骤停的严重心律失常，心电图常见有：室性心动过速、心室颤动、窦性停搏、高度房室阻滞、心室内阻滞和心室静止。绝大多数致命性心律失常并发于器质性心脏病，只有少数特殊类型为原发，如先天性 QT 延长综合征、Brugada 综合征、特发性心室颤动等。

一、病因和发病机制

心律失常的主要病因包括：①各种原因的器质性心脏病，如冠心病、风湿性心瓣膜病、心肌病，尤其是发生心力衰竭、心肌梗死和心肌炎时。②内分泌代谢病与电解质紊乱：以甲状腺功能亢进、血钾过高或缺乏多见。③药物的毒性作用：如洋地黄、胺碘酮等抗心律失常药物及咪康唑等。④房室旁道引起的预激综合征。⑤心脏手术或诊断性操作。⑥其他：如脑血管病、感染、自主神经功能紊乱等。心律失常也可发生于无明显心脏疾患和健康者，原因常不完全明确。

心律失常的发生机制主要是冲动发生异常和冲动传导障碍以及二者联合存在。

（一）冲动起源异常

1. 窦性心律失常　是由于窦房结的冲动频率过快、过慢、不规则而形成的。

2. 异位性心律　冲动是由窦房结以外的起搏点发出，如房室结、希氏束（浦肯野纤维网的细胞发出）。

（二）冲动传导异常

1. 传导阻滞　冲动到某处传导障碍或延缓、部分下传阻滞。

2. 折返现象　冲动沿一条途径下传，但从另一条途径又折返回原处恰到其反应期，使该处再一次进行冲动传递，形成环形传递，可表现为各种期前收缩、阵发性心动过速、扑动、颤动。

3. 传导紊乱　除正常途径传导外，在心房和心室间即房室结区有一部分异常激动过快地传到心室，使部分心室肌提前激动，出现传导紊乱，易引起阵发性室上性心动过速、房颤等。

对心脏功能影响大，常可危及生命的有阵发性室上性心动过速、心房扑动与快速心房颤动、阵发性室性心动过速扑动与心室颤动。

二、心律失常的分类

（一）快速性心律失常

1. 窦性心动过速　①窦性心动过速；②窦房结折返性心动过速。

2. 异位快速性心律失常

（1）期前收缩：①房性期前收缩；②交界性期前收缩；③室性期前收缩。

（2）心动过速

1）房性心动过速：①自律性房性心动过速；②折返性房性心动过速；③紊乱性房性心动过速。

2）交界性心动过速：①房室结折返性心动过速；②房室折返性心动过速；③非阵发性交界性心动过速。

3）室性心动过速：①非持续性室性心动过速；②持续性室性心动过速；③尖端扭转型室速；④加速性心室自主节律。

（3）扑动与颤动　①心房扑动；②心房颤动；③心室扑动；④心室颤动。

3. 房室间传导途径异常　预激综合征。

（二）缓慢性心律失常

1. 窦性缓慢性心律失常　①窦性心动过缓；②窦性心律不齐；③窦性停搏。

2. 传导阻滞　①窦房传导阻滞；②房内传导阻滞；③房室传导阻滞；④室内传导阻滞。

3. 逸搏与逸搏心律

（1）逸搏　①房性逸搏；②房室交界性逸搏；③室性逸搏。

（2）逸搏心律　①房性逸搏心律；②房室交界性逸搏心律；③室性逸搏心律。

三、病情判断

快速心律失常可使心脏病的患者发生心绞痛、心力衰竭、肺水肿、休克。心率过于缓慢的心律失常可发生阿-斯综合征，引起晕厥或抽搐。严重心律失常时如不及时处理可以加重病情，甚至危及生命。

（一）病史　详尽的病史常能提供对诊断有用的线索，如：①心律失常的存在及其类型；②心律失常的诱发因素；③心律失常发作的频率与起止方式；④心律失常对患者造成的影响等。体格检查应包括心脏视、触、叩、听的全面检查，部分心律失常依靠心脏的某些体征即能基本确诊，如心房颤动等。

（二）症状和体征

1. 快速型心律失常　快频率性心律失常大致可分为快速室性心律失常和室上性心律失常。前者又可分为阵发性室性心动过速、心室扑动或颤动；后者可分为阵发性室上性心动过速、快心室率型心房颤动和心房扑动。现分别叙述。

（1）阵发性室上性心动过速（PST）：阵发性室上性心动过速简称室上速，是指连续3次以上室上性期前收缩。按发病机制可分为：①心房性心动过速；②房室交界处心动过速；③具有旁路传导的心动过速，即预激综合征合并心动过速；④阵发性折返性心动过速。临床上以前两种最常见。多见于无器质性心脏病的年轻人，常反复发作，亦见于风湿性心脏病、冠心病、高血压及甲状腺功能亢进性心脏病。呈阵发性发作，突然发作突然停止，心率一般在150～220次/min，心律规则，脉细速，可有心悸、胸闷、头晕、乏力等症状，长时间发作可引起血压下降、休克、晕厥、心绞痛及心力衰竭。

（2）阵发性室性心动过速：阵发性室性心动过速是发生于希

氏束分叉以下的一组快速性室性心律失常，频率 > 100bpm，自发至少连续 2 个，心电程序刺激诱发的至少连续 6 个室性搏动。本病以冠心病为主要病因，其中约半数发生于急性心肌梗死，其次为洋地黄中毒、急性心肌炎、严重低血钾、风心病、奎尼丁昏厥、介入性心脏检查及心脏手术、严重感染、拟交感药物过量，如异丙肾上腺素及肾上腺素过量、嗜铬细胞瘤或过度惊吓等。心动过速突然发作，突然终止。由于发作时心房与心室收缩不协调，引起心室充盈减少，心排血量降低，可出现心脑等器官供血不足的症状，如头晕、乏力、呼吸困难、心绞痛、晕厥等。原来的心脏情况越差，心动过速发作时频率越快，持续时间越长，对血流动力学的影响也越大，常引起休克、心功能不全等。体征：心律轻度不齐，心率多在每分钟 140 ~ 160 次。第一心音强度轻重不一。脉搏细弱快速。持续性发作时常有休克或心功能不全的体征。

（3）心房扑动：心房扑动多为阵发性，每次历时数分钟至数日，慢性持续者少见，多转变为房颤。本病仅见于器质性心脏病者，最多为风湿性二尖瓣病及冠心病，亦可发生于病窦综合征、高血压、肺心病、心肌病、慢性心包炎等，急性的病因有风湿热、急性心肌梗死、药物中毒等。临床特点：可有心悸、气急、心前区不适、头晕、乏力等症状，如房室传导比例呈 2:1，心律可绝对规则且不受自主神经张力影响者，心室率约为每分钟 150 次；若房室传导比例为 4:1 或 3:1，则心室率可减慢到每分钟 75 ~ 100 次。压迫颈动脉窦或眼球，可使心率暂时减慢，有时突然减慢一半。心室率不甚快的房扑，运动后可成倍增加。

（4）心房颤动：房颤是心房各部分发生极快而细的乱颤，达每分钟 350 ~ 600 次，心室仅能部分接受由心房传下的冲动，故心室率常在每分钟 110 ~ 160 次，且快而不规则。临床上也有阵发性和持久性两种之分。

房颤与房扑两者相同，多见于各种器质性心脏病，且以风心病二尖瓣狭窄最为常见。其次为冠心病、高血压性心脏病、甲亢性心脏病、肺心病、心肌病、心衰，亦可见于慢性缩窄性心包炎、预激综合征、洋地黄中毒等。但有些患者虽有心房颤动反复发作，而心脏检查不出任何器质性病变者，称为特发性房颤（又称孤立性房颤）。临床特点：常有心悸、气急、胸闷、自觉心跳不规则，可伴有心功能不全征象。原有窦性心律心脏病患者，突然发生房颤有时可诱发心力衰竭，而长期房颤者心脏内易形成血栓，一旦血栓脱落可产生相应脏器栓塞现象。体检：心率一般在每分钟100~160次，心音强弱不一，心律绝对不规整，脉搏短绌。此外，可有原发性心脏病的相应症状及体征。

（5）心室扑动与颤动：心室扑动与颤动是最严重的异位心律，各部分的心肌进行快而不协调的乱颤，心室丧失有效的整体收缩能力，对循环功能的影响相当于心室停搏，常为临终前的一种心律变化。多见于：①各种器质性心脏病：如冠心病，尤其是急性心肌梗死、心肌炎、心肌病、先心病、主动脉瓣狭窄。②突发性意外事故：溺水、电击伤、自缢、严重创伤、大出血等。③急性疾病：严重感染、脑溢血、肺梗死、严重休克等。④手术及麻醉意义：各种介入性心脏检查，胸腔手术，支气管造影，心血管手术对心脏过度激惹、牵拉、损伤，低温麻醉过低，麻醉药物过量或不当。⑤电解质紊乱：如血钾过高或过低、缺氧、严重酸中毒。⑥药物中毒：如洋地黄、奎尼丁、安眠药、过量钾盐、锑剂、氯喹、肾上腺素等，以及药物过敏。⑦神经源性反射：颈动脉窦综合征。临床特点：①先兆症状：多数在发生室颤与室扑前有先兆征象，肢乏、寒冷、心前区不适、心慌、心悸及原发病表现。进一步发展出现发绀、血压下降、呼吸急促、胸闷、心跳改变、意识障碍及烦躁不安。心电示波可见频发性多源性或连续出现的室早，尤其是可见 RonT 现象、短阵室速、TDP、Q-T 间期延长、传导阻滞、多种严重的心律失常。②发生室颤或室扑如不及时抢救，即出现心搏骤停。由于血液循环中断，可引起意识丧失、抽搐、呼吸停止、四肢冰冷、发绀、无脉搏、无心音、无血压、瞳孔散大。

2. 严重过缓型心律失常　严重过缓型心律失常属于严重的或

致死的心律失常范畴。根据心脏内激动起源或者激动传导不正常引起整个或者部分心脏活动的变化可将严重过缓心律失常分为两型：即停搏型过缓心律失常和阻滞型过缓心律失常。

停搏是指某一起搏点在一定时间内不能形成并发出激动，称该起搏点停搏。分为窦性、房性、交界性、室性以及心室和全心停搏。窦性停搏常见而重要，而全心停搏和心室停搏更重要。心脏的激动在传导过程中发生障碍称为传导阻滞，按其部位可分为：窦房传导阻滞、心房内传导阻滞、房室传导阻滞和室内传导阻滞。房室传导阻滞又可分为一度二度莫氏Ⅰ型和莫氏Ⅱ型、三度（完全性）房屋传导阻滞。心室内阻滞分为单束支、双束支、三束支传导阻滞。其中二度Ⅱ型、三度房室传导阻滞、双束支和三束支室内阻滞为严重的致命性传导阻滞，需急诊处理。

（1）病态窦房结综合征：病态窦房结综合征是由于窦房结或其周围组织的器质性病变导致机能障碍，从而产生多种心律失常和多种症状的综合病征。本病男女均可发病，发病年龄平均在60～70岁，常患有不同类型的心脏病，在此基础上发生心动过缓、心律失常或心搏骤停致使心排血量降低，出现不同程度的脑、心、肾供血不足的临床表现。临床特点：起病隐匿。由于病变程度轻重不一，病情发展的快慢也有差异，但一般进展缓慢。主要临床表现是器官灌注量不足的表现，由于心室率缓慢及可伴有反复发作的快速性心律失常，导致心排血量下降所致。受累的器官主要为心、脑、肾，脑血流减少引起头晕、乏力、反应迟钝等，严重者可引起阿－斯综合征反复发作。心脏供血不足可引起心悸、心绞痛、心功能不全，甚至心搏骤停。体征：体检窦性心动过缓心率常慢于每分钟50次，心尖第一心音低钝及轻度收缩期杂音。窦性停搏时，心率及脉搏可有明显间歇；双结病变出现完全性房室传导阻滞时，可闻及大炮音及第四心音，发生心房颤动或室上性心动过速时，心率变快，心律不规则或规则。

（2）窦性停搏：又称窦性静止。临床特点：头晕、昏晕，甚至出现阿－斯综合征。

（3）心室停搏与全心停搏：临床特点：短暂者引起头晕，停搏时间长者可出现阿－斯综合征而死亡。

（4）房室传导阻滞：一度及二度Ⅰ型房室传导阻滞偶可见正常人或迷走神经张力过高、颈动脉窦过敏者。对慢性或持久性房室传导阻滞，多见于冠心病心肌硬化者，其次见于慢性风心病、心肌病、克山病、心肌炎后遗症及先天性心脏病等。而一过性或暂时性房室传导阻滞，多见于风湿热、冠心病、AMI、洋地黄中毒、心肌缺氧、急性感染（流感、白喉）等。临床特点：一度房室传导阻滞：可无自觉症状，或有原发病症状。二度房室传导阻滞：心率慢时，有心悸、头晕、乏力等症状。Ⅰ型（文氏型）：听诊心率呈周期性的逐渐增快，然后出现一较长的间歇，此后又逐渐增快，周而复始。Ⅱ型（莫氏Ⅱ型）：心室脱落时，可有头晕、心悸，听诊每隔1次至数次规律的心脏搏动后有一间歇。三度房室传导阻滞：自觉心跳缓慢，感头晕、乏力，有时可出现阿－斯综合征。一般心率慢而规则，每分钟20~40次，第一心音强弱不等，有大炮音。

（三）心电图检查　心律失常根据其临床表现可以做出早期诊断，但最后诊断主要依靠心电图。

1. 室性心动过速　①3个或以上连续出现的室性期前收缩，频率在100~200次/分，心律规则或不规则。②QRS波群宽大畸形，时间 > 0.12秒，ST－T方向与QRS主波方向相反；P波与QRS波群无固定关系，形成房室分离，偶见P波下传心室，形成心室夺获，表现为在P波之后，提前发生一次正常的QRS波群。③常突然发作。④特殊类型的室速：加速性室性自主心律，尖端扭转型室速。

2. 心室扑动/颤动　两者常为连续的过程。①无正常的QRS－T波，代之出现连续、快速、规则的大振幅连续波动。②频率200次/分以上，心脏无排血功能，可很快恢复，也可转为室颤。③室颤为QRS－T波完全消失，出现大小不等、极不规则的颤动样波。④频率250~500次/分。⑤心室静止前的心电征象。

3. 窦性停搏亦称窦性静止　心电图可见规律的 P-P 间距中突然出现 P 波脱落，形成长 P-P 间距，且长 P-P 间距与正常 P-P 间距无倍数关系。

4. 高度房室阻滞或完全房室阻滞伴低位室性逸搏时，心室率 <40 次/分，或长 R-R>3 秒，或发生心室停搏。

（四）诊断和鉴别诊断　心律失常本身不是一个独立的疾病，而是一组综合征。其病因多数是病理性的，但亦可见生理性的。因此心律失常的诊断必须是综合分析的结果，诊断和鉴别诊断时应结合病史、体格检查及心电图检查。

四、急救

重症心律失常的治疗原则：尽管心律失常种类很多，但许多心律失常本身并不需紧急处理，有下列情况之一者被认为是心律失常的治疗指征。①快速心律失常引起明显血流动力学改变和心脏功能损害时，如心室纤颤、室性心动过速以及部分心房纤颤伴快速心室反应者。②虽然心律失常不会立即导致心功能障碍，但持续时间较长，则可能引起心功能受损，如房速、房室结折返性室上速，房室折返性室上速等。③在特定条件下，心律失常可引起更恶性的心律失常，从而使心脏功能恶化，如急性心肌梗死条件下的 Ron T 室早或连续的多源性室早，如不及时控制，有导致室速或室颤的危险。④尽管表面上危害性不大，但可给患者带来痛苦的心律失常，如多原房性期前收缩等。⑤虽无明显的血流动力学障碍，但治疗可明显改善患者的生存质量，如慢性完全性房室传导阻滞者。

（一）**快速型心律失常**

1. 阵发型室上性心动过速

（1）刺激迷走神经的方法：①用压舌板刺激悬雍垂，诱发恶心呕吐；②深吸气后屏气再用力做呼气动作（Valsalva 法），或深呼气后屏气再用力作吸气动作（Muller 法）；③颈动脉按摩，患者取仰卧位，先按摩右侧约 5~10 秒，如无效再按摩左侧，切忌两侧同时按摩，以防引起脑缺血。

（2）抗心律失常药物的应用：阵发性室上速的药物治疗，比较合理的方法是通过电生理检查选择有效药物，但电生理检查在临床应用中有不便之处，特别是急症患者，因此临床多应用经验治疗，常用药有：

1）维拉帕米静脉注射，每次 5mg 加葡萄糖 10～20ml 缓慢静注，总量不超过 20mg。

2）毛花苷 C0.4mg 稀释后缓注，常用于伴心衰者。预激综合征不宜应用。

3）三磷酸腺苷（ATP）20mg 快速静注，3～5min 后可重复。老年人、病毒者禁用。

（3）电复律：当患者发生了低血压、肺水肿或胸痛等情况时，应以直流电复律，能量不超过 50J 多可奏效。

2. 阵发性室性心动过速 由于室速多发生于器质性心脏病者，故室速尤其是持续性室速往往导致血流动力学障碍，甚或发展为室颤，应严密观察，并予以紧急处理，终止发作。如伴有休克，可先给予或同时给予升压药物，并作好同步直流电复律的准备。

（1）首选治疗

1）利多卡因：由于疗效确切，为首选药物。利多卡因只抑制钠通道（I_{Na}）的激活和失活状态，抑制作用中等，且钠通道抑制恢复较快，利多卡因还明显促进 K^+ 外流。一般剂量对窦房结没有影响，对希－浦系统正常或异常自律性，以及早期和延迟后除极均有抑制作用，当心肌处于缺血损害或心率较快时，利多卡因对浦肯野纤维的 Na^+ 通道抑制作用加强，而起到明显的抗心律失常的作用，使单向阻滞变为双向阻滞，预防室速和室颤的发生。利多卡因在治疗浓度对传导速度影响不大，但在细胞外 K^+ 浓度较高 pH 减低时，则能减慢传导。利多卡因对心房和旁路几乎没有作用。

有起搏和传导功能障碍时，利多卡因可能加重这种障碍，可能与抑制交感神经有关。利多卡因很少引起血流动力学的不良反应，除非心功能严重受损或药物浓度过高。

虽口服吸收良好，但肝的首过效应明显，仅 1/3 进入血液循环，且口服易导致恶心呕吐，因此一般为静脉给药。静脉给药 15～30 秒即可见效，平均清除半衰期 1～2 小时，几乎完全被肝脏清除，清除速度与肝血流有关，肝功能障碍，心力衰竭，使用 β 受体阻滞药均可提高药物的血浆浓度。

主要治疗严重的快速性室性心律失常，对房性心律失常无效，特别适用于危急室性心律失常，如急性心肌梗死及洋地黄中毒所致的室性期前收缩，室性心动过速及心室纤颤。静注 50～100mg，每 5～10 分钟重复 1 次，共 250～300mg，用药 45～90 秒即可起效，有效后以 1～3mg/分钟维持。肌内注射 100～300mg 可于 15 分钟内起效，持续 90 分钟。现在不推荐心肌梗死患者预防性使用。

不良反应小，主要是中枢神经系统症状，可引起嗜睡、眩晕，剂量过大时导致视力模糊、语言、吞咽障碍和抽搐，甚至呼吸抑制等，严重者可导致左室功能下降、传导阻滞和窦性静止。

2）同步直流电复律：药物治疗无效时或出现休克，以及阿 - 斯综合征者应首选同步直流电复律。可立即采取心前区捶击法，因为捶击可产生 5～10W·s 的电能或产生期前收缩，以求中断折返激动达到终止室速的目的。有条件者应采用同步直流电复律或人工心脏起搏超速抑制。洋地黄毒性反应引起者禁用。

3）苯妥英钠及钾盐：适用于洋地黄中毒引起室性心动过速。苯妥英钠 125～250mg 加入注射用水或生理盐水 20ml 中，于 5～10 分钟静脉注入。必要时可隔 10 分钟后再注 100mg，直至有效或总量≤1000mg 为止。氯化钾 3.0g 加入 5%～10% 葡萄糖 500ml 静脉滴注。或用门冬酸钾镁 10～20ml，以 10 倍量液体稀释后缓慢静脉滴注。

（2）次选治疗

1）美西律：用量为 100～200mg 加入 5%～10% 葡萄糖 20ml，5～10 分钟静脉注入，有效后以 1～2mg/分钟静滴维持，24 小时用量为 0.5～1.0g。

2）普鲁卡因胺：可用 0.1g 加入葡萄糖液 40ml 中静注 2 分钟注完，也可用 0.5～1g 加入 5% 葡萄糖液 100～200ml 中静滴，每分钟 1～2ml，24 小时不超过 2g。用药期间心电图 QRS 增宽大于 30% 或血压下降应立即停药。

3）阿普林定：初量 0.1～0.2g 加入 5% 葡萄糖液 100～200ml 中静滴，滴速为 2～5mg，以后每 6～8 小时滴入 50～100mg，24 小时总量不超过 0.3g，维持量 50mg，每日 1～2 次。对扭转型室速无效。

4）溴苄胺：可用 125～250mg 加入 40ml 葡萄糖液中稀释，5～10 分钟内缓慢静注。也可 125～250mg 肌注，每 6 小时 1 次。可有恶心、呕吐、低血压等副作用。

5）普罗帕酮：35～70mg 加入 50% 葡萄糖液 20ml 中缓慢静注，5～10 分钟注完，若无效 15～20 分钟再注射 35mg，直至复律或总量达 350mg，必要时以每分钟 0.5～1mg 速度静滴维持。严重心衰、低血压、完全性房室传导阻滞及肝肾功能不全者忌用。

6）美西律：50～100mg 加入 50% 葡萄糖液 20ml 中缓慢静注，5～10 分钟后重复 1 次，5～10 分钟注完。

7）双异丙吡胺：100mg 加入 50% 葡萄糖液 20ml 中缓慢静注，10 分钟注完，但一般不主张静脉给药。

8）维拉帕米：对无器质性心脏病、运动诱发的室速有效，用法见室上速治疗。

9）其他：也可选用氟卡尼、恩卡尼及妥尼胺治疗。

10）心脏起搏：如病情允许，经药物治疗无效可经静脉导管快速起搏法起搏心室，以终止室速的发作。

11）消融术：包括经导管消融术和经冠状动脉灌注消融术。是近年来随着电生理学的研究开展起来的。前者通过直流电、射频、激光等产生的热凝固、气压伤或膜击穿等造成组织坏死、损伤、破坏维持心动过速所必需的折返环路或异位兴奋灶，从而消除室速。

12）手术治疗：外科多选择心功能降低、室速频率快、易发生室颤的高危患者做治疗。目前常采用心内膜切除和（或）冷冻凝固。

急性发作控制后，可口服普鲁卡因胺 0.5g 或奎尼丁 0.2g，每 6 小时 1 次以防复发。对冠心病、心肌梗死者如出现 Lown Ⅲ 级以上的室早，应连用利多卡因数日。治疗反应不佳时要检查血钾、血镁给以补足。对心肌缺血及心力衰竭是否改善，酸碱平衡是否纠正，尤其注意抗心律失常药物所致的心律失常，并给予及时的处理，避免奎尼丁与洋地黄、氟卡尼与胺碘酮并用，以免导致扭转型室速的发生。

3. 心房扑动

（1）病因治疗：积极治疗原发病。

（2）药物治疗

1）控制心室率：心室率快者，宜先用洋地黄制剂，次选维拉帕米。无效可试用奎尼丁、普鲁卡因胺或胺碘酮。

2）房扑伴 1∶1 房室传导，大多存在有旁路传导，治疗和预激综合征伴房颤相同，禁用洋地黄，维拉帕米也应慎用。

3）复律：可选用奎尼丁（见房颤）。

（3）电复律：对预激综合征合并心房扑动，或伴明显血流动力学障碍者，宜首选电复律治疗。

（4）预防复发：预防心房扑动可用地高辛、普罗帕酮、维拉帕米、胺碘酮、阿替洛尔等。

4. 心房颤动　对急性心房颤动应治疗引起房颤的病因，如治疗发热、心功能不全、甲亢等，同时减慢心室率或转复为窦性心律。急性房颤的心室率很快时，患者感到心慌、气短、胸闷、恐惧等，应尽快减慢心室率，其治疗为：

（1）控制心室率：①紧急处理：初发房颤未经药物治疗心室率显著快者，或原有房颤心室率突然增快者，或重度二尖瓣狭窄合并快速房颤者，均需紧急处理。首选毛花苷 C0.4mg 加 10% 葡萄糖 20ml 缓慢静脉注射，2 小时后如效果不满意可再用 0.2 ~

0.4mg，使心室率控制在100次/分以下，部分阵发性心房颤动患者有可能转复为窦性心律。无心功能不全时，亦可选用维拉帕米或β受体阻滞剂静脉注射。预激综合征合并快速房颤者禁用洋地黄。②慢性房颤治疗：对慢性心房颤动不宜转复心律的患者，需长期服药控制房颤心室率。要求是安静时维持心室率在70次/分左右，轻度活动后不超90次/分。常用地高辛0.25mg，每日1次口服。无心功能不全者，亦可选用维拉帕米或β受体阻滞剂口服，或与地高辛合用。有报道，维拉帕米不仅能控制安静时心室率，而且也能满意控制活动时的心室率。应用地高辛不能控制活动后心室率者，可改用维拉帕米治疗。

（2）转复心律：及时使房颤转复为窦性心律，不但可增加心排血量，且可防止心房内血栓形成和栓塞现象。

（3）抗凝治疗：心房颤动不论是否伴二尖瓣狭窄均易致动脉栓塞，尤为脑栓塞。常见于房颤发生初期数日至数周以及转复后，故应使用活血化瘀的药物减少血液黏滞度，如阿司匹林50～300mg，每日1次口服。如果发生了动脉栓塞急性期可以滴注肝素，恢复期常用醋硝香豆素或华法林等药物口服，使凝血酶原时间延长至对照值的2倍。

5. 心室扑动和颤动

（1）病因治疗：严重心脏病者应绝对卧床休息，一旦发现先兆应对症处理，给予吸氧、镇静。首先应做到积极治疗原发病，因为发生室扑或室颤后，由于心肌的协调性丧失，故无一致性的心室收缩，此时心室电活动虽未完全静止，但心排血量已不存在，如不及时抢救几乎全部死亡。应特别警惕危险性较高的室早，以免落在心动周期的"易损期"引发室颤。为了防止发生室颤，需要及时使用利多卡因控制此种室早。我们体会AMI发生原发性室颤，用足量利多卡因静滴可使心跳复苏率明显提高，应视为常规。

（2）电除颤：治疗室颤与室扑的最有效的手段，是采用胸外非同步直流电击除颤。当心电示波器显示颤动波为高大频繁时，可应用150～360W·s的电能，除颤电极板一个置于胸骨右缘第2

肋间，另一个放在心尖或其外侧缘紧贴胸壁进行电击。一次不成功还可重复。一般心室颤动仅在颤动波粗大时，除颤才能成功，如颤动波纤细稀疏时，应心腔内注射 1:1000 肾上腺素 0.5ml，同时静脉内注射摩尔乳酸钠 40ml 后，再采用胸外挤压，待颤动波变为粗大后，再行电击除颤，以便奏效。

（3）药物除颤

1）溴苄胺：目前认为是有效并较安全的抗颤药之一。每次可用 250mg 静脉注射。临床多用于 CAD 猝死的治疗，不宜用于 CAD 猝死的预防。

2）阿普林定：为 Ic 类药物，具有钠通道阻滞作用及细胞膜抑制作用，降低 Na^+ 通透性，对预防室颤有较好的疗效。始量 0.1～0.2g 用 5% 葡萄糖液 200ml 稀释静滴，滴速为每分钟 2～5mg，24 小时总量不宜超过 0.3g，维持量 50mg，每日 1～2 次，口服。

3）β受体阻滞剂：为 Ⅱ 类药，具有抗交感神经作用，有确切的抗颤作用。这是由于交感神经活动增加而引起室颤易感性升高，局部心肌释放的儿茶酚胺活性直接作用结果。对 AMI 后猝死的发生有明显降低效应。可选用心得安、吲哚洛尔等。

4）胺碘酮：为第 Ⅲ 类药，具有延长整个动作电位时程作用，对反复发生室颤的患者，其可预防大多数室颤患者室颤的发作。口服每日 0.6～1.2g，分 3 次服，1～2 周后根据需要改为每日 0.2～0.6g 维持。也可静脉使用。

5）普罗帕酮：为 Ic 类药物，具有膜稳定及钠通道阻滞作用。临床应用较为普遍，对室性心律失常有较好的疗效。口服 0.1～0.2g，6～8 小时 1 次。1 周后改为 0.1～0.2g，每日 3 次维持。每日极量 0.9g。静脉滴注：1 次 1～1.5mg/kg，稀释后静滴，每日总量不宜超过 0.35g。

（4）其他：心律转复后不稳定者，可安装临时起搏器或永久起搏器。心室颤动导致的心搏骤停的其他抢救措施，详见心肺脑复苏术。

（二）严重过缓型心律失常　除病因治疗及消除诱因外，主要治疗是以提高心室率为主。

1. 药物治疗

（1）异丙基肾上腺素：轻者给以 5～10mg 舌下含服，重者给 1～2mg 加入 10% 葡萄糖液 500ml 中静脉点滴，控制滴速使心室率维持在 60 次/分左右，该药增加心肌收缩力，增加心肌耗氧量，且引起心律失常，故急性心肌梗死患者一般不宜用。

（2）阿托品：该药主要适用于迷走神经张力过高引起的心动过缓，轻者口服0.3mg，每日 3 次，重者 1～2mg 加入 10% 葡萄糖 500ml 静脉点滴，控制滴速，使心率维持在 60 次/分左右。阿托品主要提高窦性心率。故在房室传导阻滞患者应用时应注意观察。

（3）糖皮质激素：常用于急性窦房结功能不全或急性房室传导阻滞，地塞米松 10～20mg，静脉滴注，可促进病变的恢复。

2. 起搏器治疗　对急性窦房结功能不全、二度Ⅱ型、三度房室传导阻滞，伴晕厥或心源性休克者，应及时给以临时心脏起搏，为治疗原发疾病创造机会。

五、护理要点

（一）一般护理

1. 患者宜安置在安静的单人房间，保持病房的安静，减少各种刺激。谢绝探视。一般患者可平卧，呼吸急促和血压不正常者可采用半卧位，休克者可采用仰卧中凹位。心律失常可因精神激动、烦躁而加重，护理人员应嘱患者安静勿躁，心情舒宽，并耐心听取患者诉说每次诱发的病因与处理经过，转告医生，以便做治疗参考。

2. 若患者清醒可给予高热量、高蛋白饮食。昏迷患者靠输入营养药物通常不能满足机体的需要，故一般须给予鼻饲。

3. 立即行心电监测，以明确紧急抢救失常的类型、发作频度，及时报告医师，争取早确定诊断，早定紧急抢救方案并协助处理。

4. 快速建立静脉通道，立即给予氧气吸入。

5. 急诊心律失常者，由于症状严重，病情凶险，患者多焦虑不安、惊恐、惧怕、有濒死感，加之原发病及血流动力学的影响，致使患者过度紧张，因此，应加强心理护理，耐心与患者交谈，并详细了解患者病情变化的原因，给患者讲明治疗方法和应该注意的事项，消除恐惧心理，使其积极配合治疗和护理，以利早日康复。

（二）病情观察与护理

1. 评估心律失常可能引起的临床症状，如心慌、胸闷、乏力、气短、头晕、晕厥等，注意观察和询问这些症状的程度、持续时间以及给患者日常生活带来的影响。

2. 密切观察患者的意识状态、心率、呼吸、血压、皮肤黏膜状况等。一旦出现猝死的表现如意识丧失、抽搐、大动脉搏动消失、呼吸停止，立即进行抢救。

3. 严密监测心率、心律的变化。监测心律失常的类型、发作次数、持续时间、治疗效果等情况。当患者出现频发、多源室性早搏、RonT现象、阵发性室性心动过速、二度Ⅱ型及三度房室传导阻滞时，应及时通知医生。

4. 抗心律失常的药物常有一定的不良反应，甚至是毒性作用。护士应熟悉各种抗心律失常药物的作用机制、用法及注意事项等，并严格执行医嘱，在用药过程中，严密观察疗效及可能发生的药物副作用。

5. 有些心律失常的发生常可能和电解质紊乱，尤其是钾或者酸碱失平衡有关。因此，常须紧急采血做血钾和血气分析的测定，以利及时纠正，使心律失常得到迅速地控制。

6. 应随时准备好有关药物、仪器、器械、吸引器等抢救物品和器材。对可能出现快速的威胁生命的心律失常，应备好除颤器。对可能出现高度或三度房室传导阻滞者，事先做好浸泡消毒临时起搏导管电极及附件，并备好临时起搏器。

（三）健康教育

1. 向患者及家属讲解心律失常的常见病因、诱因及防治知识。

2. 嘱患者注意劳逸结合、生活规律，保证充足的休息和睡眠，保持乐观、稳定的情绪。戒烟酒，避免摄入刺激性食物如咖啡、浓茶等，避免饱餐和用力排便。避免劳累、情绪激动、感染，以防止诱发心律失常。

3. 嘱患者遵医嘱用药，严禁随意增减药物剂量、停药或擅用其他药物。教会患者观察药物疗效和不良反应，发现异常及时就诊。

4. 教会患者及家属监测脉搏的方法以利于自我监测病情，对反复发生严重心律失常危及生命者，教会家属心肺复苏术以备急用。

（赵云兰）

第十一章　神经、精神科功能的监护与相关疾病

第一节　中枢神经系统功能监护

中枢神经系统或脑与人的知觉、记忆、情感、思维、语言、行为等心理过程息息相关，是人体一切意识和行为的唯一控制系统，其结构和功能十分复杂也十分重要。临床上各种原因或各种疾病的终末期均可造成中枢神经系统的严重损害，甚至是不可逆性的损伤。

一、一般监护

内容包括生命体征的监测，以神经系统功能监测为主。其中，意识水平的监测更为重要。

（一）意识　意识变化的观察是病情观察的重要内容。意识表示大脑皮层机能状态是疾病严重与否的标志之一，如肝昏迷、脑溢血、脑炎、脑肿瘤都可以引起程度不同的意识障碍。意识清醒的患者，思维条理，语言清晰表达准确，对时间、地点、人物判断记忆清楚。意识障碍可根据其程度不同分为下列几种：

1. 意识模糊　为轻度意识障碍，表情淡漠，对周围漠不关心，反应迟钝，对时间、地点、人物的定向力完全或部分发生障碍。

2. 谵妄　意识模糊，知觉障碍，表现语无伦次，幻视、幻听、躁动不安，对刺激反应增强，但多不正确，多见于感染性高热或昏迷之前。

3. 嗜睡　患者整日处于睡眠状态，但可以唤醒，醒后可以回

答问话，但很快又入睡。

4. 昏迷 高度的意识障碍，按其程度分为浅昏迷和深昏迷。浅昏迷是虽意识丧失，对周围事物无反应，但压迫眶上神经可出现痛苦表情，各种反射均存在。深度昏迷对外界任何刺激均无反应，各种反射均消失，全身肌肉松弛，血压下降，呼吸不规则，大小便失禁。

（二）瞳孔变化的观察 瞳孔是虹膜中央的小孔，正常直径为 2~5mm。瞳孔变化是许多疾病，尤其是颅内疾病、药物中毒等病情变化的一个重要指征。认真观察瞳孔的变化，对某些疾病的诊断、治疗及重危患者的抢救都有极其重要的意义，观察瞳孔主要是观察其对光反应与瞳孔异常。

1. 瞳孔对光反应 对光反应是检查瞳孔功能活动的测验。正常人瞳孔对光反应灵敏，用电筒光直接照射瞳孔，瞳孔立即缩小，移去光线或闭合眼睑后瞳孔增大。垂危和昏迷的患者可出现迟钝和消失。

2. 瞳孔异常 正常人瞳孔等大正圆，自然光下直径为 2.5~3mm，小于 2mm 为缩小，大于 6mm 为扩大。双侧瞳孔散大多见于颅内压增高，颠茄类药物中毒等。双侧瞳孔缩小多见于有机磷农药中毒、吗啡、氯丙嗪等药物中毒。单侧瞳孔扩大、固定见于同侧硬脑膜外血肿等。危重患者突然瞳孔散大，常表示病情加重与恶化。

（三）生命体征 一般应 0.5~1 小时测 1 次血压、脉搏、呼吸、体温，并详细记录，以便动态观察。颅内血肿的典型生命体征变化是脉搏缓慢而洪大，血压升高，呼吸慢而深（简称为两慢一高），尤其以前二者更为显著。后颅窝血肿呼吸障碍明显，可突然停止呼吸。

脑疝晚期失代偿阶段，出现脉快而弱，血压下降，呼吸异常，体温下降，一般呼吸先停止，不久心跳也很快停止。

闭合性颅脑损伤早期一般不出现休克表现，若出现血压下降，心跳加快，要尽快查明有无合并损伤，尤其应除外胸腹腔内脏出血。

伤后很快出现高热，多因视丘下部损伤或脑干损伤所致，为中枢性体温调节障碍。而伤后数日体温逐渐增高，多提示有感染性合并症，最常见的是肺炎。

（四）呕吐　发生于颅脑损伤后 1~2 小时，由于迷走神经刺激而出现呕吐，多为一过性反应，如频繁呕吐，持续时间长，并伴有头痛者，应考虑有蛛网膜下腔出血，颅内血肿或颅内压增高的可能。

（五）局部症状　脑挫裂伤后常出现肢体乏力，单瘫、偏瘫或运动性失语等大脑半球局部功能障碍。如出现共济失调，去大脑强直等症状，说明损伤位于中脑或小脑，下视丘损伤多表现为尿崩症，中枢性高热和血压的改变，视力、视野、听力障碍表示神经的局部损伤。

二、昏迷指数测定

昏迷指数（glasgow coma score，GCS）是以衡量颅脑损伤后意识状态的记分评价标准，GCS 是 Glasgow 大学制订为观察头部损伤患者的意识状态的标准，目前已被 WHO 定为颅脑损伤昏迷状态测定的国际统一方法。实践证明此标准是评定颅脑损伤意识状态的一种准确、简便、快速的方法，对急性脑外伤的病情发展、预后，指导临床治疗等提供了较为可信的数字依据。

（一）测评方法

1. GCS 法　临床采用的国际通用的格拉斯哥昏迷分级，简称昏迷指数法，不仅可以统一观察标准，在外伤患者中还有预测预后的意义。GCS 的分值愈低，脑损害程度愈重，预后亦愈差，而意识状态正常后应为满分。

按此评分法，患者总分 13~15 分时，昏迷时间一般小于 30 分钟，相当于我国头部外伤定型标准的轻型；总分在 9~12 分，伤后昏迷 0.5~6 小时，相当于中型颅脑外伤；总分 3~8 分，伤后昏迷时间大于 6 小时者，相当于重型颅脑外伤；其中总分 3~5 分属特重型，总分 3 分，相当于脑死亡。

2. GCS-PB 法　在 GCS 的临床应用过程中，有人提出须结合临床检查结果进行全面分析，同时又强调脑干反射的重要性。为此，Pittsburgh 在 GCS 昏迷评定标准的基础上，补充了另外 4 个昏迷观察项目，即对光反射、脑干反射、抽搐情况和呼吸状态，合计为 7 项 35 级，最高为 35 分，最低为 7 分，在颅脑损伤中，35~28 分为轻型，27~21 分为中型、20~15 分为重型、14~7 分为特重型脑损伤，此法不仅可判断昏迷程度，亦反映了脑功能受损的水平。

（二）意义　GCS 法可估价中枢神经系统状况，判断脑功能水平。GCS 法简便易行，应用于临床时，对急救、移运、接收新患者都可按此估计，严重者作好抢救准备。GCS 法还可用于护理病历书写以及任何护理记录如特别护理记录单，还可用于病区护理交班报告。GCS 法对 3 岁以下幼儿、听力丧失老人、不合作者、情绪不稳定者、语言不通时可能打出低分，因此，要结合病史、体检和其他有用的检查进行综合考虑。

三、颅内压监测

（一）测压方法

1. 脑室内测压　在无菌条件下，经颅骨钻孔后，将头端多孔的硅胶导管插入侧脑室，然后连接换能器，再接上监护仪即可测试颅内压。

2. 硬膜外测压　将压力换能器放置于硬膜外，避免压迫过紧或过松，以免读数不准，一般高 1~3mmHg（0.133~0.4kPa），此法颅内感染的机会大大减少，可作长期监测，但装置昂贵，不能普遍应用。

3. 腰部蛛网膜下腔测压　即腰椎穿刺法，此法操作简单，但有一定危险，颅内高压时不能应用此法，同时颅内高压时，脑室与蛛网膜下腔间可有阻塞，测出的压力不能代表颅内压。

4. 纤维光导颅内压监测　是一种比较先进的监测仪器。颅骨钻孔后，将传感器探头以水平位插入 2cm，放入硬脑膜外，此法操作简单，可连续监测，活动时对压力影响不大，常使用。

正常成人平卧时颅内压为　10~15mmHg　（1.33~2kPa）

轻度增高　15~20mmHg　（2~2.7kPa）

中度增高　20～40mmHg　　（2.7～5.3kPa）

重度增高　＞40mmHg　　（＞5.3kPa）

（二）颅内压监测的适应证　迄今尚无一致接受的适应证，神经科领域内，适于有较显著的颅内高压，而病情不稳定，需要严密观察，以便及时处理者：

（1）头部外伤，特别是广泛脑挫裂伤，弥漫性轴索损伤，颅内血肿清除术后病情尚不稳定。

（2）蛛网膜下腔出血，有助于观察再出血。

（3）脑瘤术后。

（4）脑室出血。

（5）高血压脑出血术后。

（6）隐源性脑积水。

（7）巴比妥昏迷治疗。

（8）Reye 综合征及其他中毒性脑病。

（9）其他原因的颅内高压，病情不稳定者。

（三）影响颅内压监测的因素

1. $PaCO_2$　脑血管反应不受 CO_2 直接影响，而是由于脑血管周围细胞外液 pH 的变化而产生作用。$PaCO_2$ 下降时，pH 升高，脑血流量减少，颅内压下降；$PaCO_2$ 增高时，pH 下降，脑血流和脑容量增加，颅内压增高。脑外科手术时，如用过度通气以降低 $PaCO_2$，使脑血管收缩，脑血流量减少，颅内压降低。但若 $PaCO_2$ 过低，致使脑血流量太少，则可引起脑缺血、缺氧，导致脑水肿，其损害加重。

2. $PaCO_2$　$PaCO_2$ 下降至 50mmHg（6.65kPa）以下时，脑血流量明显增加，颅内压增高。如长期有低氧血症，常伴有脑水肿，即使提高 PaO_2 至正常水平，颅内压也不易恢复正常，PaO_2 增高时，脑血流及颅内压均下降。

3. 其他方面影响　气管内插管、咳嗽、喷嚏均可使颅内压升高，颈静脉受压，也能使颅内压升高。体温每降低 1℃，颅内压下降 5.5%～6.7%，颅内压与体温高低有关。其他还有血压，颅内压随着血压的升高而升高。

四、其他辅助检查项目

（一）颅骨 X 线平片　通过颅骨 X 线平片可以了解有无骨折、颅缝分离、颅内积气、金属异物，有无松果体钙斑移位等。急性颅脑损伤患者，只要病情允许均应争取做此项检查。常用的投照位置如下：

1. 正位　可显示全颅，尤其是颅顶部颅骨，并可经眼眶观察岩骨及内听道。

2. 侧位　可显示全颅的密度及结构、颅缝、蝶鞍、颅内钙斑和颅底的侧面观。

3. 视神经孔位　主要显示视神经孔有无骨折及变形。

4. 切线位　主要显示颅骨凹陷骨折的凹陷深度。

5. 汤氏位（30°前后位）　可显示枕骨鳞部、人字缝、岩骨、内耳孔及枕大孔后部。

（二）腰椎穿刺　腰椎穿刺术可采取脊椎液以助诊断，还可以测定颅内压压力并了解蛛网膜下腔内有无阻塞，从鞘内注射药物及进行腰椎麻醉，或进行脊髓腔内造影或气脑造影等。

1. 注意事项

（1）严格无菌操作，避免交叉感染。

（2）穿刺时要缓慢进针，不可用力过猛，以免断针及损伤马尾神经。

（3）有颅内压增高或疑有颅内压增高者，暂不要做腰穿，如果必须需要做腰穿时，当针头刺入蛛网膜下腔后，应谨慎向外拔针芯，留取脑脊液时，应半堵塞状态下不宜过快。以免脑脊液压力突然降低，形成脑疝。

（4）在穿刺过程中，要注意观察患者呼吸、脉搏、瞳孔及神志，客观异常，立即停止操作，进行抢救。

（5）留取脑脊液的标本，应及时送检，放置时间长，影响检查的结果。

2. 术后护理　术后去枕平卧 4～6 小时，最好 24 小时内勿下床活动，并多进饮料，以防穿刺后反应如头痛、恶心、呕吐等发生。颅内压较高者不宜多饮水。此外，应严密观察意识、瞳孔及生命体征的变化，以及早发现脑疝前驱症状。

（三）脑血管造影术　通过脑血管造影以判断颅内占位性病变的位置及血管的形态和病变。

1. 适应证和禁忌证

（1）适应证：脑血管疾病、颅内占位性病变。

（2）禁忌证：对碘过敏，全身有严重性疾病，如肾脏功能较差、严重高血压及动脉硬化者禁用。

2. 术前准备

（1）物品准备：常规皮肤消毒用品一套。脑血管造影包（脑血管穿刺针 2 个、巾钳 4 个、孔巾、纱布、5ml 和 10ml 注射器，7号、9 号、16 号针头各 2 个）。如行全脑血管造影，另备切开缝合包，动脉穿刺针以及相应型号的导管、无菌手套。其他用品：2%普鲁卡因、血管造影剂（泛影酸钠、泛影葡胺、碘肽葡胺等，浓度 35% ~60%），生理盐水、肝素及急救物品。

（2）患者准备：①向患者解释脑血管造影的意义，并嘱在穿刺及注射造影剂时，保持头部固定勿乱动。②穿刺部位的皮肤要求清洁，如行全脑血管造影经肱或股动脉插管，应按外科手术前的要求准备皮肤。③术前 6 ~ 8 小时禁食。作普鲁卡因和碘过敏试验，术前按医嘱给药。

3. 操作方法

（1）颈或椎动脉造影，患者取仰卧位，肩下稍垫高，使颈部适当过伸，充分暴露颈动脉，全脑室造影患者仰卧位，肩下勿需垫高。

（2）常规消毒穿刺部位，协助局麻，固定患者头部使其保持一定卧位，当穿刺成功注入造影剂后，注意患者意识、面色、血压、心率变化。

（3）造影完毕，拔出针头时，立即压迫穿刺部位 5 ~ 10 分钟。

4. 注意事项　术后患者平卧 12 ~ 24 小时。肱动脉穿刺点应用沙袋压迫止血 6～24 小时。观察穿刺部位，是否有血肿形成，如血肿引起呼吸困难，做好清除血肿或气管切开的准备。

（四）脑电图监测　脑的自发性电生理活动可从头皮上记录，称为脑电图（％％G）。也可从暴露的皮层记录，则是皮层电图，还可用深部电极从脑的深部记录。

1. 监测方法　考虑到连续脑电监测应便于床旁使用，便于阅读分析，同时不干扰正常医疗和护理工作，常采用 10 导联系统，即双耳、双顶、双额、双颞及双枕共 10 个电极。由于单极导联波幅高而恒定，便于标准化和阅读分析，故选择单极导联。监测时间根据临床需要而定。

2. 临床意义　脑电对脑细胞缺血缺氧、代谢紊乱，以及脑细胞间突触活动变化异常敏感，其反应脑功能损伤状态远远早于临床症状体征的观察，并能跟踪脑功能损伤演变的全过程。由于脑电的敏感性、非侵入性、可操作性、可阅读性和可预测性，成为 ICU 不可缺少的脑功能监督项目。

（五）脑诱发电位检查

1. 脑干听觉诱发电位（BA％P）　短声刺激可以在头颅表面记录到一个包括脑干成分的听觉诱发电位，这种电位是对第Ⅷ脑神经和脑干听觉通路的神经电反应的一种远场记录，也称远场电位，因为记录电极和脑干内实际电活动之间，距离相对较远。正常人 BA％P 特征是在刺激传入后最初数微秒（＜10ms）后发生的 5～7 个垂直的正波：Ⅰ波起源于听神经，可能主要是乳突骨质内接近耳蜗神经节的一段；Ⅱ波起源于听神经颅内段和（或）耳蜗神经核；Ⅲ波起源于桥脑上橄榄核；Ⅳ波起源于外侧丘系；Ⅴ波起源于中脑四叠体小丘；Ⅵ波起源于丘脑内侧膝状体；Ⅶ波起源于丘脑皮质听放射。

脑干诱发电位除常用于听神经瘤、肿瘤压迫脑干病变的诊断外，急诊可用于监测脑外伤及其他各种原因导致的脑死亡。

2. 体感诱发电位（S％P）　S％P 是指给皮肤或末梢神经以刺激，神经冲动沿传入神经传至脊髓感觉通路、丘脑至大脑皮层感觉区（中央后回），在刺激对侧相应部位的头皮上所记录到的大脑皮层电位活动。

正常波形是一组多相电位。把向下的波用 P、向上的波用 n 表示。按先后顺序命名为 P1，P2，P3，P4……及 n1，n2，n3……。P4 以后波峰变动较大，较难判断。也有以峰潜伏期命名，即刺激开始到出现第一个正性波 P 潜伏期平均 14ms，第一个负性波 n 潜伏期平均 18ms，依次命名为 P14，n18……。

急诊用于判断脊髓病变及末梢神经病变，可见波峰潜伏期延长，严重者 S%P 缺如。运动神经元疾病 S%P 正常。

（六）脑血流监测 脑是对缺血缺氧最敏感的器官，脑血流供应对维持脑功能极为重要。目前，临床上应用最多的是经颅多普勒超声（transcranial Doppler ultrasound，TCD）技术，通过测定脑动脉血流速度间接了解脑血流量变化。

1. 监测方法 将 2MHz 脉冲式探头放在颅骨较薄处（颞部、眼眶及枕骨大孔），当声波抵达血管时，可反射出红细胞流动的信号，入射频率与反射频率之差，与红细胞的运动速度成正比，根据多普勒方程式即可计算出红细胞的运动速度，即血流速度。现已证明，血流速度与血流量之间有显著相关性，脑血流速度的变化能较准确地反映脑血流量，并能间接地反映脑血流自动调节能力和对 CO_2 的反应性。

2. 临床意义 TCD 可对任何原因引起的重症脑功能损伤，特别对影响到脑血管、脑血流、脑灌注的患者进行连续监测，并反馈治疗信息。此外，TCD 还可反映颅内压增高情况，指导降颅压治疗。当 TCD 显示颅内循环停止时，则提示预后不良。

（七）CT 扫描 CT 在颅脑损伤救治中已成为极为重要的检查手段。它可以直接迅速而准确地显示出脑内、外损伤的部位、程度，例如血肿的位置、大小、形态、范围、数量以及有无脑疝发生等情况。除此之外，还可判断预后，CT 提示预后不良的表现有：①广泛脑挫裂伤、脑干挫伤、多发性颅内血肿；②中线结构移位＞1.2cm；③基底池和第三脑室受压消失。

CT 检查时常用的 CT 单位正常值（Hu）如下：空气 – 1000，脑脊液 3 ~ 14，白质 28 ~ 32，灰质 32 ~ 40，血肿 60 ~ 80，骨 1000。

（八）磁共振成像　目前所用磁共振扫描仪按磁产生的机制分为三型，即电阻磁体、永久磁体和超导磁体。电阻磁体价格便宜，目前主要用于低场强（0.15 ~ 0.20T）及普及型。永久磁体优点是不耗电力，不需维护，安全可靠，缺点是温度性能差，重量太大，场强为 0.3 ~ 0.4T。超导磁场需要液氮冷却系统，造价维护费都高，但能产生很高的磁场强度（0.5 ~ 2T）。

中枢神经系统位置固定，不受呼吸、心跳、胃肠蠕动及大血管搏动的影响。运动伪影很少，而磁共振又无骨质伪影的干扰，所以 MRI 对脑与脊髓病变的效果最佳。一般来说，中枢神经系统的器质性病变往往都有相应的磁共振特征，有的表现为形态学改变，有的表现为信号异常，有的信号与形态都有改变，结合病史、临床改变与化验检查，大多数病例可以做出定位与定性诊断。

（杜丽娜）

第二节　脑血栓形成

脑血栓形成（cerebral thrombosis，CT）是脑梗死最常见的类型，是脑动脉主干或皮质支动脉粥样硬化导致血管增厚、管腔狭窄闭塞和血栓形成，引起脑局部血流减少或供血中断，脑组织缺血缺氧导致软化坏死，出现局灶性神经系统症状体征。

脑梗死（cerebral infarction，CI）是缺血性卒中（ischemic stroke）的总称，包括脑血栓形成、腔隙性梗死和脑栓塞等，约占全部脑卒中的 70%，是脑血液供应障碍引起缺血、缺氧，导致局限性脑组织缺血性坏死或脑软化。

一、病因和发病机制

脑血栓形成最常见的病因是脑动脉粥样硬化、高血压、高脂血症和糖尿病等可加速脑动脉硬化。少见原因有动脉壁的炎症，如结核性、梅毒性、化脓性、钩端螺旋体感染、结缔组织病、变态反应性动脉炎等。也可见于血液成分的改变，如真性红细胞增多、血小板增多及血液黏度增加、凝固性增高等。血流动力学异常，如血流速度过缓或血流量过低等，可引起脑灌注压下降而出现急性缺血症状。

脑的任何血管均可发生血栓形成，但以颈内动脉、大脑中动脉为多见，基底动脉和椎动脉分支为次之。当血压降低、血流缓慢和血液黏稠度增高时，血小板、纤维蛋白、血液红、白细胞逐渐发生沉积，而形成血栓。其次，各种原因的脉管炎，可引起内膜增厚，管腔变窄，亦可引起血栓形成，如常见的钩端螺旋体脉管炎、闭塞性动脉内膜炎、胶原纤维病的血管损害等，此外颈部外伤、感染、先天性血管变异也可造成脑血栓形成。

二、病情判断

（一）病史　约 1/3 病例脑血栓形成前有一过性脑缺血发作史，其发作次数不等，多为 2~3 次，发生在血栓形成的同一血管或不同血管；发病前数日有头昏、头晕、头痛、周身无力、肢体麻木、言语不清或记忆力略显下降等。

（二）临床表现　动脉硬化性脑梗死的发生与年龄及动脉硬化的程度有密切关系，95% 的患者在 50 岁以后发病，65~74 岁年龄组发病率可达到每年 1%，高于脑出血，男性较女性多见。约有 60% 的患者起病有过度疲劳、兴奋、愤怒和气温突变等诱因，80% 在安静状态下发病、其中约 1/5 在睡眠中发病。

1. 发病症状　常为肢体无力、麻木、言语不清、头晕等，25%~45% 有意识障碍，头痛、恶心、呕吐等症状较少见。

2. 局灶症状　脑局灶损害症状主要依赖病损血管的分布和供应区脑部功能而定。

（1）颈内动脉：病灶对侧偏瘫、偏身感觉障碍；病灶侧失明或视网膜中心动脉压降低，霍纳征阳性，颈动脉搏动减弱或消失，有时颈部可听到血管杂音。

（2）大脑中动脉：病灶对侧偏瘫，偏身感觉障碍和同向偏盲，面部及上肢较下肢重；主侧半球受累时可伴有失语、失读及失写。

（3）大脑前动脉：远端闭塞时出现病灶对侧偏瘫，下肢重于上肢，可伴有感觉障碍、精神异常、智能和行为的改变、强握和吸吮反射阳性，因旁中央小叶受累排尿不易控制。

（4）椎－基底动脉：以脑干及小脑体征为主，可出现交叉瘫、多颅神经受损、交叉性感觉障碍及共济失调。如主干闭塞，可出现高热、昏迷、瞳孔针尖样缩小、四肢瘫、抽搐、去脑强直等体征。

（5）小脑后下动脉：眩晕、眼球震颤、交叉性感觉障碍、同侧软腭及声带麻痹、共济失调、霍纳征阳性，或有外展神经、面神经麻痹。

（6）大脑后动脉：梗死时症状较轻。皮质支病变时出现对侧同向偏盲或上象限盲，主侧半球病变时出现失写、失读、失语等症状。深穿支受累时表现丘脑综合征，即对侧偏身感觉障碍、感觉异常、感觉过度、丘脑性疼痛及锥体外系症状（舞蹈手足徐动症、震颤等）。

（三）实验室及其他检查

1. 脑脊液检查　一般正常，大面积梗死时，脑水肿明显可见压力增高。

2. 颅脑 CT 检查　24～48 小时后可显示低密度灶。

3. 脑电图检查　病灶侧广泛异常。

4. 脑血管造影　显示梗死部位、程度，有决定性意义。

5. 核磁共振（MRI）　比 CT 具有一定优越性。梗死后任何时候都能显示病灶异常信号影，可以提供更多的切面影像，脑血管造影无骨性伪影干扰，并能显示后颅窝脑干内的较小病灶。

6. 血流变学指标　异常。

7. 单光子发射型计算机断层摄影（SPECT）　发病后即可见病灶部位呈灌注或减退区或缺损区。

8. 经颅多普勒超声（TCD）　根据收缩峰流速、平均流速、舒张期末流速及脉动指数等衡量颅内主要动脉血管的血流状况，梗死区常出现相应血管多普勒信号减弱或消失。

（四）诊断 中年以上高血压及动脉硬化患者突然发病，一至数日出现脑局灶性损害症状体征，并可归因于某颅内动脉闭塞综合征，临床应考虑急性脑梗死可能，CT 或 MRI 检查发现梗死灶可以确诊。有明显感染或炎症性疾病史的年轻患者需考虑动脉炎的可能。

（五）鉴别诊断

1. 脑出血 脑梗死有时颇似小量脑出血的临床表现，但活动中起病，病情进展快、高血压史常提示脑出血，CT 检查可以确诊。

2. 脑栓塞 起病急骤，常有心脏病史，特别有心房纤颤、细菌性心内膜炎、心肌梗死或其他原因易产生栓子来源时，应考虑脑栓塞。

三、急救

（一）急性期治疗 入院前应争分夺秒，将脑梗死患者在最短时间内送至相应的医疗机构，以做恰当处理。治疗原则是维持患者生命需要，调整血压，防止血栓进展，增加侧支循环，减少梗死范围，挽救半影区，减轻脑水肿，防治并发症。

由于脑血栓患者致病原因各异，病情轻重及就诊时间不同。治疗时应遵循个体化原则。

1. 一般处理 急性期应静卧休息，头放平，以改善脑部循环。对于脑水肿明显、伴意识障碍者，可立即予以吸氧及降颅压治疗，如静脉滴注地塞米松、甘露醇等。对血压偏高者，降压不宜过快、过低，使血压逐渐降至发病前水平或 20/12kPa 左右。血压偏低者头应放平或偏低，可输胶体物质或应用升压药维持上述水平。吞咽困难者给予鼻饲。预防褥疮，保持口腔卫生。

2. 调控血压 血压升高通常不需紧急处理，病后 24～48 小时收缩压 >200mmHg，舒张压 >120mmHg 或平均动脉压 >130mmHg 时可使用降压药物（如卡托普利 6.25～12.5mg，每天 1～2 次，口服）。切忌过度降压使脑灌注压降低，导致脑缺血加剧。血压维持在 170～180/95～100mmHg 水平为宜。

3. 降低颅内压，减轻脑水肿 发病后 48 小时～5 天为脑水肿高峰期，应注意及时处理。20%甘露醇250ml，静脉滴注，6~8小时1次；或呋塞米40mg，静脉注射，每日2次；10%白蛋白50ml，静脉注射。

4. 其他对症治疗　①调节血糖：血糖水平宜控制在6~9mmol/L，过高或过低均会加重缺血性脑损伤，>10mmol/L时，宜给予胰岛素治疗。②预防和控制感染：选用广谱抗生素预防和控制肺炎、尿路感染等继发感染。③制止抽搐：出现抽搐时，可使用地西泮、水合氯醛等止痉药物。并注意维持水、电解质平衡。④及时控制癫痫发作。

5. 改善脑的血液供应

（1）低分子右旋糖酐：可降低血液黏稠度，增加脑的血液供应。500ml/d，静脉滴注，10~14天为1个疗程。

（2）抗凝治疗：为防止血栓扩展、进展性卒中、溶栓治疗后再闭塞等，可以短期应用抗凝治疗。常用药物包括肝素、低分子肝素及华法林等。

（3）扩张脑血管：病后1周内不宜使用或慎用血管扩张剂，因缺血区血管呈麻痹及过度灌流状态，可导致脑内盗血和加重脑水肿。病后2~4周可使用尼莫地平、己酮可可碱、复方丹参注射液、川芎嗪等。

6. 溶栓治疗　适用于超早期患者及进展性卒中。超早期是指发病6小时以内，有人认为可适当延长。应用溶栓剂，应首先经CT证实无出血灶，患者无出血素质，并应监测出凝血时间，凝血酶原时间等。常用尿激酶，1万~2万U溶于生理盐水20ml，静脉注射，每日1次，7~10日为一疗程；或2万~10万U用生理盐水溶解后加入5%葡萄糖500ml中静滴，每日1次，连续5~10日。亦可用链激酶治疗。至于新型溶栓剂组织型纤溶酶原激活物（t-PA）、重组组织型纤溶酶原激活剂（rt-PA）等对早期脑血栓治疗虽有应用前景，但价格昂贵，可引起出血，目前尚处于临床探索之中。

7. 抗凝治疗　适用于非出血性梗死，尤其进展型中风，亦可预防再次血栓形成。在治疗开始前及治疗中需多次监测凝血时间及凝血酶原时间。

（1）肝素：成人首次剂量以 4000～6000U 为宜。以后一般以肝素 12500～25000U 溶于 10% 葡萄糖液 500～1000ml，静滴，每日 1 次，使用 1～2 天。以后根据病情及实验室检查结果调整药量。出血性病、活动性溃疡病、严重肝肾疾患、感染性血栓及高龄患者忌用。

（2）双香豆素：可在肝素的同时口服，第 1 天 200～300mg，以后维持量每日 50～100mg，治疗天数依病情而定。治疗中应使凝血酶原指数在 20%～30% 间，或凝血时间（试管法）维持在 15～30 分钟。应经常检查有无血尿及其他出血倾向，如有出血立即停药，并用鱼精蛋白静滴对抗。

（3）华法林：第 1 天给药 4～6mg，以后每日 2～4mg 维持。

（4）藻酸双酯钠：研究表明该药具有抗凝，降低血黏度，降血脂和改善微循环作用。常用剂量为每日 1～3mg/kg 静滴，10 天一疗程。目前认为，该药疗效确切、显著，无明显副作用及出血倾向。是治疗脑血栓形成比较理想的药物。

8. 抗血小板聚集剂　①肠溶阿司匹林（ASA）；②潘生丁。国人 ASA 的最佳剂量以 50mg/日为宜，高龄患者改为 25mg/日；世界卫生组织（WHO）推荐剂量为 325mg/隔日。有人认为 ASA 加服双嘧达莫效果较好，后者剂量为 100mg，每日 3 次。

9. 抗自由基治疗　缺血可导致自由基大量产生，自由基连锁反应是脑缺血的核心病理环节，再灌流后使这一连锁反应激化，引起神经组织膜损伤，通透性增加，代谢障碍，脑水肿，细胞坏死。①自由基生成抑制剂：抑制体内自由基生成：有钙离子拮抗剂：尼莫地平 30mg，每日 3 次口服；桂利嗪 25mg，每日 3 次口服；地尔硫草 30mg，每日 3 次口服。②自由基清除剂：甘露醇，维生素类：常用的为维生素 E 和维生素 A，肾上腺皮质类固醇，莨菪碱等。

10. 保护脑细胞及促进其功能恢复的药物　适用于急性期及恢

复期。

（1）胞二磷胆碱（CDPC）：实验证明 CDPC 能促进脑神经细胞的恢复，阻止继发病变的发生。常用剂量为每日 0.5 ~ 0.75g 静滴，10 ~ 14 天一疗程。有人治疗 18 例，总有效率为 89%。急性或亚急性期疗效优于恢复期，无明显副作用。

（2）都可喜（Duxil）：作用于颈动脉窦化学感受器，兴奋呼吸，加强肺泡毛细血管间的气体交换，提高动脉血氧分压，尤其增加大脑组织氧供应，促进大脑组织葡萄糖有氧代谢。有抗缺氧及改善脑代谢和微循环的作用。能改善皮层电活动及精神运动表现和行为，增强改善脑细胞功能。提高智力、记忆力、注意力、集中力和逻辑推理能力。用法：口服：每日 1 ~ 2 片。不良反应：罕见。偶有恶心及昏睡感。过量可有心动过速、低血压、气促、呼吸性碱中毒。国内试用认为本品对脑缺血性头晕，老年性痴呆有一定疗效。治疗脑梗死能增强上、下肢肌力及步行力，治疗前后氧分压增加。治疗经 CT 证实的脑梗死患者，对智能、行为有明显的改善作用，能促进肢体运动功能恢复，总有效率为 80%。

（3）弟哥静：麦角碱类血管扩张剂含乙烷磺酸双氢麦角毒，能促进神经细胞对葡萄糖的利用。由泰国进口，用于急性脑梗死及其后遗症。1mg，每日 3 次，饭后口服。较重患者可增至每次 1.5 ~ 2mg。个别有腹泻等消化道反应。

（4）喜德镇（海得琴、双氯麦角碱）：为 α 受体阻滞药，可降低外周血管阻力，增加脑血流，且可直接兴奋多巴胺及 5 - 羟色胺受体，从而提高脑递质水平，改善脑细胞功能。2mg，日服 3 次，主要用于恢复期，可连服 3 ~ 6 个月。据报道脑血管病改善智能者 95.8%，减轻痴呆者 88%。低血压禁用，需预防直立性低血压。目前国内已合资生产，但价格较贵。

（5）脑活素（Cerebrolysin）：参与激活神经细胞恢复功能，促进大脑成熟。可提高大脑抗缺氧能力，保护中枢神经系统免受有毒物质的侵害。能较好地改善脑代谢与脑功能。可用于恢复期的治疗。用法：成人常用 10 ~ 30ml 稀释于 250ml 5% 葡萄糖或生理盐水缓慢静滴，60~120 分钟滴完。每疗程 10~20 次，依病情而定。若每日给药，则每疗程 8~10 次。

11. 高压氧 用 2 个大气压的高压氧舱治疗 1.5~2 小时，每日 1 次，10 次为一疗程。目前有学者主张用含有二氧化碳的高压混合氧疗效更佳。

12. 椎管内注射神经生长因子 神经生长因子是神经系统最重要的生物活性蛋白之一。它主要作用于神经系统，参与调节神经元的发育和分化，维持其正常功能，促进其损伤后的修复。对脑血管病的治疗有一定的效果。

13. 体外反搏治疗 体外反搏是一种非创伤性改善心脑血液循环的有效疗法。可使脑血流增加，体外反搏时四肢充气加压，可使静脉血回心量明显增加，左心室排出量增加。还可使血液黏度降低，增加脏器灌注与血流速度。

14. 紫外线照射充氧自体血回输疗法 采患者静脉血 150~200ml，经血液辐射治疗仪，接通氧气，并经紫外线照射后将其回输给患者，隔日 1 次，连续 5 次为一疗程，1 周后可重复一疗程。可降低血黏度，改善微循环，增加组织血流量。

15. 中医药治疗 中药的红花、桃仁、川芎与丹参均有活血化瘀作用。

（二）恢复期、后遗症期的治疗 治疗原则是促进肢体、语言、智力恢复、预防再梗死。Svate - 3 号 1.0~2.0U 加入 0.9% 生理盐水 250ml 中，胞二磷胆碱、ATP、辅酶 A、细胞色素 C、维生素 C、维生素 B_6 等加入 5% 葡萄糖盐水 250ml 中静滴，每日 1 次，连用 21 天为一疗程，间隔 7~10 天，再用下一疗程，可多疗程治疗。对于脑萎缩的患者可加用脑合素 20~30ml 加入液体中静滴，每日 1 次，连用 10~15 天为一疗程，亦可多疗程治疗。低分子右旋糖酐、曲克芦丁、706 羧甲淀粉、复方丹参注射液、川参注射液（川芎及丹参注射液）、丹红注射液（丹参、红花）、脉络宁（含玄参、牛膝等）复方注射液、PSS（藻酸双酯钠）等均可应用。在恢复期和后遗症期可长期口服抗血小板凝聚药、氟桂利嗪、尼莫地平、PSS、复方丹参片、曲克芦丁、Svate – 3 号冲剂及中药，如消栓再造丸、消栓口服液、脉络通冲剂、脑得生片、华佗再造丸、人参再造丸等。此外，选用针灸、理疗等，加强语言、肢体功能锻炼，以促进康复。

四、护理要点

1. 一般护理　急性期患者应卧床休息。取头低位，以利脑部的血液供给。有眩晕症状的患者，头部取自然位，避免头部紧急转动和颈部伸屈，以防因脑血流量改变而加重头晕和产生不稳感。病情稳定后鼓励患者早期于床上或下地活动。

2. 起病 24～48 小时后，仍不能自行进食的患者应给予鼻饲。对有高血压、心脏病的患者，可根据病情给低脂或低盐饮食。

3. 昏迷患者按昏迷护理常规护理。

4. 由于患者长期卧位，要加强皮肤、口腔及大小便的护理，防止褥疮的发生。早日进行被动、主动运动，按摩患肢，以促进血液循环。

5. 加强心理护理，由于老年人在病前曾看到过脑梗死后遗症对健康的危害，都存有不同程度的恐惧感，瘫痪和失语是造成自理能力的丧失，给患者增加了精神上的负担，要做好精神护理，给予安慰、照顾患者，使其积极配合治疗。

（二）病情观察与护理

1. 密切观察病情变化，注意患者的意识改变、呼吸循环状况、瞳孔大小及对光反射、体温、脉搏、血压等，并详细记录。发现异常，及时报告医生。

2. 应用双香豆素类或肝素等药物抗凝治疗时，应严格执行医嘱，密切观察皮肤、黏膜、大小便、呕吐物，注意有无出血倾向。如有出血立即通知医生。

3. 观察血压变化，备好止血药物，做好输血准备。

4. 使用链激酶或尿激酶溶栓治疗者，注意有无发热、头痛、寒战或其他过敏反应，观察有无出血倾向。发现异常，及时报告医生处理。

（三）健康教育

1. 积极防治高血压、糖尿病、高脂血症、高血黏稠度等脑血管疾病的危险因素，尤其是患高血压的老年人，必须定期监测血压，定期有规律的服用降压药物。高脂血症能促进动脉粥样硬化和血液黏稠度增高等血液流变学变化，所以老年人应定期复查血脂、血糖、胆固醇等。注意劳逸结合，避免过度的情绪激动和重体力劳动。

2. 多食谷类、豆类、蔬菜、水果等高复合碳水化合物、高纤维、低脂肪的食物，少食甜食，戒除烟酒，保持大便通畅。

3. 出院时应注意指导患者避免过度劳累和精神刺激，加强瘫痪肢体功能锻炼，低脂饮食，多吃新鲜蔬菜，坚持语言训练。

（蒿秋云）

第三节　脑　出　血

脑出血又称脑溢血，系非外伤性脑实质内出血，70%～80%发生于基底节区，是发病率及病死率高的疾病之一。

一、病因和发病机制

高血压及动脉粥样硬化症同时并存时，持续高血压使脑内小动脉硬化，发生脂肪玻璃样变，构成微小动脉可引起血压剧烈波动而破裂出血。脑血管构造不同于体内的其他血管，其动脉外膜不发达，无外弹力层，中层肌肉细胞少，管壁较薄。同时其深穿支动脉多与主干成直角，例如豆纹动脉，其血流速度快而呈湍流，当血压突然升高时，血流压力增大易造成该动脉破裂出血。本病亦可继发于脑梗死患者和抗凝治疗及脑栓塞后出血。脑实质内动脉炎、肿瘤、淀粉样血管病侵袭破坏脑血管，亦可导致出血。全身性疾病（败血症、出血热等）、血液病（血小板减少性紫癜和血友病、再生障碍性贫血）等也可造成脑实质内出血。年轻患者脑出血多因脑实质内先天性动脉瘤、动－静脉畸形破裂。

二、病情判断

（一）病史　了解起病的方式、速度及有无明显诱因。是否在白天活动中发病，是否因情绪激动、过分兴奋、劳累、用力排便或脑力过度紧张。起病前有无头昏、头痛、肢体麻木和口齿不利。起病后主要的症状特点，是否存在头痛、呕吐、打呵欠、嗜睡等颅内高压症状。既往有无高血压、动脉粥样硬化、血液病和家族脑卒中病史。了解目前的治疗与用药情况，是否持续使用过抗凝、降压等药物。评估患者及家属心理状态，有无焦虑、恐惧、绝望等心理。

（二）症状和体征　起病急骤，绝大多数患者出现不同程度的意识障碍，并伴有头痛、恶心、呕吐等急性颅内压增高症状。重症者迅速进入深昏迷，呕吐咖啡状胃内容物，面色潮红或苍白，双侧瞳孔不等或缩小，呼吸深沉，鼾声大作，大小便失禁或潴留。

根据出血部位可相应的出现神经系统症状和体征。

1. 基底节区出血　为高血压性脑出血最好的部位，约占脑出血的60%。而该区又以壳核出血为最多见，系豆纹动脉破裂所致，约占脑出血的60%。由于出血经常波及内囊，临床上又称为内囊出血。根据症状，分为轻重两型：

（1）轻型：多属壳核出血，出血量一般为数毫升至30ml，或为丘脑出血，出血量仅数毫升，出血限于丘脑或侵及内囊后肢。主要表现：

1）急性起病的头痛、恶心和呕吐。

2）一般无意识障碍或有嗜睡、昏睡。

3）病灶对侧有轻偏瘫。

4）病灶对侧可出现偏身感觉障碍及偏盲。

5）优势半球出血可出现失语。

（2）重型：多属壳核大量出血，向内扩展或破入脑室，出血量可达30～160ml，或丘脑较大量出血、血肿及内囊或破入脑室。主要表现：

1）急性起病的剧烈头痛。

2）频繁呕吐，可伴胃肠道出血，吐出咖啡色样胃内容物。

3）意识障碍严重，呈昏迷或深度昏迷，鼾声呼吸。

4）病灶对侧完全偏瘫。

5）大多数患者脑膜刺激征阳性。

6）两眼球可向病侧凝视或固定于中央位，丘脑出血患者两眼球常向内或内下方凝视。

7）病情进一步发展，血液大量破入脑室或损伤丘脑下部及脑干，昏迷加深，可出现去大脑强直症状。

8）脑水肿进一步加重，可发生颞叶沟回疝或枕骨大孔疝，病灶侧瞳孔散大，或两侧瞳孔散大，呼吸功能障碍等。

2. 脑叶出血　又称皮质下白质出血，占脑出血的15%，仅次于壳核出血。发病年龄11～80岁不等。中青年的脑叶出血多由脑血管畸形或脑动脉瘤破裂所致，老年人主要见于高血压脑动脉硬化。临床症状可分为三组：无瘫痪及感觉障碍者约占25%，出现头痛、呕吐、脑膜刺激征和血性脑脊液，仔细检查还可发现与病变部位相应的体征，如偏盲及象限盲，各种类型不全失语和精神症状；有瘫痪和躯体感觉障碍者，约占65%，出血多位于额、顶叶，临床表现虽有偏侧体征，但上、下肢瘫痪程度或运动与感觉障碍程度明显不等；发病即昏迷者，出血量大，约占10%。脑叶出血多数预后良好。

3. 丘脑出血　丘脑出血较少，约占5%～10%。主要为丘脑膝状体动脉或丘脑穿通动脉破裂出血，前者出血位于丘脑外侧核，后者位于丘脑内侧核。症状和病情取决于出血量的大小，但该部位出血有其特殊表现：可有丘脑性感觉障碍，出现对侧半身深浅感觉减退、感觉过敏或自发生疼痛。另外还可出现丘脑性痴呆，如记忆力和计算力下降、情感和人格障碍等。有时出现眼球活动障碍如双眼垂直性活动不能，两眼常向内或内下方凝视。若出血量大时，除了上述症状，还因血肿压迫周围组织，出现类似于壳核出血的临床表现，病情重，预后不佳。丘脑出血量少者，除了感觉障碍外，无其他表现，有的甚至没有任何症状。

4. 桥脑出血　重症常迅速波及双侧，瞳孔呈针尖样，中枢性高热，双侧面瘫和四肢强直性瘫痪。出血破入第四脑室呈深昏迷、高热、抽搐、呼衰死亡。轻症常累及单侧，表现交叉性瘫痪，即病灶侧面瘫、外展麻痹或面部麻木，对侧上下肢瘫痪，头和双眼偏向健侧，双眼凝视。

5. 中脑出血　轻者可表现为一侧或两侧动眼神经不全瘫，或Weber综合征；重者昏迷，四肢软瘫，迅速死亡。

6. 小脑出血　暴发型患者常突然死亡。多数突感后枕部疼痛、眩晕、呕吐、复视、步态不稳、眼震，而无肢体瘫痪。病情常迅速恶化进入昏迷。后期因压迫脑干可有去大脑强直发作，或因颅内压升高产生枕大孔而死亡。

7. 脑室出血　可由脉络丛血管破裂引起，但大多数是由脑出血时血肿破入脑室所致。常于起病 1～2 小时内陷入深昏迷，四肢弛缓性瘫痪，或出现中枢性高热、去大脑强直、顽固性呃逆、瞳孔忽大忽小或左右不等、皮肤苍白或发绀、血压下降，多在 24 小时内因呼吸循环衰竭死亡。

8. 多灶性脑出血和脑出血合并脑梗死　幕上和（或）幕下同时有两个以上病灶，或为多灶出血，或为出血合并梗死。临床上可表现为一个病灶受损的症状和体征，而其他病灶不表现症状和体征，即可能其病灶在非功能区；也可表现为不能用一处病灶损害来解释的临床症状和体征，后者可考虑为多灶出血或出血合并梗死，前者临床诊断困难。均需影像学检查（CT 或 MRI）确诊。脑出血合并脑梗死虽有报告为"混合性中风"，但目前在脑血管病的分类中尚未得到公认。

（三）实验室及其他检查

1. 脑脊液检查　脑出血常破入脑室系统而呈血性脑脊液，可占全部脑出血病例的 86%～90%，约有 15% 左右的患者脑脊液清晰透明，蛋白增高。脑出血影响下丘脑，可有血糖及尿素氮升高。醛固酮分泌过多可致高血钠症，血液中免疫球蛋白增高。一周后脑脊液为澄黄或淡黄色，2～3 周后脑脊液为清亮。

2. 尿　常可发生轻度糖尿与蛋白尿。有人报道脑出血病例中有 16% 出现暂时性尿糖增加，38% 出现蛋白尿。

3. 颅脑 CT 检查　CT 扫描显示的特征是出血区密度增高，据此可确定脑出血的部位、大小、程度及扩散的方向。急性期可显示脑实质或脑室内血肿，呈高密度块影，血液可扩散至蛛网膜下腔，血肿周围脑水肿呈低密度改变，血肿和脑水肿引起脑瘤效应，以及脑室扩大等脑积水表现。

（四）诊断　50 岁以上的高血压患者，突然起病，有较多的全脑症状，病情进展快，伴局灶性神经症状应疑及本病。血性脑脊液有助于诊断，但脑脊液无血不能排除脑出血，头颅 CT 扫描可以确诊。

（五）诊断

（1）发病前或发病时常有头痛、恶心、呕吐。

（2）多数呈完全性卒中，也可有进行性卒中。

（3）常有偏瘫等脑的局灶性体征。

（4）多有意识障碍。

（5）脑脊液多为血性。

（6）CT 可完全证实。

（六）鉴别诊断　应与下列疾病鉴别：

1. 蛛网膜下腔出血　起病急骤，伴剧烈头痛、呕吐，明显的脑膜刺激征，很少有神经系统局灶体征，血性脑脊液等以相鉴别。

2. 脑梗死　病前多有 TIA 发作史，意识障碍轻或无，头痛轻或无，一般无生命体征变化，脑脊液无色透明，压力多不高，CT 扫描为低密度影等可以相鉴别。

3. 其他　脑出血昏迷应与肝昏迷、糖尿病昏迷、低血糖昏迷、尿毒症昏迷鉴别。

三、急救

脑出血急性期颅内压急剧升高危及生命，应积极抢救。处理原则是降低颅内压，防治脑水肿、脑缺氧，治疗心血管、呼吸、消化与泌尿系统并发症，预防感染、褥疮，维持营养、水、电解质平衡等。

（一）急性期治疗

1. 一般处理

（1）患者注意休息：保持安静，绝对卧床，避免搬动。

（2）保持呼吸道通畅：患者若有意识障碍，应采取侧卧位，头部抬高，及时吸痰。必要时气管插管或气管切开，并间歇吸氧，以减轻脑缺氧。

（3）保持营养及水电解质平衡：病初适当静脉补液支持，每日补液体量 1500～2000ml，不宜超过 2500ml，以能量合剂较为理想。若 48 小时后意识有好转，可试进流质，少量多餐，以维持营养。及时进行血钾、钠、氯和二氧化碳结合力的检查，供维持和纠正水、电解质平衡时参考。

（4）预防并发症：按时给患者翻身、拍背，有尿潴留者，应留置导尿，并做膀胱冲洗。

2. 控制脑水肿，降低颅内压

（1）抬高头位：为控制颅内压力增高，常规采用 20°～30°头高位。研究表明，头位每增高 10% 颅内压力平均下降 0.13kPa。同时注意补足够的液体，避免使用对平均动脉压有影响的药物，使脑灌注压保持在 10kPa 或更高。

（2）过度换气：过度换气可降低血中 $PaCO_2$，使脑血管收缩，颅内压力下降。脑疝发生致呼吸停止时，应立即开始过度换气，尽可能用呼吸机，给纯氧，流量 11～12L/min，人工呼吸频率为 20 次/min，维持 $PaCO_2$ 3.33～4.67kPa，PaO_2 13.3kPa。

（3）高渗脱水剂：①甘露醇：剂量以每次 0.25～2g/kg 为宜，应尽可能小剂量用药。有效时间为 2～6 小时。剂量过大可发生惊厥。②甘油：为无毒、安全的脱水剂。50% 甘油盐水 50～60ml 口服，每日 4 次，服药 30～60 分钟后即起作用，维持 3～4 小时，降颅压率达 50%。或用林格液配 10% 甘油溶液，每日用量 0.8～1.0g/kg，降颅压率为 75%，或配成甘油－维生素 C 钠混合剂，每日按 2～4ml/kg 服用。③高渗盐水：用 5mol/L 高渗盐水 20ml 静脉注射,10分钟内完成,降颅压作用可维持12小时。④高渗葡萄糖:常用50%高渗葡萄糖液60~100ml,于5~10分钟内静脉注射,每4~6小时1次。

(4) 利尿剂:①依他尼酸钠:成人每次可用25~50mg,加入5%葡萄糖盐水静脉注射,2小时作用达高峰,每6~8小时重复1次,每日剂量可达100~150mg。同时补氯化钾,每日3~4g。②呋喃苯胺酸(呋塞米):每次20~40mg,肌注或静脉注射,每日2~3次,或120mg溶于林格液250ml静滴,1小时内滴完。

(5) 糖皮质激素:可减少脑脊液生成与毛细血管通透性,抑制垂体后叶抗利尿激素分泌,稳定溶酶体而减轻脑水肿,在脑出血最初3天内防治脑水肿有利,远期疗效并不理想,且有引起应激性溃疡的副作用。可选地塞米松10~20mg,每日1次,最好与甘露醇、呋塞米联合应用。目前多数学者主张地塞米松可用5~7天。此外可配成激素利尿合剂,如5%或10%葡萄糖500ml加地塞米松10~15mg加25%硫酸镁8~10ml加氨茶碱0.25g静滴,每日1次,效果较好。

3. 调整血压 由于大多数脑出血是高血压动脉硬化引起,过去曾强调降压疗法,认为血压过高可加重出血或引起再次出血。目前一般认为血压低于24~13.3kPa,不必急于降压,若收缩压高于26kPa,则应积极降颅压,同时慎重地使用降压药,使血压缓慢降至21.3/13.3kPa。常用药物有利血平0.5~1mg肌注和地巴唑20mg肌注,每日1次或每日2次。

4. 止血 多数患者凝血机制无障碍,一般认为止血剂无效。但对脑实质内多发点状出血或渗血,特别是合并消化道出血时,可用西咪替丁0.4g静滴,每日1~2次。亦可选用6-氨基己酸、酚磺乙胺等。

5. 营养、水和电解质的补充 昏迷时第1~2天,禁食,静脉补液,每日补1500~2000ml,如高热、多汗加量,注意速度要慢,注意补充钾盐。1~2天后,如仍昏迷不能进食,可给以鼻饲低盐流质饮食,注意补充热量、维生素,纠正水、电解质酸碱平衡。

6. 控制感染　对于昏迷时间较长，并发感染的部分患者，针对可能查明的致病菌正确地选用抗生素。

7. 防治并发症　定时翻身、拍背、吸痰，加强口腔护理。尿潴留可导尿或留置导尿管，加强呼吸系统、循环系统、消化系统、泌尿系统、褥疮等并发症的防治。

8. 手术治疗　在CT、核磁共振引导下作颅内血肿吸除术。此法仅在局麻下施行，手术本身损害少，对各年龄组及有内脏疾病者均可进行。抽出血肿后，用尿激酶或精制蝮蛇抗栓酶反复冲洗，从CT结果看，血肿、脑水肿及脑占位效应可在短期消失，效果显著优于保守治疗，是一个有前途的手术方法。对小脑、脑叶、外囊出血应及时争取手术治疗。对脑干的出血禁用。

（二）恢复期治疗　主要是瘫痪肢体的功能恢复锻炼，失活者应积极进行言语训练，应用改善脑循环及代谢的药物，并配合针灸、理疗、按摩、推拿等治疗。

四、护理要点

（一）一般护理

1. 患者症状无论轻或重，为避免再出血，均应卧床休息4~6周。卧位宜取头高斜坡位，可减轻颅内高压和头痛，昏迷患者取侧卧位，头稍向后仰，保持下颌角向前，以防舌根后坠，且可防止吸气时呼吸困难。为预防再出血，急性期的患者不宜搬动，更换体位要视病情权衡利弊，开始可做小幅度翻身，病情稳定后常规护理，注意头部不宜过屈或过度转动，以免影响脑部的血液供应。

2. 各种护理操作如吸痰、安胃管均需轻柔，防止因患者烦躁、咳嗽而加重或诱发脑出血。

3. 意识障碍不能经口进食的患者，起病3日内可依靠静脉输液维持营养。过早插胃管或因留置胃管等刺激会引起患者躁动不安、呕吐或使呕吐物反流入气管内，引起窒息或发生再出血。一般起病3~4日后，无呕吐、腹胀、肠鸣音良好，无明显消化道出血，可予鼻饲。液体摄入量每日约2500ml，限制食盐摄入每日5g

左右。以免加重脑水肿、意识清醒的患者，进食应从健侧入口，不可过急，避免呛咳。饭后漱口，防止食物残渣存留在瘫痪侧齿颊之间引起口腔炎。

（二）病情观察与护理

1. 密切观察病情变化，详细记录患者意识、瞳孔、体温、呼吸、血压、脉搏的变化。定时观察瞳孔、意识改变，如昏迷加深、病灶侧瞳孔散大、对光反应迟钝或消失，即为脑疝症状，应立即静脉滴注脱水降颅压药物，同时通知医生进行抢救。

2. 注意呼吸频率、节律及型式，如呼吸由深而慢变为快而不规则或呈双吸气、叹息样、潮式呼吸，提示呼吸中枢受到严重损坏，按医嘱给呼吸兴奋剂。呼吸过速者，注意可能引起碱中毒。

3. 观察心率、心律变化。观察呕吐物及大便的颜色及性质，如呕吐物为咖啡色及大便呈柏油样，应密切观察血压、脉搏变化，并做好输血准备。

4. 密切观察药物疗效及反应，如甘露醇要保持滴速不宜太慢，药液不要外渗。另外，还要及时查血、尿常规及血生化，防止发生水、电解质紊乱及肾功能障碍。同时输液速度不宜太快，以免增加心脏负担，影响颅内压。

5. 需开颅手术清除血肿者，要做好术前准备及术后护理。

6. 恢复期应配合针灸、按摩、理疗等，加强局部肌肉及关节的功能锻炼。

（三）对症护理

1. 意识清醒的患者头痛、呕吐为常见症状。应取头高位，减轻颅内高压、利于止血。并应按时应用降低颅内压的脱水剂，忌用吗啡制剂，以防抑制呼吸。呕吐频繁的患者，应及时清除口腔内呕吐物，预防吸入性肺炎，必要时应用止吐剂。

2. 降温可使大脑耗氧量减少，增强脑组织对缺血、缺氧时发生坏死的耐受力，也可增强大脑皮质的保护性。物理降温可用温水、50%酒精擦澡或用冰帽、冰枕、医用制冷袋等置于患者头、颈和四肢大血管处。如用人工冬眠降温，则应做好相关的护理，如系合并感染需积极应用抗生素等。

3. 患者有呼吸困难、发绀时，应给氧、吸痰，氧流量每分钟2～4L，流量过大易使血中氧分压增高引起脑血流量减低。

4. 意识障碍，呈昏迷状态的患者应按昏迷常规进行护理。

5. 如因出血破入脑室或出血形成血肿致脑疝形成的患者，应迅速做好脑室穿刺体外引流或开颅清除血肿的术前转科准备，必要时先剃头、配血，做青霉素、普鲁卡因皮肤过敏试验，为转手术争取时间。

6. 对局灶性损害症状，如失语、偏瘫、抽搐、吞咽障碍及排尿困难等的患者，应按各自的特点进行护理。

（四）健康教育　预防脑出血的发生和再发，关键是控制高血压病，定期监测血压，有规律地接受降压药物治疗等。适当的锻炼身体，如太极拳、太极剑和气功等，平时应生活规律，劳逸结合，心平气和，戒除烟酒，以防止诱发高血压性脑出血。脑出血的急性期病死率虽高，但如能及时抢救，合理治疗，坚持康复训练，约有半数或更多的患者可能存活，半数以上的患者可重获自理生活和工作能力。此外，要教育患者克服急躁、悲观情绪，预防再次发生脑出血。

（董春）

第四节　精神分裂症

精神分裂症（schizophrenia）是一组病因未明的精神病，具有思维、情感、行为等多方面的障碍，以精神活动与环境不协调为特征。患者一般意识清楚，智能基本正常，但部分患者在疾病过程中可以出现认知功能损害。该组疾病好发于青壮年，起病缓慢，病程迁延，可反复发作、加重或恶化，部分患者可最终出现衰退和精神残疾，部分患者经治疗可保持痊愈或基本痊愈的状态。

一、病因和发病机制

（一）遗传因素　患者近亲中的患病率要比一般人群高数倍，

血缘关系越近，发病率越高；同卵双生的患病率是异卵双生的 4～6 倍；精神分裂症母亲所生的子女从小寄养在正常家庭环境中，成年后仍有较高的患病率。

（二）环境、社会、心理和生物学因素　精神分裂症的发生除遗传因素外，各种精神创伤、躯体因素、环境影响所起的作用（尤其是阳性症状），不可忽视，也是精神分裂症病因研究的重要方面。现就各种致病基因分述如下：

1. 病前个性　1/3～2/3 精神分裂症患者在病前有分裂性人格，如孤僻、内向、怕羞、过分敏感、思维缺乏逻辑性、好幻想、缺乏知己，对人际关系采取不介入态度，常有白日梦。瘦长型多属分裂人格。

2. 躯体因素　内分泌因素：本病大多在青春期前后性成熟期发病，部分在分娩后急性起病，在绝经期复发率较高。以上事实说明内分泌原因在发病中具有一定作用。甲状腺、肾上腺皮质和垂体功能障碍，也疑为本病的病因，但未能做出肯定的结论。围产期脑损害：产伤与阴性症状为主的精神分裂症相关联。

3. 社会心理因素及环境因素

（1）心理因素：①部分精神分裂症患者的病前性格具有孤僻、冷淡、敏感、多疑、富于幻想等特征，即内向型性格。②一般认为，生活事件可诱发精神分裂症，很多患者病前 6 个月可追溯到相应的生活事件，如失学、失恋、学习紧张、家庭纠纷、夫妻不和、意外事故等均对发病有一定影响，但这些事件的性质均无特殊性。因此，心理因素也仅属诱发因素。

（2）社会环境因素：①家庭中父母的性格、言行举止和教育方式（如放纵、溺爱、过严）等都会影响子女的心身健康或导致个性偏离常态。②家庭成员间的关系及其精神交流的紊乱。③生活不安定、居住拥挤、职业不固定、人际关系不良、噪声干扰、环境污染等均对发病有一定作用。农村精神分裂症发病率明显低于城市。

（三）神经生化病理研究

1. 乙酰胆碱（Ach）递质系统　Rarson（1993）采用 Westem

定量免疫杂交技术测定了 25 例精神分裂症，28 例非精神分裂症死后脑组织 CAT 含量，发现精神分裂症患者脑桥被盖区 CAT 含量较对照组显著降低，并认为可能是与其病理现象有关。而 Wafunade 等（1982）却认为，精神分裂症患者脑中胆碱能系统异常与抗精神药物治疗有关。众所纷纭，结论不一，尚需进一步探讨。

2. 多巴胺功能亢进假说　抗精神病药物，酚噻嗪类、丁酰苯类，其药理作用与中枢儿茶酚胺特别是 DA 受体功能阻滞有关。各种高效价的抗精神病药，均是强有力的 DA 受体阻滞药。而苯丙胺的药理作用主要是抑制 DA 的再摄取，从而使受体部位的 DA 含量增高、功能亢进。从而推测，至少偏执型精神分裂症的发生可能与 DA 受体功能亢进有关。

3. 5 - 羟色胺假说　国内研究（沈渔村、张文和，1983 年）发现，急性精神分裂症具有明显情感行为异常者血 5 - HT 含量明显低于对照组，随症状消失而恢复正常。最近有资料表明，阳性症状明显时，5 - HT 降低，阴性症状明显时，5 - HT 增高，从而推测阳性症状与 5 - HT 降低、β 内啡呔增加有关，阴性症状与 5 - HT 升高、β 内啡呔降低有关。

4. 血小板单胺氧化酶（MAO）活性的研究　MAO 是 5 - HT 的主要降解酶，也是儿茶酚胺的主要降解酶。20 世纪 70 年代对此酶活性的研究，发现慢性精神分裂症患者血小板 MAO 活性降低，并认为此酶活性的改变可能是精神分裂症个体遗传素质的生物学标志，以后的研究提示，血小板 MAO 活性与某些临床亚型有关。

5. 神经肽和精神分裂症　Ferrie Robert 等对精神分裂症死后脑的多区域内 CCK（胆囊收缩素）进行测定并与对照组比较，发现精神分裂症颞叶内 CCK 含量明显低于正常对照组，Ⅰ 型精神分裂症脑颞叶内 CCK 含量明显低于 Ⅱ 型精神分裂症，同时发现 CCK 在对精神分裂症的治疗过程中对阳性症状效果好，尤其对慢性精神分裂症的、长期存在的而且抗精神病药物疗效差的一些幻觉、妄想有效，而且对不少阴性症状也有效果。

6. 多巴胺能系统和谷氨酶系统功能不平衡假说　M. Carlsson

（1990）提出假设，认为精神分裂症是由于皮层下 DA 功能系统和谷氨酸功能系统的不平衡所致。动物实验表明，谷氨酸能系统的功能缺陷可引起类似精神分裂症的症状，PCP 能引起 CA 的释放，可产生模拟精神分裂症的症状。因此，有学者提出了皮质－纹状体谷氨酸通路的功能缺陷可能是某些精神分裂症的重要病理心理组成部分的假说。从广义上看，精神分裂症可看作一种多巴胺－谷氨酸反馈调节系统中神经递质不平衡所致的综合征。

7. 精神分裂症的结构影像学研究提示，精神分裂症患者侧脑室显著扩大，并发现此种现象可能与阴性症状有关。MRI 检查显示阳性症状分与侧脑室/脑比值呈正相关。阴性症状与尾状核大小呈负相关。颞叶边缘系统可能是精神分裂症较特殊的病理性改变。左侧颞上回的前部容积减少与幻觉，尤其听幻觉的严重程度相关。有学者发现，精神分裂症患者优势半球额叶血流量和额叶血流量分布值均明显减少。

二、判断

（一）临床表现　多在青壮年期起病。多数患者缓慢发病。早期出现生活懒散、学习和工作效率下降，常被忽视。部分患者在心理社会因素的作用下，亦可急性起病。

1. 急性精神分裂症　本病的临床症状十分复杂和多样，不同类型，不同阶段的临床表现可有很大差别。但它具有特征性的思维和知觉障碍，情感和行为不协调和脱离现实环境。

（1）联想障碍：联想的自主性障碍主要包括思维云集、思维中断、思维插入、思维被夺取等，具体描述可参见症状学的有关章节。每个个体的联想肯定都是自主进行的，联想自主性障碍的关键在于患者确切地体验到自己思维联想活动的自主性受到影响。因此，有的学者将这组症状归为妄想，并认为是精神分裂症较为特征性的部分。

部分精神分裂症患者表现为思维贫乏，患者自己体验到脑子空空，没有东西可想。表现为沉默少语，回答问题时异常简短，空洞单调，多为"是""否"，很少加以发挥。同时患者在每次回答问题时总要延迟很长时间。即使患者在回答问题时语量足够，内容却含糊、过于概括，传达的信息量十分有限，对自身状况漠然处之。

（2）情感障碍：情感淡漠、情感不协调是本病情感障碍的特征。

1）情感淡漠：患者缺乏细致或高级情感，对亲朋好友、同事不关心；病情严重时，对周围任何事物缺乏应有的情感反应，对外界一切刺激无动于衷。

2）情感倒错：患者在谈到自己或家人的不幸遭遇时满面笑容，流着眼泪唱欢快的歌曲等，情感反应与思维内容不相符合。

此外，精神分裂症情感障碍中另一个值得注意的情感问题是抑郁情绪。精神分裂症的抑郁症状早在 20 世纪初就有学者报道，据初步统计，约有25%～30%的精神分裂症患者有抑郁症状。抑郁症状可以出现在精神分裂症早期，或和其他精神症状同时出现，或出现在疾病的后期。抑郁症状是导致患者出现自杀行为的主要原因之一。

（3）幻觉：急性精神分裂症常常呈现幻觉。其中最多见的是幻听。主要是言语性幻听，内容往往是使患者不愉快的，威胁患者或命令患者做这个，不做那个（命令性幻听），评价患者的言语（评价性幻听），说出患者的思想（思维鸣响），或思维被广播。患者的行为受幻听的影响，可与幻听对话，作侧耳倾听状，或沉醉于幻听中：自笑、自语。至于其他幻觉，如幻视、幻嗅、幻触、幻味或躯体幻觉，则较少见。如有发生，则往往以妄想形式加以解释，例如饭菜中有异味则认为被人下毒陷害等。

（4）妄想：精神分裂症患者可出现多种形式的妄想，各种妄想在精神分裂症中所出现的频度以及对疾病诊断的意义各有不同。原发性妄想对于精神分裂症最具有特征性，但原发性妄想在临床上很难界定，并且非常少见。对精神分裂症具有重要诊断意义的妄想还有影响妄想、被控制感、被洞悉感、思维扩散、思维被广播等。此外，最常出现的妄想有被害妄想、关系妄想、嫉妒妄想、夸大妄想、非血统妄想等。据统计，被害妄想在精神分裂症的出现率为80%左右，关系妄想为50%左右，夸大妄想为39%左右。虽然这些常见的妄想对于精神分裂症来说属非特征性的妄想，但由于出现频度较高，仍应给予足够的注意。原发性妄想也是精神分裂症的特征性症状。这种妄想发生突然，完全不能用患者当时的处境和心理背景来解释。例如：一患者从外地回来，一进村就突然感到环境变了，周围人的态度也变了，皆以特殊眼光看他，家人的态度也与往常不同，都在议论与他有关的事，自己将大难临头等。

（5）紧张性综合征：患者缄默不动，违拗，肌张力增高，蜡样屈曲或呈被动性服从状态，也即紧张性木僵，是紧张性综合征的明显表现。

（6）自知力：自知力一般均受损害。绝大多数患者不认为自己的病态体验是因为自己有病，而认为是外界的原因加害于他。由于缺乏自知力，患者往往不愿意接受治疗。精神分裂症患者大多没有意识障碍。妄想、幻觉、联想障碍等都是在意识清晰情况下出现。如果患者合作，一般都查不出智能活动障碍。

根据世界卫生组织对急性期精神分裂症症状306例（1973）的统计，最常见症状依出现的频率排列如下：自知力缺乏、幻听、援引观念、关系妄想、敏感多疑、情感淡漠，语声与人对话、妄想心境、被害妄想、思维异化、思维鸣响最常见。

2. 慢性精神分裂症 与急性者不完全相同，主要是正常精神功能的衰退或缺失，称阴性症状。实际上，慢性状态包括3种类型：一种是渐隐发病的慢性病例；第二种是急性症状久治不愈，以至迁延持续为慢性；第三种是指急性发作以后残留下来的慢性衰退表现。

（二）临床分型

1. 偏执型 又称妄想型。本型最多见。发病年龄多在青壮年，缓慢或亚急性起病。情感、智力不受影响。以妄想为主要表现，以被害妄想多见。妄想可单独存在，也常伴有幻听。在幻觉妄想影响下，患者开始时保持沉默，疑惑心情逐渐加重，可发生积极的反抗，如反复向有关单位控诉或请求保护，严重时甚至发生伤人或杀人、自伤或自杀行为。因而易引起社会治安问题。病程经过缓慢，发病数年后，在相当长时期内工作能力尚能保持，人格变化轻微。患者若隐瞒自己表现，往往不易早期发现。如治疗彻底可获得较满意的缓解。

2. 单纯型　较少见。青少年期发病，起病缓慢隐匿。初期常有头痛、失眠、记忆减退等类似神经衰弱的症状。本型主要表现为精神活动逐渐减退，情感逐渐淡漠，失去对家人及亲友的亲近感，学习或工作效率逐渐下降，行为变得孤僻、懒散，甚至连日常生活都懒于自理。一般无幻觉和妄想，虽有也是片断的或一过性的。发病早期常不被人注意，病情发展较严重时才被发现，自动缓解者较少，治疗效果和预后差。

3. 青春型　多在青春期发病，起病较急。症状以精神活动活跃且杂乱多变为主。表现情感喜怒无常，好扮弄鬼脸，行为幼稚、愚蠢、奇特，常有兴奋冲动。言语增多，内容松散，联想散漫，幻觉丰富，妄想荒谬离奇，人格解体。病情发展较快，症状显著，虽可缓解，也易再发。

4. 紧张型　除具有精神分裂症的一般特征外，以紧张症状群为主要临床表现。患者可出现紧张性木僵、蜡样屈曲，或有突然的冲动行为，可能危及自身和他人的安全。该型起病较急，部分患者缓解也较快，产生精神衰退的情况较少，预后相对较好。

（三）实验室及其他检查

1. 患者的血、尿常规及脑脊液化验一般正常。

2. 脑电图大多数在正常范围，缺乏特征性变化。

3. 气脑造影图、CT、MRI 检查，发现部分患者有脑室扩大、额叶变小，胼胝体也有明显异常。多见于慢性精神分裂症。这类患者均有明显的阴性症状，对治疗不敏感。

主要用于精神分裂症的量表有 BPRS（简明精神病评定量表）、APARCPP（慢性精神患者标准化的检查量表）、SAPS（阳性症状量表）、SA. S（阴性症状量表）、PA. SS（阴阳性症状量表）等。

三、急救

精神分裂症的治疗以药物治疗为主，特别是在疾病的急性期更是如此。治疗精神分裂症的主要药物为抗精神病药物。抗精神病药物又称强安定剂，或称神经阻滞药。目前，常用抗精神病药物可分为传统的抗精神病药物和非典型抗精神病药物两大类。

（一）抗精神病药物治疗　抗精神病药物能有效地控制精神分裂症的急、慢性精神症状，尤其是急性阳性症状。

1. 急性期系统药物治疗　用药原则如下：

（1）个体化原则：每个患者对精神药物的耐受性，有个体差异，剂量要个体化，不能千篇一律，参考患者的年龄、性别、躯体状况、是否初次治疗等因素来决定药物的剂量。

（2）剂量：最小剂量达到最佳疗效。剂量过低达不到疗效，剂量过大时不但不能进一步提高疗效，反而导致许多不良反应。恰当的剂量治疗一段时间，必然会出现疗效和不良反应，如两种效应都不出现，要高度怀疑患者未服或少服药，其次要考虑剂量不足。

（3）药物选择：根据靶症状，各种精神药物均有各自的靶症状，依据患者的症状来选择药物；参考患者过去的用药经验，如果过去同样症状用某药有效，这次仍可能有效，如果上次无效，这次仍可能无效；借鉴家族史，如果家族中有同类患者对某药有效，则可能对此人有效。

（4）疗程：一般从达到治疗量之日开始计算，急性患者观察4～6周，病情无改善可考虑换药。慢性患者要延长观察时间，有人认为，2～3月，甚至半年，无效方可考虑换药。

给药方法：一般从小剂量开始，隔日加药，两周内加至治疗量，达到基本治愈后，宜维持此治疗量1～2个月以巩固疗效，然后再减药，维持量一般为治疗量的1/5～2/3。

常用的抗精神病药物及用法如下：

（1）氯丙嗪：具有较好的镇静、控制兴奋躁动和抗幻觉妄想作用，适用于具有精神运动性兴奋和幻觉妄想状态的各种急性精神分裂症患者，治疗剂量为每日 300 ~ 600mg。对兴奋躁动患者，治疗剂量为 750mg，对拒服药者，常给注射用药，如氯丙嗪 25 ~ 50mg，肌内注射，每日 1 ~ 2 次，或 50 ~ 100mg 加注射用水 40ml 或 25% 葡萄糖液 40ml 稀释缓慢静脉注射或 50 ~ 200mg 溶于 500ml 生理盐水或 5% 葡萄糖盐水中静脉滴注，滴速每分钟 40 ~ 60 滴。注意肌内注射可引起局部疼痛、硬块和无菌性化脓，静脉注射可引起血栓性静脉炎，因此，静脉注射稀释度要够，注速要慢。肌内注射部位要深，应轮换注射部位，严格无菌操作。因为，氯丙嗪对 . E 具有阻断作用而呈现明显镇静和控制精神运动性兴奋；可通过阻断 α – 肾上腺素受体而导致血压下降，故不能用肾上腺素治疗氯丙嗪导致的低血压性休克，因 β – 肾上腺素能兴奋会使血压下降更快，更严重；氯丙嗪易出现锥体外系反应，系由于阻断黑质纹状体 D_2 受体所致。长期应用氯丙嗪阻断了脑中 D_2 受体，因而导致中枢 D_2 受体处于增敏状态而易产生迟发性运动障碍。

（2）奋乃静：除镇静作用小于氯丙嗪外，适应证基本同氯丙嗪。本药的不良反应较少，尤其对心血管系统、肝脏和造血系统的不良反应轻于氯丙嗪，适用于年老、躯体情况较差的患者，治疗剂量每日 40 ~ 60mg。

（3）三氟拉嗪：此药无镇静作用，而具有振奋、激活作用。除有明显的抗幻觉、妄想作用外，对淡漠、退缩等症状有较好疗效。适应于偏执型精神分裂症和慢性精神分裂症，锥体外系不良反应较重。治疗剂量每日 20 ~ 60mg。

（4）氟奋乃静：对幻觉、妄想、木僵、淡漠患者有效，适用于偏执型精神分裂症和慢性精神分裂症，锥体外系不良反应发生率较高且较重，治疗量每日 10 ~ 30mg。

（5）氟哌啶醇：是一种强有力的 D_2 受体阻断药，锥体反应较重。对控制伴有兴奋躁动和幻觉、妄想的急性精神分裂症有良好的效果。对行为孤僻、退缩、情感淡漠的慢性精神分裂症有促使精神活跃作用。治疗剂量每日 30 ~ 60mg。对急性兴奋患者可肌内注射 5～10mg，每日 2～3 次，待症状缓解后，改为口服。亦可用 5～10mg 加入 25% 葡萄糖液 20ml 静脉注射。少数人用药后引起抑郁反应。

（6）甲硫哒嗪：有明显的镇静作用，抗幻觉、妄想作用相似于氯丙嗪，对兴奋躁动和慢性精神分裂症均有较好的疗效。治疗剂量每日 250～600mg，锥体外系反应较小，长期大量使用可引起视网膜病变。

（7）舒必利：舒必利是一种选择性 D_2 受体拮抗剂，它对腺苷酸环化酶偶联的 D_1 受体无作用。主要作用于中脑边缘、中脑皮质的 D_2 受体。主要适用于精神分裂症偏执型、紧张型，对慢性精神分裂症可改善情绪和接触。但抗幻觉、妄想作用不及酚噻嗪和丁酰苯类。锥体外系反应较轻，治疗剂量每日 300～1200mg。因无镇静作用不宜晚间服用。亦可用 5% 葡萄糖 500ml 加舒必利 200～400～600mg（一周内渐加）静脉滴注，7～10 天为一疗程，对改善淡漠、退缩及木僵状态有较好效果。

（8）氯氮平：氯氮平于 1959 年合成，化学结构与丙咪嗪相似，最初作为抗抑郁药使用，不久发现具有抗精神病作用，基本无抗抑郁作用，很快就得到广泛应用。由于 1974 年芬兰出现 8 例因使用此药导致粒细胞缺乏，且部分患者死亡，之后又有陆续报道，此药的应用明显减少。美国 Kane 1988 年发现此药对难治性患者有效，才开始此药的新纪元。氯氮平被认为是目前最有效的抗精神病药，且只要常规监测白细胞，此药具有较好的安全性。氯氮平与第一代抗精神病药区别在于其与 D_2 受体的亲和力很低，可与其他广泛的不同类型受体结合。在多巴胺系统中，可与 D_1、D_2、D_3、D_4 受体结合，且与 D_4 亲和力较高；与 5－HT 受体也有较高的亲和力，特别是 5－HT 2A、5－HT 2C、5－HT6、5－HT7，另外，还可与 α_1 和 α_2、H_1、M 受体结合。

氯氮平控制精神运动性兴奋起效快，控制幻觉妄想与氯丙嗪相似，对慢性退缩患者也有一定疗效。对经典抗精神病药治疗无效的患者，改用氯氮平治疗，大约有 1/3 的患者仍可显效。常见不良反应有流涎、便秘、低血压、心动过速、心电图改变、诱发癫痫，偶可引起粒细胞减少或缺乏，无锥体外系反应。常用剂量为每日 200 ~ 600 mg。

（9）氟哌噻吨（复康素）：是硫杂蒽类中作用较强的一种抗精神病药，具有振奋和激活作用，小剂量能稳定情绪，抗焦虑和抗抑郁。对精神分裂症的情感淡漠、退缩等阴性症状效果较好。治疗量每日 10 ~ 20mg，锥体外系不良反应较氯普噻吨明显，少数患者可出现兴奋和冲动。

（10）利培酮（维思通）：利培酮对中枢多巴胺 D_2 受体和 $5-HT_2$ 受体均有较强的拮抗作用，有人认为本品可拮抗边缘系统多巴胺受体，缓解阳性症状；拮抗 $5-HT$ 受体，缓解阴性症状；对黑质 – 纹状体通路中 $5-HT$ 受体的拮抗，可促进多巴胺的释放，降低锥体外系不良反应。口服易吸收，服药后 1 小时达峰浓度，主要在肝脏中代谢，其代谢产物 9 – 羟利培酮仍具活性。快代谢型者消除半衰期利培酮为 3 小时，9 – 羟利培酮为 20 小时；慢代谢型者消除半衰期利培酮为 20 小时，9 – 羟利培酮为 20 ~ 29 小时。主要不良反应为锥体外系反应，与剂量有明显的相关性，超过每日 6 mg，锥体外系反应发生率显著增加，低于每日 6mg，锥体外系反应发生率明显减少。该药无明显的镇静作用。常用剂量为每日 2 ~ 6 mg。

（11）长效抗精神病药物：长效类药物的药理作用、不良反应与相应的非长效药物相似，长效剂使用方便，投药可靠。在临床治疗精神分裂症取得了良好的效果。主要适用于多次复发，待急性症状控制后进行维持治疗的精神分裂症患者，拒绝服药的、缺乏监护的患者。剂量从小剂量逐渐增加。①丁酰苯类：癸氟哌啶醇、匹莫齐特、五氟利多、氟斯必灵。临床常用以下两种：安度利可治疗剂量 50 ~ 200mg，每 1 个月肌内注射 1 次。五氟利多治疗剂量 40 ~ 60mg，每周口服 1 次。②吩噻嗪类：哌泊噻嗪棕榈酸酯、氟奋乃静庚酸酯、氟奋乃静癸酸酯、奋乃静庚酸酯，以氟奋乃静癸酸酯常用。治疗剂量 25 ~ 50mg 每 2 周肌内注射 1 次。③硫杂蒽类：氟哌噻吨癸酸酯治疗剂量 20 ~ 40mg，每 2 ~ 3 周肌内注射 1 次。

目前，治疗精神分裂症阴性症状的药物溴隐亭、马普替林、氟西汀，在临床取得了很好效果。溴隐亭剂量每日 10～20mg；马普替林剂量从每日 10mg，逐渐增加，直到获得最佳疗效；氟西汀剂量每日 20mg，研究发现，氟西汀对抗精神病药无效的精神分裂症患者有明显的效果。

2. 继续治疗和维持治疗

（1）继续治疗：在急性期精神症状已得到控制后，宜继续用治疗剂量持续 1 个月左右，以期继续获得进步。

（2）维持治疗：采取维持治疗，对减少复发或再入院十分有价值。一般建议在第 1 次发作后，用药物维持治疗 2 年。如果患者为第 2 次发作，药物维持的时间应更长一些。药物剂量应逐渐减量，一般在 3～6 个月后逐渐减至治疗量的 1/2，如病情稳定，可继续减量减至 1/4 或 1/5。

3. 合并治疗　原则上尽可能单一用药，不主张联用，只有单一用药无效时方可考虑联用，且不超过 2 个。有时可将低效价和高效价抗精神病药物合并使用，但宜以一种为主。当患者有抑郁症状时，必要时可合并抗抑郁药物。抗锥体外系不良反应的药物，如苯海索，一般在不良反应出现后才合并使用。

（二）电休克治疗　电休克治疗对伴有自责自罪，严重自杀、自伤行为，拒食，精神运动兴奋及木僵、缄默症状的精神分裂症患者有良好效果，一般 8～12 次为一疗程，间日或每日一次。电休克治疗后需用抗精神病药物巩固治疗，对有脑器质性和严重躯体病者禁用。

（三）胰岛素休克治疗　胰岛素休克是通过肌内注射适量的正规胰岛素，引起低血糖反应或昏迷状态，以调节大脑功能。适用于精神分裂症紧张型、青春型和偏执型，对于不能用抗精神病药物治疗效果不佳者尤其适用。胰岛素休克治疗，应每日 1 次，以 30～60 次昏迷为一疗程，每次以浅、中昏迷为好，禁忌证与电休克相同。胰岛素休克治疗结束后需用抗精神病药物巩固疗效。

（四）心理社会康复　分裂症患者在积极药物治疗的同时，应进行心理社会干预。早期心理社会干预的措施，包括治疗和康复过程中的心理教育、家庭干预、疾病缓解期对复发症状的长期监察、依靠初级保健组织对精神症状的早期发现，以及与精神科医生的密切联系等。

（五）心理治疗 指广义的精神治疗。那种纯精神分析治疗不适用于本症。作为一种辅助治疗有利于提高和巩固疗效，适用于妄想型和精神因素明显的恢复期患者，行为治疗有利于慢性期患者的管理与康复。

四、护理要点

（一）一般监护

1. 个人卫生 此类患者自理能力下降，应做好晨晚间护理，督促患者按时起床、洗漱。为患者理发、洗澡、更衣，并使其保持清洁整齐。对反应性木僵患者，要做好各项基础护理工作，防止发生并发症。

2. 饮食护理 对患者一般采取集体进食，以便观察患者的症状及进食情况，特殊情况应区别对待。对兴奋躁动、拒食、暴食、木僵患者应重点照顾。必要时给予鼻饲或输液。

3. 睡眠护理 护理人员应注意观察患者的睡眠情况，尽量给有睡眠障碍的患者创造一个良好的睡眠环境，如病室空气要清新、温度、光线要适宜，病室要安静，合理安排睡眠时间，使患者养成按时睡眠的习惯。

4. 服药的护理 此类患者往往意识不到精神失常，即使意识到不正常也觉得没有服精神药物的必要，往往藏药。因此，护理人员应做到"看服药到胃"，服药后检查患者的口腔、手指缝和衣兜，严防患者藏药，同时注意观察患者有无服药反应。

5. 完全护理 对于极度抑郁、有自杀、自伤、外走企图的患者，护理人员应加强巡视严格交接班，严密观察病情变化，多与患者接触，随时掌握其内心活动和思想动态，有针对性地给予重点护理。此外，应严格保管危险品，及时巡视病区的门窗，如有损坏，应及时维持加强环境防护，严防意外事件的发生。

（二）症状护理

1. 兴奋 护理人员要态度冷静，减少一切激惹因素，必要时给予保护性约束。

2. 焦虑 可组织患者参加一些病房里的文娱活动，转移其注意力，并给予心理上支持。

3. 抑郁 护理人员应多与患者谈心，关心体贴患者，耐心听患者诉说，鼓励患者参加适当的文体活动，如听一些轻松而欢快的音乐，打乒乓球、下棋等，转移患者的痛苦体验，重新树立对生活的信心与兴趣。另外，必须提高警惕，严防意外事件的发生。

4. 木僵 木僵患者生活不能自理，应加强生活护理、喂水、喂饭、翻身等。木僵患者缺乏自卫能力，应有专人照看，以免其他患者伤及患者。木僵的人有突然冲动的可能，护理人员应改善服务态度，并加强对冲动的防范。

（三）心理护理

1. 护理人员要有深切的同情心，耐心地倾听患者的叙述，与患者交谈时应语调亲切，语意明确，使患者产生信任感。

2. 心理支持，使患者建立自信，护理人员要根据患者的文化水平、接受能力等，有的放矢，用通俗易懂的语言、深入浅出的方式，谈如何正确对待精神刺激，鼓励患者要控制自己的情绪和面对现实，正视自己，正确对待挫折和逆境中的各种问题，化痛苦为力量，重新树立生活的信心。

3. 鼓励患者参加力所能及的简单劳动，把注意力从自身引向他人，做到生活规律化，张弛交替，劳逸结合，使生活内容更充实、丰富和多样化。

4. 环境和社会支持 改变精神创伤的环境，单位和家庭中的成员可用转移注意力的方法来放松患者精神紧张的程度，培养患者自信、顽强、自尊的心态。

5. 帮助患者提高个性修养，培养稳定心态，让患者对照他人改变自己脆弱的性格，发扬个性中好的成分，锻炼坚强的意志，形成积极向上的稳定的心理状态。

（四）健康教育　帮助患者了解疾病的有关知识，让患者树立面对现实刺激的信心和勇气，教会其应付这种刺激的方法，同时给予有力的社会支持，以减轻患者的创伤性反应。

（杨丽莉）

第十二章 胃肠功能的监护与相关疾病

第一节 胃肠功能的监护

胃肠功能的监护对于危重症患者十分重要。包括：常规的粪便监测、胃肠内容物的潜血试验、胃液 pH 和胃黏膜内 pH 监测；对于部分高危患者，动态监测腹内压，以便及时发现腹腔内高压/腹腔间隔室综合征（IAH/ACS），并指导治疗；其他监测包括常规的体检等。

一、粪便的监测

包括粪便的颜色、形状和次数。在 ICU 的患者，肠内和肠外营养效果判断的一个重要指标就是粪便的颜色和次数。粪便的细菌培养对于 ICU 留置胃管的患者可帮助判断感染的位置和来源。

在 ICU，由于患者较长时间使用广谱抗生素，因而艰难梭菌感染导致的抗生素相关性腹泻和伪膜性肠炎的发生率较高，如没有及时诊治，可能会导致严重并发症。因此，对于 ICU 高危患者，在使用抗生素数天后，一旦出现腹泻，解大量水样便或绿色黏液、恶臭粪便，要高度怀疑抗生素相关性腹泻的可能。粪便中除白细胞外，乳铁蛋白的测定可作为白细胞的标志，用作筛选检查。

二、消化道出血的监测

粪便的潜血试验监测有助于消化道出血的诊断。一般认为，成人每日消化道出血 >5 ~ 10ml，粪便隐血试验可出现阳性；每日出血量 50 ~ 100ml 可出现黑便；胃内储积血量在 250 ~ 300ml 可引起呕血。

三、胃肠黏膜内 pH

指胃肠黏膜的酸碱度。危重症患者尤其是严重创伤、感染、休克等，随之导致的多脏器功能障碍综合征（MODS），其主要原因为组织缺血和氧供不足。

（一）液体分压测定仪监测　液体分压测定仪（Tonometry）的基本结构包括一根细长的鼻胃导管和一个硅胶球囊，二者相连接，球囊可以通透二氧化碳。使用方法：插入鼻胃管后，向球囊内注入生理盐水，60~90 分钟后可达到平衡，盐水中的 $PaCO_2$ 即为胃黏膜内的 $PaCO_2$。球囊内盐水运用血气分析仪测定 $PaCO_2$（代表胃黏膜内 PCO_2，即 $PiCO_2$），同时取动脉血行动脉血气分析检查，动脉血碳酸氢根（HCO_3^-）代表胃肠黏膜内的 HCO_3^-。最后根据上述结果，运用 Henderson - Hassebalch 平衡方程式或特定的计算尺计算出。

（二）无创胃肠张力监测仪监测　无创胃肠张力监测仪（Tonocap™）能间断或连续监测。具体方法为定时向气囊内注入空气，当胃黏膜内的 CO_2 和气囊内的 CO_2 达到弥散平衡时，监护仪会自动抽取气囊内的气体样品通过红外线测量器测定 CO_2 分压，同时获得动脉血气分析数据并输入监护仪，自动算出 pHi 和 Pi - aCO_2 值（即 $PiCO_2$ - $PaCO_2$ 差值）。

四、胃液 pH

胃内 pH 通常维持在 1~2 之间，呈显著酸性。准确监测胃内 pH 在 ICU 对于判断制酸药物的疗效和指导用药有很大帮助。

五、体格检查

包括有无腹胀、腹痛、腹水，肠鸣音情况，以及有无胃肠蠕动波、肠型等。此外需观察局部有无出血点及瘀斑，如急性胰腺炎的 Grey - Turner 征（两侧胁腹部瘀斑）、Cullen 征（脐周青紫）、皮肤红色结节（皮下脂肪坏死引起）。

六、腹内压监测

对于有 IAH/ACS 高危因素的患者，建议常规行腹内压监测。

腹内压的测定方法可分为直接法与间接法两种。前者是直接置管于腹腔内，然后连接压力传感器和气压计测得，后者是通过测定内脏压力来间接反映腹腔内压力。内脏测压法有以下几种：膀胱测压法、胃内测压法、下腔静脉测压法等。

七、其他监测

血循环 D-乳酸水平有助于急性肠缺血所致肠屏障功能损伤、肠通透性增加的诊断。外周血中 DAO 活性变化能反映创伤后小肠黏膜屏障功能受损和修复情况。因此，可以动态监测外周血中 DAO 活性，以了解肠道黏膜病变改善情况。

（周英娜）

第二节　急性上消化道出血

上消化道出血（upper gastrointestinal bleeding）系指十二指肠悬肌以上的消化道，包括食管、胃、十二指肠、上段空肠以及胰、胆病变引起的出血。

上消化道出血的主要临床表现是呕血和黑便，以及因出血和血容量减少引起的一系列全身改变。在数小时内失血量超过1000ml 或循环血容量丢失 20% 以上者称为消化道大出血，如有呕血、黑便而无周围循环衰竭者称为显性出血，仅仅大便隐血试验阳性而无其他表现者称为隐性出血。

本病是常见的急症，目前病死率与病因误诊率仍很高，分别在 10%、15% 以上。呕血时应和咳血相鉴别，也应和口腔、鼻咽部出血流入胃内引起的假性呕血相鉴别。黑便时应和进食某些药物（铁剂、活性炭等）及动物血、肝相鉴别。应迅速确定出血的部位，找出病因，判断其出血量多少及出血是否停止，并严密观察、积极抢救，这一切对预后有重要意义。

一、病因和发病机制

上消化道疾病及全身性疾病均可引起上消化道出血。临床上最常见的病因是消化性溃疡、食管胃底静脉曲张破裂、急性胃黏膜损害和胃癌。食管贲门黏膜撕裂综合征引起的出血亦不少见。血管异常引起的出血虽少见，但诊断有时比较困难，值得注意。兹将上消化道出血的病因归纳列述如下。

（一）上消化道本身疾病

1. 食管疾病

（1）食管炎症：反流性食管炎、食管憩室炎等食管炎症时，患者常有胸骨后疼痛、反酸，出血量较少。

（2）食管癌：主要表现为吞咽困难等食管梗阻症状，可有少量出血。

（3）食管、贲门黏膜撕裂综合征（Mallory - Weiss 综合征）：由于剧烈恶心、呕吐，腹内压急骤增加，胃内压力过大，强力冲击食管贲门交界部，使局部黏膜撕裂。其主要表现为剧烈呕吐，初为胃内容物，继则呕血、黑粪。

2. 门静脉高压致食管、胃底静脉曲张破裂

（1）肝硬化：结节性肝硬化、血吸虫性肝纤维化、胆汁性肝硬化等较为常见。肝硬化门静脉高压致食管、胃底静脉曲张破裂出血在我国较为常见，约占上消化道出血的 10% ~20%，居整个上消化道出血的第 2 位。由于食管静脉曲张增粗，门静脉压力高，周围支持组织少，故出血量常较大，不易止血，严重者迅速休克，出血停止后也易再出血，预后差。

（2）门静脉阻塞：门静脉血栓形成，门静脉炎、腹腔内肿块压迫门静脉等。

（3）肝静脉阻塞：肝静脉阻塞综合征（Budd - Chiari 综合征）。

3. 胃与十二指肠疾病

（1）消化性溃疡：消化性溃疡最常见的一个并发症就是出血。早在十几年前北京市多家大医院联合统计分析回顾性资料，上消化道出血病例 5000 余例，胃溃疡为 438 例，占 8.44%；十二指肠溃疡 1597 例，占 30.76%，两者共占 41.2%。本病一般诊断不难，多数有典型的周期性和节律性痛，出血前症状加重，出血后症状

迅速消失或减轻。许多患者就医时，就可提示明确的既往史。但有时需注意，临床存在少数无症状的消化性溃疡患者首发症状就是出血，无病史可循，对这种患者只能依赖特殊检查来确定诊断。这类患者多见于老年人，也可见于年轻患者。再者若伴幽门梗阻或幽门管等特殊部位溃疡者，患者也不呈典型的节律性。

（2）急性胃黏膜损伤：急性胃黏膜损伤比较常见，包括急性出血性胃炎和应激性溃疡，由于急诊内镜的应用，发现其发生率越来越高。国内报告高达 15%～30%，Menguy 等报道这种病约占上消化道出血的 22%～30%。一般认为，本病在上消化道出血的诸多病因中仅次于消化性溃疡和肝硬化的地位。急性出血性胃炎多因服阿司匹林、保泰松、吲哚美辛（消炎痛）等药物引起。应激性溃疡常因严重急性感染、烧伤、脑血管意外、休克、中毒、肺性脑病等引起。

（3）肿瘤：常见胃癌出血。胃癌一般出血量小，患者常无溃疡病史，短期内出现上腹痛、食欲不佳、消瘦及查不到其他原因的上消化道出血等表现；其他肿瘤如淋巴瘤、平滑肌瘤、残胃癌、壶腹周围癌等均可致出血。

（4）炎症：包括急性单纯性胃炎、急性糜烂性胃炎、慢性胃炎、残胃炎、十二指肠炎、十二指肠憩室炎。

（5）上消化道其他疾病：胃黏膜脱垂，胃血吸虫病，胃、十二指肠结核，胃、十二指肠克罗恩病，膈裂孔疝，血管瘤，息肉，胃扭转等。

4. 空肠上段疾病　慢性溃疡性（非肉芽肿性）空肠回肠炎、胃肠吻合术后空肠溃疡、急性出血性坏死性肠炎等。

（二）上消化道邻近器官组织疾病

1. 胆道系统疾病引起的胆道出血　急、慢性胰腺炎，胰腺癌，乏特氏壶腹癌，异位胰腺，胰源性区域性门脉高压症，肝癌，胆管或胆囊结石，胆道蛔虫病，阿米巴肝脓肿，肝脏损伤，肝外胆管良性肿瘤，肝外胆管癌，急性化脓性胆管炎，肝动脉瘤破入胆道等。

2. 动脉瘤破入食管、胃或十二指肠　主动脉瘤，主动脉夹层动脉瘤,腹腔动脉瘤如腹主动脉瘤、肝动脉瘤、脾动脉瘤破入上消化道,以及纵隔肿瘤或脓肿破入食管。

（三）全身性疾病

急性感染（如败血症、流行性出血热等）,血液病（白血病、血友病、DIC等）,尿毒症,血管性疾病（过敏性紫癜、遗传性出血性毛细血管扩张症等）,脑溢血及其他颅内疾病、外伤与大手术后、休克、烧伤等引起的应激性溃疡等。

引起急性上消化道出血之病理,根据其病因不同而不同,但有些疾病如胃、十二指肠溃疡,胃、十二指肠炎等都与胃酸过多有关。此外导致各疾病之病因不同,其出血病理也不同,或为胃、十二指肠糜烂性溃疡,如严重烧伤和中枢神经系统损害引起的应激性溃疡,药物如吲哚美辛、阿司匹林等损害胃黏膜屏障引起的黏膜糜烂出血和糜烂性溃疡;或由于肿瘤坏死侵及大血管破裂,如胃癌等的出血;或为动脉硬化破裂出血,如胃动脉硬化;或为门脉高压,导致食管、胃底静脉破裂出血;或因凝血机制改变如血液病引起之胃出血等。

二、病情判断

（一）病史

应注意询问病史,在上消化道大量出血的众多病因中,常见病因及其特点为:①消化性溃疡,有慢性、周期性、节律性上腹痛,出血以冬春季多见,出血前可有饮食失调、劳累或精神紧张、受寒等诱因,且常有上腹痛加剧,出血后疼痛减轻或缓解。②急性胃黏膜损害,有服用阿司匹林、吲哚美辛、保泰松、肾上腺糖皮质激素等损伤胃黏膜的药物史或酗酒史,有创伤、颅脑手术、休克、严重感染等应激史。③食管胃底静脉曲张破裂出血,有病毒性肝炎、血吸虫病、慢性酒精中毒等引起肝硬化的病因,且有肝硬化门静脉高压的临床表现如出血以突然呕出大量鲜红血液为特征,不易止血;大量出血引起失血性休克,可加重肝细胞坏死,诱发肝性脑病。④胃癌,多发生在40岁以上男性,有渐进性食欲不振、腹胀、上腹持续疼痛、进行性贫血、体重减轻、上腹部肿块，出血后上腹痛无明显缓解。

（二）临床表现　其症状与出血量、速度、部位和机体状况等因素有关。

1. 呕血与黑便　为其特征性表现。出血后是否发生呕血，与出血量及出血部位有关。一般情况下，幽门以上出血为呕血，幽门以下出血为黑便。但当出血量小而速度慢时，幽门以上出血也可无呕血而仅表现为黑便。反之，幽门以下出血急且量大时，血液反流至胃也可引起呕血。总之，在上消化道出血时均可有黑便但不一定有呕血，有呕血者则迟早必有黑便。

呕血和黑便的性状据出血量多少和部位而定。如食道静脉曲张破裂，一般出血量大，又因未经胃酸中和，故呕血常为鲜红色。溃疡病出血，多经胃酸中和，大量出血时为暗红色，少量出血时为咖啡色，黑便典型者呈柏油样，黏稠而发亮。大量出血时，因出血量大，肠道受刺激而蠕动增强，血在肠道的停留时间短，故粪便呈暗红色，出血量过大则可排出鲜红色血便。

2. 失血性周围循环衰竭　急性周围循环衰竭的程度与上消化道出血的出血量及速度有关。当出血量大，速度较快时，可有一系列的临床表现，如头晕、心悸、出汗、恶心、口渴、晕厥等。患者常有便意而至厕所，在排便或起立时易晕厥倒地，应特别注意。休克早期，脉搏细速，脉压变小，血压可因代偿基本正常，此时应特别注意血压的波动，收缩压在 10.6kPa（80mmHg）以下时，呈休克状态：患者皮肤湿冷，呈灰白色，施压后褪色经久不见恢复。患者常感乏力，精神萎靡，烦躁不安，重者反应迟钝，意识模糊。尿少或尿闭时考虑急性肾功能衰竭。

3. 氮质血症　本病患者血中尿素氮浓度常增高。一般于出血后数小时血尿素氮开始上升，约 24 ~ 48 小时可达高峰，3 ~ 4 日降至正常，氮质血症的原因主要是上消化道大量出血后，血液中蛋白质的消化产物在肠中被吸收而引起的，称为肠性氮质血症。

4. 发热　多数患者在 24 小时内出现发热，一般不超过38.5℃，持续 3 ~ 5 天。发热的原因可能与循环血容量减少，周围循环衰竭，导致体温调节中枢的功能障碍有关。

（三）实验室及其他检查

1. 实验室检查　血液化验应包括凝血功能检查（血小板计数、凝血酶原时间和活动度）、肝功能实验、血尿素氮，并反复检查血红蛋白和红细胞比容。

2. 内镜检查　胃镜对上消化道出血的病因确诊率达95%。纤维乙状结肠镜检查是判定便血原因常用的第一步诊断性检查，常可发现结肠远端病变。若不能确定诊断，又出血不止，为排除上消化道出血，应做鼻胃管吸引，若结果阳性，应做胃镜检查，若阴性，则应根据便血程度做择期或急诊纤维结肠镜检查。

3. 选择性动脉造影　反复消化道出血，X线钡餐和内镜检查未能获确诊者，可行选择性动脉造影。该项检查必须在有活动性出血，并且出血速度大于0.5ml/min的情况下，才可能发现病灶。此项造影术是唯一能发现和证实胃肠道血管性疾病所致出血的检查方法。

4. 放射性核素显像　是选择性血管造影术前的筛选试验，亦应在有活动性出血的情况下，才可能有阳性发现。

5. X线钡餐检查　仅适用于出血已停止，病情已稳定的患者或仅有大便潜血阳性者。

三、急救

（一）一般急救措施　应对出血性休克采取抢救措施。卧床休息，保持安静。目前不主张用头低位，以免影响呼吸功能，宜取平卧位并将下肢抬高。保持呼吸道通畅，必要时吸氧，要避免呕血时血液吸入引起窒息。对肝病患者忌用吗啡、巴比妥类药物。

应加强护理，对病情作严密观察，包括：①呕血与黑粪情况，②神志变化；③脉搏、血压与呼吸情况；④肢体是否温暖，皮肤与甲床色泽；⑤周围静脉特别是颈静脉充盈情况；⑥每小时尿量；⑦定期复查红细胞计数、血红蛋白、红细胞比容与血尿素氮；⑧必要时进行中心静脉压测定。

（二）补充血容量　尽快输液、配血，必要时可先用右旋糖酐或其他血浆代用品。尽早输血以恢复和维持有效循环血容量，最好保持血红蛋白不低于 90～100g/L。肝硬化患者宜输鲜血，因库存血含氮量高，易诱发肝性脑病。

（三）止血治疗

1. 药物止血

（1）去甲肾上腺素 8mg 加入 1 000ml 水中分次口服或经胃管注入，适用于胃、十二指肠出血。

（2）西咪替丁 400mg 静脉滴注每 6～8 小时 1 次，也可用雷尼替丁或法莫替丁，或质子泵阻滞药奥美拉唑（洛赛克），适用于消化性溃疡或急性胃黏膜损害引起的出血。

（3）血管加压素 10U 加入 5% 葡萄糖液 200ml 中缓慢静脉滴注，每日用量不宜超过 3 次，可降低门静脉压，用于食管胃底静脉曲张破裂出血。冠心病患者忌用。

（4）生长抑素的人工合成制剂奥曲肽 0.1mg 加入葡萄糖中静脉推注，后改为缓慢静脉滴注，其作用可减少内脏血流，降低门静脉压。

（5）其他止血药的使用，如酚磺乙胺、6-氨基己酸、中药等。

2. 三腔或四腔气囊管压迫止血 适用于食管胃底静脉曲张破裂出血者。

3. 急症内镜治疗 纤维内镜的活检通道插入导管给药，将药物在直视下直接喷洒在出血部位而止血。可用 5% 孟氏液 30～50ml、凝血酶、去甲肾上腺素等药物；还可以插入电极电凝或插入光纤维束使用激光在直视下光凝止血；也可用特殊长针经纤维内镜直接在黏膜或静脉内注入 5% 鱼肝油酸钠、10% 酒精等硬化剂。

4. 动脉内灌注药物疗法 在选择性内脏血管造影的同时，注入血管收缩剂，可应用的药物有垂体后叶素、去甲肾上腺素、肾上腺素、血管紧张素等，其中以垂体后叶素为首选。其作用可使胃黏膜小动脉收缩，减少黏膜和静脉充血，以达到止血或减少出血的目的。另外，通过造影导管注入栓塞剂也可取得良好的止血效果。

5. 外科手术治疗 其手术指征：①年龄在 50 岁以上，伴动脉硬化及心肾疾患，经治疗 24 小时后出血仍不止，且机体对出血的耐受性差，易影响心肾功能者。②短时间内患者失血量很大，很快出现临床休克征象者。③大量出血并发穿孔、幽门梗阻，或疑有癌变，或有梗阻、穿孔病史者。④有反复大出血，尤其近期反复出血者，其溃疡长期不愈合，出血不易自止，即使自止仍可复发者。⑤严重的出血经过积极输血及各种止血方法的应用后仍不止血，血压难以维持正常；或血压虽正常，但又再次大出血者，一般认为输血 800~1 000ml 后仍不见好转者可考虑手术治疗。⑥以往曾有多次严重出血，而间隔时间较短后再出血者。⑦经检查发现为十二指肠后壁及胃小弯溃疡者，因其溃疡常累及较大血管及瘢痕形成影响止血。⑧胆道出血，尤以结石、脓肿所致者。⑨食管裂孔疝所引起的大出血。⑩门脉高压症反复大出血或持续出血不止，经保守治疗无效者。

四、护理要点

上消化道出血为急症，护理人员应及早识别，严密观察病情、估计出血量，判断出血是否停止，分秒必争进行抢救，并采取各种止血措施，以挽救患者生命。

（一）一般护理

1. 休息与体位 轻者一般休息，可下床大小便，重者绝对卧床休息，消除不良刺激，可减少出血和促进止血。患者取舒适体位，呕血时头侧向一侧，防止窒息，做好预防褥疮和肛门护理。

2. 心理护理 患者见到呕血，黑便会紧张不安，产生恐惧心理，护理人员应尽快消除一切血迹，向患者说明安静、休息消除焦虑、恐惧心理有利于止血。医护人员在旁及时照顾，使患者有安全感。

3. 饮食管理 对食道、胃底静脉曲张破裂出血，急性大出血伴恶心、呕吐者应禁食。对少量出血，有呕血或仅有黑便者，或无明显活动出血者，可给流汁，出血停止后改无渣半流饮食，开始少吃多餐，不食生拌菜、粗纤维多的蔬菜，不食刺激性食物和饮料，如咖啡、浓茶、浓汁鸡汤、肉汤等。

（二）病情观察与护理　要严密观察和判断患者病情变化，动态观察患者血压、脉搏、体温、尿量、指甲、皮肤色泽和肢端温度，呕血与黑便的量、性质、次数和速度，及时发现出血先兆，正确判断出血严重程度和出血是否停止等，并详细记录。

1. 根据临床症状判断失血量　可根据患者呕血量、便血量，临床症状如头晕、昏厥、苍白、出汗及体温、脉搏、呼吸、血压等情况来判断和估计出血量。①无全身症状。失血量约为循环血量的 10% ~ 15%（估计失血量约为 400 ~ 600ml）。②轻度失血：失血 20% ~ 25%（800 ~ 1200ml），出现心悸，头晕，面色苍白，口干，冷汗，脉率在 100 次/分钟左右，收缩压在 12 ~ 13.3kPa 左右，脉差小。③中度失血。失血 30% ~ 40%（1200 ~ 1600ml），除上述症状外，还可出现烦躁不安、肢冷、休克，心率在 100 ~ 120 次/分钟。④严重失血。失血 40% ~ 50%（1600 ~ 2000ml），表情淡漠、意识障碍、昏迷、无尿、重度休克，心率 120 ~ 140 次/分钟，脉搏可触之不清。

2. 观察出血是否停止的参考　确立诊断后需观察出血量是否停止以证实治疗是否有效：①经数小时观察，无新的呕血与便血，且血压、脉搏平稳者提示出血停止。②一次上消化道出血之后 48 小时之内未再有新的出血，可能出血已停止。③中心静脉压（CVP）监护时，其值在 0.49kPa 以上者，考虑出血停止。④患者自然状态良好者。

3. 具体观察项目及措施　①开始每 15 ~ 30 分钟记录一次血压、脉搏、呼吸和神志变化。②记录出入量，严密注意呕血、黑便情况。③建立静脉通路至少 2 条，做好测定中心静脉压准备。④放置导尿管，观察每小时尿量。⑤肢体湿度和温度，皮肤与甲床色泽。⑥周围静脉特别是颈静脉充盈情况。

4. 其他观察

（1）注意体温变化。出血后可有低度或中度发热，一般毋须特别处理，高热时可用物理降温。

（2）由门脉高压引起食管、胃底静脉曲张破裂出血的患者，应观察是否有黄疸、腹水及患者的意识状况，发现异常要及时和医生联系。

（3）注意口腔、皮肤的清洁，清除口腔血迹，以免因血腥味引起恶心、呕吐，同时亦可减少感染的机会。

（4）静脉滴注垂体后叶素时，要注意观察药物疗效及不良反应，滴速不宜过快，严防引起心律失常、心搏骤停及其他严重副作用。

（三）三腔管护理　熟练的操作和插管后的密切观察及细致护理是达到预期止血效果的关键。对插三腔管止血的患者，护理中应注意下列几方面：

1. 放置三腔管 24 小时后应放气数分钟再注气加压，以免食管胃底黏膜受压过久而致黏膜糜烂，缺血性坏死。

2. 定时测量气囊内压力，以防压力不足或过高。

3. 防止三腔管脱落和气囊破损，发现气囊破裂应拔出三腔管，否则气囊上抬压迫气管易发生呼吸困难或窒息。患者床旁应另备一完好三腔管以便随时应用。

4. 鼻腔应清洁湿润，口唇涂液状石蜡以防干裂，注意呼吸道通畅。

5. 定时抽吸管内液体和血液，抽净为止，可以减少吸收，避免诱发肝性脑病，并能观察有无继续出血。

6. 确认已止血则放气观察 24 小时，无出血后可拔管，但拔管前应先口服液体石蜡 20～30ml，润滑黏膜和管外壁，抽尽囊内气体，最后以缓慢轻巧动作拔出三腔管。

7. 昏迷患者可于囊内气体放出后保留三腔管，从胃管内注入流质和药物。

8. 三腔管压迫期限一般为 72 小时，若出血不止可适当延长时间。

（四）配合做好内镜检查与治疗的护理

1. 内镜检查与治疗前，做内镜检查与治疗原则上应在出血后

5～48 小时内进行，重症出血者应在抗休克治疗使收缩压达10.7 kPa 左右后方可进行检查。急性呕血不止又需紧急内镜检查者，可先止血后检查。检查前应向患者做好解释工作，以减轻患者的紧张情绪，便于配合检查。对恶心呕吐明显者可肌注 654-2 10mg，精神紧张者可肌注安定 10mg。

2. 检查与治疗后，患者需卧床休息，每 30～60 分钟测量体温、脉搏、呼吸、血压，随病情稳定后可改为 4～6 小时测量一次，并详细做好记录，仔细观察有无继续出血情况，一般患者经治疗后呕血现象消失，便血可在 36～48 小时内停止。如发现患者血压下降、腹痛、烦躁，又伴有血色素下降、血中 BUN 升高，提示有继续出血，视病情可行再次止血或外科手术治疗。

（五）症状护理

1. 出血前的先兆症状　头晕、恶心、口渴常是呕血前的先兆。腹内肠鸣不已、腹胀则常是便血的先兆。应注意加强床旁护理，观察呕血和黑便，严格交接病情。

2. 呕血与黑便　严密观察呕血和黑便的量、颜色和性质，以正确判断病情。如呕血 400ml 以上，提示出血量大，可出现失血性休克；如黑便频数稀薄，提示出血在继续，应配合抢救。出血的性质、颜色可识别出血部位，如呕鲜红色血，为食管胃底静脉破裂出血，应用三腔管压迫止血，同时应准备足够量的血积极抢救。

3. 皮肤色泽及肢端温度　应严密观察皮肤色泽及肢体温度的改变，如面色苍白，常提示有大出血，应迅速处理；口唇或指甲发绀，说明出血后微循环血流不足，应迅速给氧；四肢厥冷表示休克加重，应注意保温。

4. 尿量　应准确记录尿量。少尿或无尿一般提示出血性休克严重，血容量不足，应保证输血、输液迅速、顺利。同时及时抽血送检，如尿素氮在 7.1mmol/L 以上，则提示有继续出血，应及时处理；如在 17.9mmol/L 以上，则提示预后不良。

5. 体温　应每 4 小时测量 1 次。出血 24 小时常有低度或中度发热，严重出血的可有高热。这与出血后血液分解产物的吸收、失血后贫血、体温调节中枢失调有关。高热时可物理降温，无须特殊处理。但应密切观察有无上呼吸道感染等其他原因的发热。

（周英娜）

第三节　急性胰腺炎

急性胰腺炎（acute pancreatitis）是一种常见病，是由胰腺消化酶对本器官自身消化引起的化学性炎症。临床症状轻重不一，但多有急性腹痛、恶心、呕吐；严重者可有休克及腹膜炎等表现。

一、病因和发病机制

引起胰腺炎的病因很多，在我国约40%的病因与胆囊和（或）胆道疾病有关，包括胆石症、胆道感染和胆道蛔虫症等。与国外不同，国内酒精中毒在病因中所占比例不高。

（一）胆道疾病　急性胰腺炎常伴随胆道系统疾病，包括胆石症、胆道蛔虫等。国外报道急性胰腺炎多与胆石症有关。在国内，胆道疾病是最常见的病因，如胆囊结石，具备下述3个条件，就有可能诱发胰腺炎：①胆囊内多发性小结石。②胆囊仍有一定收缩功能。③胆囊管具有一定大小管径。十二指肠壶腹部由于胆石、胆道感染或蛔虫堵塞所致炎症可引起Oddi括约肌痉挛使胆汁反流入胰管，激活胰酶引起急性胰腺炎。此外胆道感染亦可通过淋巴引流使细菌及其毒素扩展至胰腺引起急性胰腺炎。

（二）酗酒和暴饮暴食　在欧美国家，酗酒是慢性胰腺炎最常见的原因，在此基础上发作急性胰腺炎者增多，也有初次大量饮酒引起急性胰腺炎者。一般认为饮酒史须6~8年始可疑其有关。酒精引起胰腺炎的机制为：①饮酒后引起胃泌素、胰泌素、胰酶泌素分泌，使胃酸及胰液分泌增加。②急性饮酒过量，特别是烈性酒，可引起胃炎及十二指肠炎伴黏膜水肿。胰酶泌素使Oddi括约肌放松，当十二指肠腔内压力增高时，十二指肠内容物很易反流入胰管。③长期饮酒者胰液内蛋白含量增加，形成蛋白"栓子"导致胰管梗阻。④饮酒者血液中甘油三酯的浓度常增高。⑤饮酒者的饮食常含较多蛋白质和脂肪。暴饮暴食使胰腺分泌过度旺盛，一旦排泌受阻即易引起胰腺炎。

（三）**手术和外伤**　腹部手术后6%~32%患者的淀粉酶增高，其中仅极少数真正有胰腺炎，非胰腺手术患者，术后并发胰腺炎约占5%。胃及胆道手术后最易并发胰腺炎，其并发率分别为0.8%~17%（胃）及0.7%~9.3%（胆道）。手术后胰腺炎的发病机制为：①手术时对胰腺及其血供的直接影响。②手术后胰腺内胰蛋白酶抑制物减少，使胰腺易遭损害。③胰腺缺血：如体外循环及大血管再建手术时。

（四）**胰管阻塞**　胰管结石或蛔虫、胰管狭窄、肿瘤等均可引起胰管阻塞，当胰液分泌旺盛时胰管内压增高，使胰管小分支和胰腺泡破裂，胰液与消化酶渗入间质，引起急性胰腺炎。少数胰腺分离（系胰腺胚胎发育异常）时主胰管和副胰管分流且引流不畅，也可能导致急性胰腺炎。

（五）**其他**　急性传染病、外伤、手术、某些药物、某些内分泌、代谢疾病等均与急性胰腺炎发病有关。

引起急性胰腺炎的病因虽有不同，但却具有共同的发病过程，即胰腺各种消化酶被激活所致的胰腺自身消化。正常胰腺能分泌多种酶，如胰淀粉酶、胰蛋白酶、胰脂肪酶等，这些酶通常以不活动的酶原形式存在。在上述病变情况下，酶原被激活成具有活性的酶，使胰腺发生自身消化。

根据病理损害程度分为水肿型和出血坏死型。前者多见，临床经过一般较轻，常数日内自愈，而后者则病情较重，易并发休克、腹膜炎等，病亡率高。

二、病情判断

（一）**病史**　详细询问病史，患者既往有无胆道疾病，如胆道结石、感染、蛔虫等；有无十二指肠病变；有无酗酒及暴饮暴食的习惯。询问患者腹痛的部位、性质，有无明显诱因，是否伴有发热、恶心、呕吐、腹胀，既往有无类似症状发作。进行过何种检查，目前治疗情况如何。

由于本病呈急性起病，患者出现剧烈腹痛，一般止痛药物无效。而出血坏死型则症状重，预后差，常使患者及家属产生不良的心理反应，故应注意评估患者及家属的心理状况，是否存在紧张、恐惧、焦虑等。询问患者及家属对疾病的认识程度，家属能提供的支持等。

（二）临床表现

1. 腹痛　几乎所有患者都有不同程度的腹痛。多数为急性腹痛，常在胆石症发作不久、暴饮暴食或饮酒后突然发作。疼痛性质不一，可为钝痛、绞痛、钻痛或刀割样痛。疼痛剧烈而持续，可呈阵发性加剧。腹痛常位于上腹正中，也可偏右，常向腰背部呈带状放射。进食后疼痛加重，且不易被解痉剂缓解。弯腰或上身前倾体位可减轻疼痛。水肿型患者腹痛 3～5 天可缓解，出血坏死型者病情较重，疼痛持续时间较长。当发生弥漫性腹膜炎时，疼痛可波及全腹。疼痛多由于胰腺急性肿胀，刺激包膜上的神经末梢引起。此外，腹膜的炎症、肠管的过度充气以及胰胆管的炎症、梗阻也是导致疼痛的原因。

2. 恶心、呕吐与腹胀　起病时常伴恶心、呕吐，多在进食后出现。剧烈呕吐者可吐出胆汁或咖啡渣样液体，呕吐后腹痛并不减轻。大部分患者均有较明显的腹胀，出血坏死型者甚至出现麻痹性肠梗阻。

3. 腹膜炎体征　上腹部或全腹部有触痛和反跳痛，并有腹肌紧张，但其紧张程度往往不如胃肠穿孔或胆囊穿孔；肠鸣音减弱或消失；深度休克时，触痛、反跳痛和腹肌紧张的反应可减弱，而肠鸣音寂然。

4. 休克　在发病早期或者后期均可发生，表现脉搏加快、血压降低、呼吸加快、面色苍白、表情淡漠或烦躁不安、出冷汗、肢端厥冷、尿少等。有的病例以突然的休克为主要表现，称为暴发型急性胰腺炎。

5. 出血征象　为胰蛋白酶激活纤维蛋白溶解系统和弹力纤维酶等损害血管壁，或因发生播散性血管内凝血所致。

6. 其他 体温增高为感染和组织坏死所致。黄疸多为合并的胆管炎或胆石的表现，也可能是胰头部肿胀阻碍胆汁排出，或轻度溶血和肝功能不全的表现。胰腺周围脓肿或胰腺假性囊肿形成时，可在腹部触及包块。

（三）实验室及其他检查

1. 血象检查 白细胞计数常在 $20 \times 10^9/L$ 以上，中性粒细胞常超过 80%，细胞质内可见中毒颗粒。

2. 红细胞压积 可高达 0.51 以上，系由于大量液体丢失所致。

3. 血淀粉酶 发病后 24 小时内，血淀粉酶超过 500 沙氏单位，对急性胰腺炎水肿型有诊断价值。重症胰腺炎淀粉酶可不高甚至降低。

4. 脂肪酶 血清脂肪酶升高超过 1.5U（Comfort）有诊断意义。不少医生认为比血清淀粉酶更可靠，但本法需 24 小时后出报告，不能符合临床急症要求。湖南医学院近年报告认为，应用 Shihabi 改良快速比浊法比淀粉酶有更高的敏感性和特异性，时间也大为缩短。

5. 血钙 血钙降低是胰腺炎引起腹内脂肪坏死皂化与钙结合所致，降低的程度和胰腺炎的严重性有关，当低于 1.875mmol/L 时，有诊断意义。

6. 血清正铁白蛋白 对诊断本病也有意义，但绞窄性肠梗阻患者的正铁白蛋白也可升高。

7. 腹腔穿刺中淀粉酶的检查 重症胰腺炎患者常出现腹胀，移动性浊音，腹穿可得到血性渗液，测淀粉酶很高，有诊断意义。

8. CT检查 对本病有特殊诊断价值，不仅可提示肾周围有无水肿、坏死，以及腹膜后间隙有无渗出，而且可提示胰腺的体积变化，有助于坏死节段的定位，可作为手术指征及方法的依据。

9. X线检查 可见胃、十二指肠、横结肠充气扩张，为胃肠麻痹所致，偶见左侧膈肌升高、左下胸腔积液等。

10. B超检查 可见胰腺肿大，低吸收值及低密度，胰腺周围脂肪层消失，常见左肾周围包膜增厚。

三、急救

治疗以解痉止痛，抑制胰液分泌，防止和治疗并发症为原则。

（一）抑制或减少胰液分泌

1. 禁食及胃肠减压　可减少胃酸与食物刺激胰液分泌，减轻呕吐与腹胀。

2. H_2 受体拮抗剂与抗胆碱能药　可抑制胃肠分泌，从而减少胰腺分泌。前者如西咪替丁、雷尼替丁等，后者如阿托品、山莨菪碱等，有肠麻痹、严重腹胀者不宜使用抗胆碱能药。

3. 生长抑素类药物　如奥曲肽、施他宁等，常用于重症胰腺炎。

（二）解痉镇痛　阿托品或 654-2 肌注，每天 2~3 次。疼痛剧烈者可用哌替啶 50~100mg 肌内注射。禁用吗啡，因吗啡可引起 Oddi 括约肌痉挛，加重疼痛。

（三）抗生素应用　胆道疾病引起的胰腺炎和出血坏死型患者应酌情使用抗生素。

（四）抗休克治疗　输全血、血浆、白蛋白或血浆代用品，补充血容量。

（五）纠正水电解质平衡失调　由于禁食、呕吐、胃肠减压等易造成水、电解质平衡失调，应严格地记录出入量，监测电解质情况，复查血钙、血镁等。

（六）抑制或减少胰液分泌　可采用以下方法：①禁食及胃肠减压以减少胃酸与食物刺激胰液分泌，对减轻呕吐与腹胀有重要作用。②生长抑素类似物奥曲肽（octreotide）经实验与临床研究证实，为治疗急性出血坏死型胰腺炎效果较好的药物。其作用包括抑制胰液、胰高糖素、胆囊收缩素、脂肪酶和淀粉酶的分泌，抑制胃泌素、胃酸与胃蛋白酶的释放，减少内脏血流及促进肠道水与电解质吸收等。用药 24 小时后发热、腹痛减退，血淀粉酶下降，并能减少并发症与缩短病程，降低病后 24 小时病死率。奥曲肽 100μg 静脉注射，以后用每小时 250μg 持续静脉滴注，持续 5~7

天。这类药物应在禁食、胃肠减压、补充有效循环血容量等基础上尽早使用，若有胆总管梗阻、坏死病灶扩大或继发细菌感染者，仍需外科手术治疗。急性水肿型胰腺炎因预后良好，一般无需给予生长抑素或类似物。③抗胆碱能药（阿托品，654 - 2）与 H_2 受体拮抗剂可抑制胃肠分泌，从而减少胰腺分泌，但有肠麻痹或高热者，不宜使用阿托品。④实验研究证明胰高糖素、降钙素有抑制胰液分泌作用，但胰腺炎临床应用的经验还不够成熟。

（七）改善患者的微循环　有研究认为胰腺缺血是引起急性胰腺炎的始发因素，实验研究和临床病理形态学研究显示，患胰有间质水肿、毛细血管扩张和通透性增加、出血和血栓形成、毛细血管前微动脉痉挛、血液黏滞度增加，这些变化严重地影响了胰腺的血液灌注，使胰腺组织缺血坏死。因此，改善微循环十分重要，微循环的改善可防止残存的具有生机的胰腺组织继续坏死。具体措施有：①减轻或消除胰腺间质水肿，用白蛋白。②降低血液黏滞度，可用低分子右旋糖酐。③其他改善微循环的药物，如硝苯地平、复方丹参、脉络宁等。

（八）腹膜透析　对急性出血坏死型胰腺炎伴有腹腔内大量渗出液，或并发急性肾衰竭者可行透析，清除有很强生物活性的酶、肽类和炎症、坏死产物，早期透析效果较好。

（九）积极抢救多器官功能衰竭　如出现急性糖代谢障碍可用胰岛素治疗；并发 DIC 时可根据凝血酶原时间使用肝素；发生急性呼吸窘迫综合征时早期气管切开，使用呼吸终末正压人工呼吸器。应用大剂量激素可防止肺泡内皮细胞损伤及稳定胰腺细胞的溶酶体膜。应用大剂量利尿剂以减轻肺间质水肿，严重呼吸衰竭时可静脉注射呼吸兴奋剂。

（十）内镜下 Oddi 括约肌切开术　作为胆道紧急减压引流及去除嵌顿胆石的非手术治疗方法，可去除胆源性急性胰腺炎病因，降低病死率。内镜治疗应在起病初期尽早施行（一般在起病头 2 ~ 3 天内）。

（十一）外科手术治疗　外科治疗适应于下列情况：出血坏死

型胰腺炎经内科治疗无效时；胰腺炎并发脓肿、假囊肿或肠麻痹坏死；胰腺炎合并胆石症、胆道炎者；胰腺炎与其他急腹症，如胃肠穿孔、肠梗阻等难于鉴别时。

急性胰腺炎的预后取决于病变程度以及有无并发症。轻型急性胰腺炎预后良好，多在一周内恢复，不留后遗症。重症急性胰腺炎病情重而凶险，预后差，病死率为30%～60%，经积极救治后幸存者可遗留不同程度的胰功能不全，少数演变为慢性胰腺炎。

四、护理要点

（一）一般护理

1. 卧床休息，保证睡眠，保持安静，以减轻胰腺负担和增加脏器血流量，促进组织修复和体力恢复，改善病情。

2. 禁食2～3天，禁食时应补液2 000～3 000ml/d，以补充血容量，胃肠减压时液体量适当增加，必要时补充电解质，维持水、电解质平衡，预防休克发生。病情好转后渐进食，以低脂饮食为宜，使胰液分泌病减少，促进胰腺恢复。

3. 定时取血测定淀粉酶、钾、钠、氯、钙、血糖等，留尿查尿淀粉酶，必要时做心电图，X线胸部透视，白细胞，血气分析等。

4. 帮助患者减少或去除腹压重的因素，采用减轻疼痛方法如松弛疗法、冷敷、镇痛剂的应用。说明禁食的重要意义，并关心、支持、鼓励患者，使其明白治疗过程和预后，使患者情绪稳定促进病情好转。

5. 伴有呼吸困难者要及时给予吸氧，以保持胰腺组织有足够的氧气交换，有利于胰腺炎的恢复。

（二）病情观察与护理

1. 观察腹痛性质和腹部体征，剧烈腹痛伴恶心呕吐，腹胀严重时，常为麻痹性肠梗阻，可按医嘱行胃肠吸引和持续减压，以减少胃酸对胰腺分泌的刺激，减轻腹胀。此类患者尤其应注意口腔护理，以防止继发感染。

2. 休克在重症胰腺炎早期即可出现，因而抢救休克是治疗护理中的重要问题，应严密观察体温、脉搏、呼吸、血压及神志变化。快速输平衡盐溶液、血浆、人体白蛋白、右旋糖酐等增溶剂，可以恢复有效循环血量及纠正血液浓缩，并密切观察中心静脉压以随时了解血容量及心脏功能。留置尿管，随时了解尿量及尿比重变化，进行血气分析监测，随时纠正酸碱失调，如患者呼吸频率增快（30 次/min），PaO_2 下降 8kPa，增大氧气流量仍不改善时，应及时进行机械辅助呼吸功能，提高肺部氧的交换量。当血容量已基本补足，酸中毒纠正时，如血压仍偏低，可适当给予升压药，如多巴胺等治疗。

3. 观察呕吐的量、性质，呕吐严重时应注意水、电解质紊乱，可根据病情按医嘱补充液体和电解质，常用的为 5% ~ 10% 葡萄糖和生理盐水静脉滴注，并保证热量供应，低钾时可用 10% 氯化钾 1 ~ 2g 静脉滴注。

4. 观察皮肤、巩膜是否有黄疸，并注意其动态变化。阻塞性黄疸时常有皮肤瘙痒。应注意皮肤的清洁卫生，可擦止痒剂，以免搔伤后引起感染。

5. 经内科治疗无效，出现弥漫性腹膜炎或中毒性休克者，应采用手术治疗，并做好术前术后的护理。

（三）对症护理

1. 持续腹痛不缓解应给止痛药物，注意药物反应，大量呕吐时要严格禁饮食，同时安置胃肠减压，补充水分及电解质，尤其注意钾、钙、镁的补充，根据血清淀粉酶的升降给予抗碱能药物或蛋白酶抑制药，注意此类药物只能静脉途径补入，切勿渗到组织间引起血管外组织损伤，患者高热、白细胞增高时应给予广谱抗生素控制感染。

2. 有大量腹腔渗液时应给予腹腔引流或置管冲洗，同时注意无菌操作。保持管道通畅，置管位置要适当，固定要牢靠，管道的皮肤出、入口要经常更换敷料、消毒，防止感染。

3. 个别患者起病急骤，瞬即发生休克，故应备好各种抢救物品。

（董春）

第十三章　肝功能的监护与相关疾病

第一节　肝功能的监护

　　肝脏是人体内最大的实质性腺体器官，功能繁多。其最主要功能是物质代谢功能，它在体内蛋白质、氨基酸、糖、脂类、维生素、激素等物质代谢中起着重要作用；同时肝脏还有分泌、排泄、生物转化及胆红素、胆汁酸代谢等方面的功能。肝细胞发生变性及坏死等损伤，可导致血清酶学指标的变化；肝细胞大量损伤，可导致肝脏代谢功能明显变化。通过检测血清某些酶及其同工酶活性或量的变化可早期发现肝脏的急性损伤；检测肝脏的代谢功能变化主要是用于诊断慢性肝脏疾患及评价肝脏功能状态。

一、蛋白质代谢功能检查

　　（一）血清总蛋白和白蛋白（A）/球蛋白（G）比值测定

　　1. 参考值　　正常成人血清总蛋白 60 ~ 80g/L，白蛋白 40 ~ 55g/L，球蛋白 20 ~ 30g/L，A/G 为 1.5 ~ 2.5∶1。

　　2. 临床意义　　血清总蛋白降低与白蛋白减少相平行，总蛋白升高常同时有球蛋白的升高。

　　（1）血清总蛋白及白蛋白增高：主要由于血清水分减少，使单位容积总蛋白浓度增加，而全身总蛋白量并没有增加，如急性失水、肾上腺皮质功能减退等。

　　（2）血清总蛋白及白蛋白降低：见于①肝细胞损害影响总蛋白和白蛋白合成，如亚急性重症肝炎、慢性中度以上持续性肝炎、肝硬化、肝癌等。②营养不良，如蛋白质摄入不足或消化吸收不良。③蛋白丢失过多，如肾病综合征、蛋白丢失性肠病、严重烧伤、急性大失血等。④消耗增加，如重症结核、甲状腺功能亢进及恶性肿瘤等。⑤血清水分增加，如水潴留或静脉补充过多的晶体溶液。

（3）血清总蛋白及球蛋白增高：总蛋白增高主要是球蛋白增高，其中以 γ 球蛋白增高为主，常见于慢性肝脏疾病、M 蛋白血症、自身免疫性疾病、慢性炎症与慢性感染等。

（4）血清球蛋白浓度降低：主要是合成减少，见于①生理性减少：小于 3 岁的婴幼儿。②免疫功能抑制：如长期应用肾上腺皮质激素或免疫抑制剂。③先天性低 γ 球蛋白血症。

（5）A/G 倒置：可以是白蛋白降低亦可因球蛋白增高引起，见于严重肝功能损伤及 M 蛋白血症，如慢性中度以上持续性肝炎、肝硬化、原发性肝癌、多发性骨髓瘤、原发性巨球蛋白血症等。

（二）血清蛋白电泳

1. 参考值　醋酸纤维素膜法

健康人白蛋白 $0.62 \sim 0.71$（$62\% \sim 71\%$）

α_1 球蛋白 $0.03 \sim 0.04$（$3\% \sim 4\%$）

α_2 球蛋白 $0.06 \sim 0.10$（$6\% \sim 10\%$）

β 球蛋白 $0.07 \sim 0.11$（$7\% \sim 11\%$）

γ 球蛋白 $0.09 \sim 0.18$（$9\% \sim 18\%$）

2. 临床意义

（1）肝脏疾病：急性及轻症肝炎时电泳结果多无异常，慢性肝炎、肝硬化、肝细胞肝癌（常合并肝硬化），白蛋白减少，α_1、α_2、β 球蛋白也有减少倾向；γ 球蛋白增加，在慢性活动性肝炎和失代偿的肝炎后肝硬化增加尤为显著。

（2）M 蛋白血症：如骨髓瘤、原发性巨球蛋白血症等，白蛋白轻度降低，单克隆 γ 球蛋白明显升高。大部分患者在 γ 区带、β 区带或 β 与 γ 区带之间可见结构均一，基底窄峰高尖的 M 蛋白。

（3）肾病综合征、糖尿病肾病：由于血脂增高，可致 α_2 及 β 球蛋白增高，白蛋白及 γ 球蛋白降低。

（4）其他：结缔组织病伴有多克隆 γ 球蛋白增高，先天性低

丙种球蛋白血症 γ 球蛋白降低，蛋白丢失性肠病表现为白蛋白及 γ 球蛋白降低，α_2 球蛋白则增高。

（三）血氨测定　　健康人血液中仅有很少的游离氨，主要来自体内蛋白质代谢过程中氨基酸脱氨作用和肠道细菌产生的氨基酸氧化酶分解蛋白质而产生。氨有毒性，其主要去路为在肝内合成尿素而解毒，经肾脏排出体外。血液中氨的来源主要为肠道中细菌分解尿素和将氨基酸脱氨所产生。此外组织细胞中有多种脱氨酶能使氨基酸、核苷酸脱氨而生成氨，氨的测定要注意三点：①血液中浓度比较低，需用灵敏度和特异性高的方法。②血液离体后可因红细胞代谢而在体外生成氨，故血液抽出后，应立即置于冰中，并尽快离心或测定。③外界污染的可能性，故所有玻璃器皿在次氯酸盐溶液（52.5g/L）中浸泡，并在用前充分用去离子水冲洗。

血氨测定的方法有微量扩散法、离子交换树脂法、直接法、电极法及利用谷氨酸脱氨酶的酶法等。酶法是首推方法。

1. 参考值　　谷氨酸脱氢酶法 11～35μmol/L。

2. 临床意义

（1）严重肝病时常有门脉高压，胃肠道黏膜水肿，运动迟缓，使肠内蛋白质及其水解产物等含氮物质受细菌作用，产生大量氨而被吸收。被吸收的大量氨一方面通过门体分流途径进入体循环，另一方面进入肝的氨因肝功能严重损害，不能将氨经鸟氨酸循环合成无毒的尿素，使一部分氨未经处理而进入体循环，导致血氨升高。

（2）慢性肝病可造成营养不良，使肌肉中的蛋白质和支链氨基酸分解代谢加强，造成以谷氨酰胺进入体循环，导致血氨升高。

（3）肝硬化腹水患者长期服用利尿剂，可引起水电解质紊乱及酸碱平衡失调，碱中毒能增高氨的浓度，因为在碱性条件中有利于 $NH_4^+ \rightarrow NH_3 + H^+$，氨与 NH_4^+ 不同，氨可以自由通过细胞膜，若细胞内 pH 值较血液和组织间液低时，细胞内 NH_3 回扩散受阻，使氨在组织细胞中蓄积。

二、胆红素代谢检查

（一）血清总胆红素（STB）与血清结合胆红素（SDB）测定

正常人血液中的胆红素，绝大部分是衰老的红细胞在单核－吞噬细胞系统中受到破坏，产生出来的血红蛋白逐步衍化而成；另外还有10%～20%的胆红素是由血红蛋白以外的肌红蛋白，游离血红素等在肝中生成，这种胆红素称为分路胆红素。胆红素每天约生成250～300mg，这是一种非极性的游离胆红素（非结合胆红素），在血液中与白蛋白相结合而运转。到达肝脏后，在肝细胞膜上与白蛋白分离后，胆红素被肝细胞摄取又和肝细胞中的Y、Z受体蛋白相结合，移至内质网，借助于核糖体中胆红素二磷酸尿苷葡萄糖酸转移酶，使胆红素与葡萄糖醛酸结合，成为水溶性的结合胆红素、排至胆汁中，结合胆红素在小肠下部和结肠中，经肠道菌的作用而脱结合，胆红素经过几个阶段的还原作用成为尿胆原，然后随尿胆原自肠道被吸收进入门静脉，其中大部分被肝细胞摄取再排至肠道中（肝肠循环），一部分从门静脉进入体循环，经肾自尿中排出。

因此，当胆红素生成过多或肝细胞摄取、结合、转运、排泄等过程中发生障碍，均可引起血中结合或非结合胆红素增高，从而发生黄疸。临床中通常将黄疸分为溶血性、肝细胞性和阻塞性黄疸三大类。通过胆红素测定有助于判断黄疸的程度与类型。

1. 参考值 成人总胆红素3.4～17.1μmol/L，结合胆红素0～6.8μmol/L，非结合胆红素1.7～10.2μmol/L。

2. 临床意义 血清总胆红素能准确反映黄疸的程度。结合胆红素、非结合胆红素定量对鉴别黄疸的类型有主要意义。

（1）高胆红素血症的病因：临床上有不少疾病，如溶血、肝内外阻塞时，引起血清胆红素大于342μmol/L时，称为高胆红素血症。高胆红素血症往往引起皮肤或眼膜变黄，称为黄疸症。高胆红素血症根据增加的胆红素类型可分3种：

1）未结合胆红素血症：溶血性黄疸病的总胆红素＞85.5μmol/L（5mg/dl），而非结合胆红素占80%以上，大多数属于溶血性疾病。

2）结合胆红素血症：结合胆红素增加，尿胆红素呈阳性反应，多因胆汁滞留引起。

3）未结合及结合胆红素血症：两种胆红素均增加，肝炎、肝硬化的黄疸症多属此型。临床上，大多数的黄疸症属于此型。

（2）胆红素代谢异常的病因：胆红素代谢异常有以下几种：

1）Gilbert 综合征：肝细胞运送缺陷，造成胆红素无法进入肝细胞膜内进行代谢，也可能因尿 UDPG 转移酶活性减少。血清胆红素少于34.2μmol/L（2mg/dl），大部分属于非结合型胆红素。

2）Crigler – Najjar 综合征：又称为先天性 UDPG 转移酶缺乏症。为极少见的严重的胆红素脑病，血中胆红素高达 342 ~ 855μmol/L（20 ~ 50mg/dl）。50% 婴儿在 1 年内死亡，余者有脑损伤后遗症。

3）Dubin – Johson 综合征：结合型胆红素无法从肝细胞进入胆小管排出，而增加于血清中者，为先天性黄疸病，又称为家族性慢性原因不明黄疸症（familial chronic idiopathic jaundice）。

4）新生儿黄疸症（neonatal jaundice）：新生儿黄疸的原因，除上述先天性因素外，最常见有下面 2 种：①新生儿生理性黄（physiogical jaundice of newborn）UDPG 转移酶在初生期数天内较为不足，以致形成新生儿的生理性黄疸。血清胆红素在 3 ~ 6 天内增加达 205.2umol/L（12mg/dl），早产儿甚至高达 256.5μmol/L（15mg/dl），但 7 ~ 10 天即逐渐恢复正常。血清未结合型胆红素占总胆红素的 80% 以上。②新生儿溶血性疾病（hemolytic disease of the newborn，HDN）少数 Rh 或 ABO 血型不合造成溶血，血清胆红素迅速增加，白蛋白无法完全结合，以致过多的未结合型胆红素（>342μmol/L）进入脑细胞中，基底神经核（basalganglia）的脑细胞核被胆红素染成黄色，引起神经系统的损伤，称之为胆红素脑病（kernicterus）。

新生儿黄疸的认定标准如下：①出生第 1 天即有黄疸。②出生后，每天胆红素以85.5μmol/L（5mg/dl）增加。③3 ~ 5 天间，足月胆红素超过 205.2μmol/L（12mg/l），早产儿胆红素超过 273.6μmol/L（16mg/dl）。④1 周后胆红素仍超过 171μmol/L（10mg/dl）。

（二）尿胆红素定性试验

1. 参考值　健康人尿胆红素呈阴性反应。

2. 临床意义　一般血液中直接胆红素增高，当其含量超过肾阈（>34μmol/L）时，可以自尿中排出。阳性多见于肝细胞性黄疸（急性黄疸型肝炎、黄疸出血型钩端螺旋体病）及阻塞性黄疸（胆石症、胰头癌）。溶血性黄疸由于结合胆红素多不增高，尿内无胆红素，故本试验一般呈阴性反应。

（三）尿胆原定性试验

1. 参考值

定量：0.84～4.2μmol/24h。

定性：阴性或弱阳性。

2. 临床意义　尿胆原增高见于溶血性黄疸、肝细胞性黄疸；而阻塞性黄疸则尿胆原多呈阴性反应。此外，高热、心功能不全、便秘等亦可使尿胆原稍增高。

三、血清酶及同工酶检查

肝脏是人体含酶最丰富的器官，酶蛋白含量约占肝总蛋白含量的 2/3。有些酶具有一定组织特异性，根据酶活性测定用于诊断肝胆疾病。如有些酶（丙氨酸氨基转移酶、天门冬氨酸氨基转移酶、乳酸脱氢酶）存在于肝细胞内，当肝细胞损伤时细胞内的酶释放入血液，使血清中的这些酶活性升高；有些酶（凝血酶）是由肝细胞合成，当患肝病时，这些酶活性降低；当胆道阻塞时，某些酶（碱性磷酸酶、γ-谷氨酰转肽酶）的排泄受阻，致使血清中这些酶的活性升高；肝脏纤维化时，也可以使一些酶活性增高。

（一）血清氨基转移酶及其同工酶测定

1. 血清氨基转移酶　氨基转移酶简称转氨酶，在氨基酸的合成与分解代谢中起重要作用，不同转氨作用由不同的转氨酶所催化。用于肝功能检查的主要是丙氨酸氨基转移酶（ALT，旧称谷氨酸丙酮酸转移酶，GPT）和天门冬氨酸氨基转移酶（AST，旧称谷氨酸草酰乙酸转移酶，GOT）。ALT 主要分布在肝脏，其次是骨骼肌、肾脏、心肌等组织中；AST 主要分布在心肌，其次是肝脏、骨骼肌和肾脏等组织中。

（1）参考值范围

	比色法（Karmen 法）	连续监测法（37℃）
ALT	5～25 卡门氏单位	10～40U/L
AST	8～25 卡门氏单位	10～40U/L

ALT/AST≤1

（2）临床意义

1）急性病毒性肝炎：ALT 与 AST 均显著升高，可达正常上限的 20～50 倍，甚至 100 倍，但 ALT 升高更明显，ALT/AST＞1，是诊断病毒性肝炎重要检测手段。在肝炎病毒感染后 1～2 周，转氨酶达高峰，在第 3 周到第 5 周逐渐下降，ALT/AST 比值逐渐恢复正常。在急性肝炎恢复期，如转氨酶活性不能降至正常或再上升，提示急性病毒性肝炎转为慢性。急性重症肝炎时，病程初期转氨酶升高，以 AST 升高明显，如在症状恶化时，黄疸进行性加深，酶活性反而降低，即出现"酶胆分离"现象，提示肝细胞严重坏死，预后不佳。

2）慢性病毒性肝炎：转氨酶轻度上升（100～200U/L）或正常，ALT/AST＞1，若 AST 升高较 ALT 显著，即 ALT/AST＜1，提示慢性肝炎进入活动期可能。

3）酒精性肝病、药物性肝炎、脂肪肝、肝癌等非病毒性肝病：转氨酶轻度升高或正常，且 ALT/AST＜1。酒精性肝病 AST 显著升高，ALT 几近正常，可能因为酒精具有线粒体毒性及酒精抑制吡哆醛活性有关。

4）肝硬化：转氨酶活性取决于肝细胞进行性坏死程度，终末期肝硬化转氨酶活性正常或降低。

5）肝内、外胆汁淤积：转氨酶活性通常正常或轻度上升。

6）急性心肌梗死后 6～8 小时，AST 增高，18～24 小时达高峰, 其值可达参考值上限的 4 ~ 10 倍, 与心肌坏死范围和程度有关, 4 ~ 5 天后恢复, 若再次增高提示梗死范围扩大或新的梗死发生。

7) 其他疾病: 如骨骼肌疾病 (皮肌炎、进行性肌萎缩) 肺梗死、肾梗死、胰腺炎、休克及传染性单核细胞增多症, 转氨酶轻度升高 (50 ~ 200U/L)。

2. AST 同工酶

临床意义: 轻、中度急性肝炎, 血清中 AST 轻度升高, 其中以 ASTs 上升为主, ASTm 正常; 重症肝炎、急性重型肝炎、酒精性肝病时血清中 ASTm 升高。

(二) 碱性磷酸酶及其同工酶测定

1. 碱性磷酸酶 (ALP)　碱性磷酸酶 (alkaline phosphatase, ALP) 为一组基质特异性很低, 在碱性环境中水解磷酸单酯化合物的酶。该酶含 Zn^{2+}、Mg^{2+} 和 Mn^{2+}, 是其激活剂, 磷酸盐、硼酸、草酸盐和 EDTA 为其抑制剂。该酶广泛分布于人体各组织细胞, 其中肾脏、肝脏、骨骼中含量较丰富。正常人血清中 ALP 主要来源于肝、骨和肠, 以肝源性和骨源性为主。妊娠时, ALP 活性升高可能来源于胎盘。近年来认为 ALP 的真正作用是将底物中磷酸基团转移到另一含羟基基团的化合物上。

(1) 参考值: 磷酸对硝基苯酚连续监测法 (30℃): 成人 40 ~ 110U/L, 儿童 <250U/L。

(2) 临床意义

1) ALP 在妊娠妇女、儿童可出现正常生理性增高。

2) 骨骼疾病如佝偻病、成骨细胞瘤、骨折恢复期等, 血清 ALP 均可增高。

3) 阻塞性黄疸时, 血清 ALP 明显增高, 其增高的程度与阻塞的程度、持续的时间成正比。

4) 肝脏疾患如急性或慢性黄疸性肝炎、原发性或转移性肝癌、胆汁性肝硬化等, 血清 ALP 也可增高。

5) 当急性重型肝炎出现酶 - 胆分离现象, 血清 ALP 也随之下降。

2. 碱性磷酸酶同工酶

（1）参考值：正常人血清中以 ALP_2 为主，占总 ALP 的 90%，出现少量 ALP_3；发育中儿童 ALP_3 增多，占总 ALP 的 60% 以上；妊娠晚期 ALP_4 增多，占总 ALP 的 40% ~ 60%；血型为 B 型和 O 型者可有微量 ALP_5。

（2）临床意义

1）在胆汁淤积性黄疸，尤其是癌性梗阻时，100% 出现 ALP_1，且 $ALP_1 > ALP_2$。

2）急性肝炎时，ALP_2 明显增加，ALP_1 轻度增加，且 $ALP_1 < ALP_2$。

3）80% 以上的肝硬化患者，ALP_5 明显增加，可达总 ALP 的 40% 以上，但不出现 ALP_1。

（三）γ - 谷氨酰转移酶及同工酶测定

1. γ - 谷氨酰转移酶　γ - 谷氨酰转移酶（γ - glutamyl transferase，GGT），是催化 γ - 谷氨酰基转移反应的一种酶。在体内分布较广，血清中的 GGT 主要源自于肝脏，故检测血清 GGT 活力可辅助诊断各种肝胆系统疾病。在骨骼系统疾病时也发现有 GGT 增高现象，因此，GGT 与 ALP 可互补应用于骨骼系统和肝脏系统疾病的鉴别诊断。

（1）参考值：硝基苯酚连续监测法（37℃）＜50U/L。

（2）临床意义

1）胆道阻塞性疾病：原发性胆汁性肝硬化、硬化性胆管炎等所致的慢性胆汁淤积，肝癌时由于肝内阻塞，诱使肝细胞产生多量 GGT，同时癌细胞也合成 GGT，均可使 GGT 明显升高，可达参考值上限的 10 倍以上。

2）急、慢性病毒性肝炎、肝硬化：急性肝炎时，GGT 呈中度升高，慢性肝炎、肝硬化的非活动期，酶活性正常，若 GGT 持续升高，提示病变活动或病情恶化。

3）急、慢性酒精性肝炎、药物性肝炎：GGT 呈明显或中度以上升高（300～1000U/L），ALT 和 AST 仅轻度增高，甚至正常。酗酒者戒酒后 GGT 可随之下降。

4）其他：脂肪肝、胰腺炎、胰腺肿瘤、前列腺肿瘤等 GGT 可轻度增加。

3. GGT 同工酶　血清中 GGT 同工酶有 3 种形式 GGT_1（高分子质量形式）、GGT_2（中分子质量形式）和 GGT_3（低分子质量复合物），但缺少理想方法加以测定。GGT_1 存在于正常血清、胆道阻塞及恶性浸润性肝病中，GGT_2 存在于肝脏疾病中，GGT_3 无重要意义。

（四）单胺氧化酶测定

单胺氧化酶（monoamine oxidase，MAO）是一组作用于不同单胺类的化合物的酶。主要作用于 $-CH_2-NH_2$ 基团，在 O_2 参与下氧化脱氨生成相应的醛、氨及过氧化氢。主要分布于肝、肾、脑及各种器官的结缔组织中，大多存在于线粒体内膜，是含铜的黄素蛋白，其辅酶为 FAD。血清中的 MAO 呈水溶性，与结缔组织中的 MAO 非常相似，参与胶原纤维的形成，因此血清中 MAO 活性测定可反映纤维化的生化过程。

1. 参考值　成人正常值为：伊藤法 ＜30 单位

中野法 23～49 单位

2. 临床意义　血清 MAO 活性与体内结缔组织增生呈正相关，因此临床上常用 MAO 活性测定来观察肝脏纤维化程度，80% 以上的肝硬化患者 MAO 明显增高。急性肝炎若 MAO 增高较明显，提示存在急性重型肝炎，是肝细胞浆中线粒体遭到破坏、MAO 释放入血之故；慢性活动性肝炎约有半数患者 MAO 增高。MAO 增高还可见于糖尿病、甲状腺功能亢进症和心功能不全所致肝淤血等病。

四、血清总胆汁酸测定

胆汁酸（bile acid）是胆汁中固体物质含量最多的一种，是胆固醇代谢最终产物，是一大类胆烷酸的总称。近年来发现动物胆汁中有近百种胆汁酸，但最常见的不过数种。在正常人的胆汁中，存在的胆汁酸主要为胆酸（CA）、鹅脱氧胆酸（CDCA）、去氧胆酸（DCA）三种。此外，还有少量的石胆酸（LCA）及微量的熊去氧胆酸（UDCA）。在胆汁中以钠或钾盐形式存在，故又将胆汁酸与胆汁酸盐（bile salt）视为同义词。

测定血清中胆汁酸的方法一般有 5 种：气 – 液色谱法（GLC）、高效液相色谱法（HPLC）、酶法、放射免疫法（RIA）、酶免疫法（EIA）。

血清中胆汁酸测定时标本的采集和保存测定胆汁酸的标本，一般应用禁食血清，根据实验需要时也用餐后 2 小时血清或用胆汁酸耐量试验后的血清。无菌血清在室温中至少稳定 1 周。

（一）参考值　禁食成人血清 $1 \sim 7 \mu mol/l$（3.5 ± 1.75）。

（二）临床意义　肝胆系统与肠道处于正常状态时，胆汁酸的合成、分泌、排泄及肝肠循环都处于动态平衡，又因肝肠循环基本上属于"封闭式"的，故血液中胆汁酸的含量极微。当肝胆有疾病时，循环血液中的胆汁酸含量即有不同程度的增加。目前，胆汁酸的测定已被广泛用于临床，并认为是一种灵敏的肝功能试验。

1. 空腹血清胆汁酸测定的意义

（1）肝硬化：胆汁酸的测定对肝硬化的诊断有较高价值，且较常规肝功能试验灵敏。因胆酸的合成减少，故胆酸与鹅脱氧胆酸之比 <1。

（2）慢性肝炎：胆汁酸在指示疾病的活动上较常规肝功能试验灵敏可靠。当疾病复发时，胆汁酸先于 AST 升高。亦有人报道在慢性肝炎恢复期时，胆汁酸恢复正常较常规肝功能试验为晚。

（3）急性病毒性肝炎：急性肝炎早期，血清中胆汁酸含量增高。胆酸与鹅脱氧胆酸之比 >1，表示有胆汁淤积。有人认为总胆汁酸 >100mg/L，且以胆酸含量为主，常提示胆汁淤积性黄疸。

2. 餐后 2 小时血清胆汁酸测定的临床意义　空腹血清胆汁酸测定对肝病的诊断有一定意义，但也有重叠现象，不利于鉴别诊断。测定餐后 2 小时血清中胆汁酸浓度更敏感，因餐后胆囊收缩，大量胆汁排入肠中，再经过肝肠循环回到肝脏，肝细胞轻度损害时胆汁酸清除率即下降，餐后2小时血中胆汁酸仍维持高水平，从而可观察肝细胞的微小变化，对早期肝病的诊断极有价值。当回肠切除、炎症或旁路时，患者血清胆固醇减少，餐后因回肠末端重吸收引起的胆汁酸不出现升高，此可作为回肠吸收的指征。

3. 胆汁酸耐量试验的临床意义　Cowen 提出胆汁酸耐量试验较其他试验更灵敏。急性肝病时，耐量试验的异常率可达100%，慢性肝病时达92%。

（徐鑫）

第二节　肝性脑病

肝性脑病（hepatic encephalaopathy，HE）曾称肝性昏迷（hepatic coma），是严重肝病引起的，以代谢紊乱为基础，中枢神经系统功能失调的综合征，其主要临床表现是意识障碍、行为失常和昏迷。门体分流性脑病（porto‐systemic encephalopathy，PSE）强调门静脉高压，肝门静脉与腔静脉间有侧支循环存在，从而使大量门静脉血绕过肝流入体循环，是脑病发生的主要机制。亚临床或隐性肝性脑病（subclinical or latent，HE）指无明显临床表现和生化异常，仅能用精细的心理智能试验和（或）电生理检测才可做出诊断的肝性脑病。

一、病因和发病机制

引起肝性脑病的常见病因有肝硬化、重症病毒性肝炎、重症中毒性肝炎、药物性肝病、原发性肝癌、肝豆状核变性；少见病因有妊娠急性脂肪肝、内脏脂肪变性综合征、严重胆道感染、核黄疸、门静脉血栓形成和原无肝病的严重休克。其诱发因素常见有消化道大出血、感染（胆道感染、原发性腹膜炎、败血症等）、进食过量蛋白质、大量使用利尿药、过量放腹水、低钾、镇静、麻醉类药物等。

关于其发病机制目前尚未完全阐明，一般认为是多因素综合的结果。

（一）氨中毒学说　血氨主要来自肠、肾及骨骼肌，正常人体内血氨的90%来自肠。血氨增高是肝性脑病的临床特征之一，临床上发现肝硬化患者口服氯化铵或进食过多的蛋白质可导致肝性脑病。食物中的蛋白质被肠道细菌分解而产生氨，氨通过血流，主要经门静脉到达肝脏，通过鸟氨酸循环合成尿素，经肾排出。当肝功能衰竭时，不能有效清除氨，或因广泛的侧支循环开放，使肠道的氨不经肝脏而直接进入体循环使血氨增高，透过血脑屏障而引起一系列精神神经症状。

氨中毒在慢性肝性脑病的发病机制中十分重要，但也有不少病例血氨并不增高，因此血氨水平与肝性脑病的严重程度不完全一致，说明血氨升高不是昏迷的唯一因素。

（二）硫醇增多　由于蛋白质代谢障碍，硫醇在肝性脑病的血、尿，特别是呼出气中明显增多。硫醇与肝臭有关。近年发现，在肝性脑病中，硫醇、短链脂肪酸和氨中毒之间有相互加强毒性的关系。

（三）假性神经递质学说　当肝功能不全时，某些氨基酸代谢产生的胺类不能进行分解，而进入脑组织，在该处受非特异酶的作用，形成苯乙醇胺和鳝胺。这些物质结构上与神经传导递质相类似，称为假性神经传导递质。它取代了正常神经传导递质，从而使脑组织各部分发生功能紊乱。

（四）氨基酸不平衡及假神经递质　肝硬化后期有氨基酸不平衡，表现为：芳香族氨基酸如酪氨酸、苯丙氨酸、色氨酸等因肝脏不能脱氨降解而增高，支链氨基酸如缬、亮、异亮氨酸等因肝硬化时高胰岛素血症而被横纹肌与肾摄取代谢加快而降低。氨基酸的不平衡可招致脑细胞代谢的严重紊乱。芳香族氨基酸又多为神经触突递质的前体（如苯丙氨酸、酪氨酸代谢成肾上腺素及去甲肾上腺素，色氨酸代谢成5-羟色胺等，均可使神经冲动传递造成紊乱）。此代谢紊乱为肝硬化后期时的共同性表现，与肝性脑病的临床表现常不一致。

结肠来源的酪胺与苯乙胺等结构类同于多巴胺、肾上腺素等神经递质，但传递冲动的作用很弱，故名为假神经递质。肝硬化时这些假神经递质不能被肝灭能而逸入脑内，造成神经功能紊乱。此说于数年前曾风行一时，现认为并非主要发病机制。

（五）其他代谢异常　肝细胞功能衰竭后，还有短链脂肪酸增高、低血糖等均为形成肝性脑病的因素。

二、病情判断

（一）病史　常有严重肝病或其他有关病史。不少患者有明显诱因，如上消化道大出血、感染、高蛋白饮食、利尿剂及镇静剂等。

（二）临床表现

1. 原发肝病的表现　如腹水、黄疸、蜘蛛痣等。

2. 脑部表现　根据有无扑翼震颤及脑电图改变，可将其分为四期：

Ⅰ期（前驱期）：仅为轻度性格改变和行为异常，如表情冷漠、易激动、随地大小便等。应答尚准确但吐字不清，可有扑翼样震颤但脑电图正常。此期可历时数天至数周。

Ⅱ期（昏迷前期）：以意识错乱、睡眠障碍、行为失常为主。定向力、理解力、计算力均减退，视听幻觉。有明显神经系统体征，如肌张力增高、健反射亢进、出现病理反射等。扑翼样震颤阳性。脑电图异常。

Ⅲ期（昏睡期）：以昏睡和严重精神错乱为主。大部分时间呈昏睡状态（可被唤醒，旋即继续昏睡），肌张力增加，四肢被运动常有抗力，病理反射阳性。如患者合作，仍可引出扑翼样震颤。脑电图异常。

Ⅳ期（昏迷期）：神志丧失，不能唤醒，浅昏迷时对痛刺激尚有反应，深昏迷时各种反射均消失，肌张力降低，瞳孔散大，可出现过度换气和惊厥。脑电图明显异常。

（三）实验室及其他检查

1. 血氨　正常人空腹静脉血氨为 $6 \sim 35 \mu mol/L$ 动脉，血氨含量为静脉血氨的 $0.5 \sim 2$ 倍。空腹动脉血氨比较稳定可靠。慢性肝性脑病，尤其是门体分流性脑病患者多有血氨增高。急性肝功能衰竭所致脑病的血氨多正常。

2. 脑电图检查　脑电图不仅有诊断价值，且有一定的预后意义。典型的改变为节律变慢，主要出现普遍性每秒 4～7 次的 θ 波或三相波，有的也出现每秒 1～3 次的 δ 波。

3. 诱发电位　是体外可记录的电位，由各种外部刺激经感觉器传入大脑神经元网络后产生的同步放电反应。根据刺激的不同，可分为视觉诱发电位（VFP）、听觉诱发电位（A%P）和躯体感觉诱发电位（S%P）。诱发电位检查可用于亚临床或临床肝性脑病的诊断。目前研究指出 V%P、A%P 检查在不同人、不同时期变化太大，缺乏特异性和敏感性，不如简单的心理智能测验，但 S%P 诊断亚临床肝性脑病价值较大。

4. 心理智能测验　目前认为心理智能测验对于诊断早期肝性脑病包括亚临床肝性脑病最有用。常规使用的是数字连接试验和符号数字试验，其结果容易计量，便于随访。

（四）诊断和鉴别诊断　肝硬化失代偿期并发中枢神经系统紊乱为其主要特征，一般诊断不难。主要诊断依据为：①严重肝病和（或）广泛门体侧支循环。②精神紊乱、昏睡或昏迷。③有肝性脑病的诱因。④明显肝功能损害或血氨增高，扑翼样震颤和典型的脑电图改变有重要参考价值。

对肝硬化患者进行常规的心理智能检测可发现亚临床肝性脑病。

以精神症状为唯一突出表现的肝性脑病易被误诊为精神病，因此凡遇精神错乱患者，应警惕肝性脑病的可能性。肝性脑病还应与中枢神经系统病变（感染、脑血管意外、肿瘤、外伤）、糖尿病昏迷、尿毒症昏迷、中毒等相鉴别。

三、急救

（一）去除诱因　应尽可能寻找诱因，及时予以去除和纠正。慎用镇静剂，及时治疗上消化道出血和感染，避免快速和大量的排钾利尿和放腹水。纠正水、电解质和酸碱失调。

（二）减少肠内毒素的生成和吸收

1. 饮食 昏迷期暂停蛋白供给，包括水解蛋白及多种氨基酸静滴，只给以碳水化合物为主的饮食，每天供热 5852～6688J，如摄入不足，可用鼻饲管滴入或静脉滴入 20%～40% 葡萄糖，避免热量不足使体内蛋白质消耗。病情好转后可酌情按每日每公斤体重给蛋白质 0.3～0.5g，渐增至每日 50～70g，蛋白质、脂肪 40～60g，糖 400g，以免脂肪动员，诱发脂肪肝，以及糖异生造成负氮平衡，对低蛋白血症、脑水肿者，输血浆 200ml 或 20% 白蛋白 50ml。

2. 灌肠或导泻 常以生理盐水或弱酸性溶液灌肠，口服或鼻饲 50% 硫酸镁 30～60ml 可导泻。

3. 抑制肠道细菌生长 口服新霉素 1.0～1.5g，每日 4 次；或甲硝唑 0.2g，每日 4 次。也可选用巴龙霉素、卡那霉素、氨苄西林口服，均有良效。

4. 乳果糖 对急、慢性肝性脑病可使临床症状和脑电图均得以改善。乳果糖可口服或鼻饲，开始时剂量 30～50ml（67g/100ml），每日 3 次口服，进餐时服用；以后剂量以调整至每日排 2 次糊状便为度，或使新鲜粪便的 pH 降至 6.0 以下。

（三）促进有毒物质的代谢清除，纠正氨基酸代谢的紊乱

1. 降低血氨药物 当肝细胞有坏死时，线粒体将血氨合成尿素的能力降低，使血氨升高，经血脑屏障进入脑细胞，可加重昏迷，故在抢救中给降血氨药物是必要的。

（1）谷氨酸钠（钾）：能与血氨结合形成无毒的谷氨酰胺。谷氨酸钠 23～46g 或谷氨酸钾 25.2g 加入 5%～10% 的葡萄糖 500ml 中静滴，每日 1～2 次。使用时应注意钾、钠的平衡。

（2）乙酰谷氨酰胺：0.5～1.0g 静滴，易通过血脑屏障而发挥治疗作用，有降血氨和恢复脑功能的作用。

（3）精氨酸：用药后 16 小时即出现尿素合成。为酸性，10g 相当于盐酸 48mmol，有利于纠正肝硬化肝性脑病时常见的碱中毒。20～25g 加入 5%～10% 葡萄糖中静滴，每日 1～2 次。硫酸鱼精蛋白：含精氨酸 80%，注入体内可释放出精氨酸而降氨，并能减少

出血。其用法为 100mg 静滴，每日 3 次。

（4）丝氨酸：与氨结合形成甘氨酸，0.5g/kg 静滴。

（5）门冬氨酸钾镁注射液：降血氨，退黄疸及用于肝性脑病治疗。

2. 纠正氨基酸代谢失衡　Fisher 认为肝性脑病的发生与人体内氨基酸失衡有关。维持大脑功能必需的支链氨基酸（BCAA）减少，芳香族氨基酸（AAA）增多，BCAA/AAA（正常 3～3.5）可降低至 1 或 1 以下。以支链氨基酸为主的氨基酸溶液治疗肝性脑病，可降低血中 AAA 浓度，并增加 BCAA/AAA 比值，纠正氨基酸代谢的不平衡，促进脑功能恢复。每日用量 250～500ml，静脉滴注。国外有报道采用口服法，长期治疗慢性潜在性肝性脑病，获得较满意效果。

3. 左旋多巴　直接使用多巴胺及去甲肾上腺素无治疗作用，因为它们不能通过血脑屏障。左旋多巴可以通过血脑屏障，在脑内经脱羧酶的作用而形成多巴胺以取代假性递质，以治疗慢性肝性脑病。用法：每日 0.2～0.6g，最大量可用至每日 1.2g，加入 5% 葡萄糖 500～1000ml 静脉缓滴，每日 1 次。2～6g 分 2～4 次口服或加入生理盐水中鼻饲或灌肠。配伍禁忌：不能与单胺氧化酶抑制剂如麻黄碱共用，以免发生血压骤升；与维生素 B_6 同用可有降低左旋多巴的作用，因维生素 B_6 有多巴脱羟酶作用，使进入脑中的多巴浓度降低。氯丙嗪有削弱左旋多巴作用，因其可阻断多巴胺与神经受体的连接。

（四）其他治疗　国内外曾试用于临床的治疗方法有换血疗法、交叉循环、血液透析、腹膜透析、体外肝脏灌注、吸附性血液灌流、肝脏移植等，这些疗法有一定的危险性因素，现仍在探索之中，不宜广泛应用。

四、护理要点

（一）一般护理

1. 患者宜安置在单人病室，有专人护理，建立特别护理记录单。对有兴奋、躁动不安或昏迷患者应加强护理，采取必要的防护，如加床档、约束，有假牙的去假牙，去发夹等，以防发生坠床或其他意外等。

2. 饮食上应给低脂肪、无蛋白、高热量饮食，总热量每天在 6688～8360J 为好，高热量饮食有利于肝脏的修复，改善机体状况。其中糖为热量的主要来源，每天给 300g 以上，对防止低血糖和肝糖原的分解，从而保护肝脏有益。脂肪每天限制在 30g 左右，不宜过高，高脂饮食可导致酮症，不利于肝脏的再生。严格控制蛋白质的摄入量，蛋白质的摄入能增加氨的来源，加重肝性脑病，故肝性脑病时从无蛋白饮食为好。饮食采用流质为主，如不能进食时，可用鼻饲法，导管选择较软的，并涂以润滑油，插管时应慎重，防止用力过猛，以免损伤食管，引起曲张的食管静脉破裂出血。胃管注入的饮食加温，不宜过快、过急、过多，以免引起嗳气、上腹饱胀、呕吐等。每隔 2 小时灌注 1 次，每次 200ml 左右，饮食以蜂蜜、果汁、40% 葡萄糖液、干酵母 0.5g 为好。

因精神症状进行和放置胃管均有困难者，须静脉输注 20%～25% 高渗葡萄糖供给营养，必要时锁骨下静脉或颈静脉穿刺插管以较长时间经静脉供应营养、水和药物。在大量静滴葡萄糖液过程中，必须警惕低钾血症、心力衰竭和脑水肿的可能。

3. 保持大便通畅

（1）用生理盐水或弱酸性溶液（食醋 10～20mg，加清水或生理盐水 500～1000ml）高位灌肠，应禁忌用肥皂水灌肠。原因是肝性脑病患者肠蠕动减弱，易发生便秘，用弱酸液灌肠使肠内保持 pH 为 5～6，酸性环境有利于血中 NH_3 逸出肠黏膜进入肠腔，最后形成 NH_4^+ 排出体外。如用碱性溶液灌肠，则肠腔内 pH 呈碱性，肠腔内 $NH_4^+ \rightarrow NH_3$ 弥漫入肠黏膜入血液循环至脑组织，使昏迷加重。灌肠后，可注入 1～2g 新霉素，1:5000 呋喃西林 100ml，减少肠道有毒物质的产生与吸收。

（2）导泻：口服或鼻饲 50% 硫酸镁 30～60ml，清除肠内有毒物质。

4. 注意保暖，防止受凉而继发感染，保持呼吸道通畅，必要时给予氧气吸入。

5. 定期翻身，加强皮肤护理，注意口腔清洁，以预防感染。

6. 严密观察体温、脉搏、呼吸、血压，并做记录，应严格记录液体出入量。

（二）病情观察与护理　根据肝性脑病的临床过程及50%以上的病例有诱因存在，肝性脑病时大脑功能紊乱，大多数是可逆的，如能早期发现肝性脑病，就能阻止进入昏迷。因此，对肝脏疾病患者尤其是肝硬化病例，要密切观察体温、血压和大便颜色等，以便及早发现出血、感染等情况，及时处理，避免发展为肝性脑病。在有肝性脑病诱发因素存在的情况下，应严密观察下列病情改变。

1. 密切观察有无性格、行为的改变，如以往性格开朗者变得沉默寡言；抑郁或性格内向者变得精神欣快，易激动；衣冠不整，随地便溺，步态失调，扑翼样震颤等，提示患者为肝昏迷前驱期，应及时报告医生，找出肝昏迷的病因和诱因，从而采取切实有效的治疗护理措施。肝性脑病病情复杂，变化多端，在整个治疗过程中，护理人员应详细观察和记录患者的神志状态及有关体征，及时掌握病情变化，判断疾病的转归，及时准确地为医生提供临床资料，以赢得抢救时间。

2. 观察患者是否有乏力、恶心呕吐、食欲缺乏、肠胀气等，以及水和电解质酸碱平衡紊乱的情况，应按医嘱定时抽血查血钠、钾、尿素氮和二氧化碳结合力，每日入液量以不超过2500ml为宜。尿少时入液量应相应减少，以免血液稀释，血钠过低，加重昏迷。所以必须正确记录每日液体出入量，以利掌握病情，确定治疗方案。

3. 及时发现出血、休克、脑水肿等，并及时协助医生处理。脑水肿可用脱水剂20%甘露醇或25%山梨醇，快速静脉滴注，也可用50%葡萄糖静脉注射。在使用脱水剂过程中，应注意水、电解质平衡，随时抽血查钾、钠、氯等。

（三）对症护理

1. 肝性脑病患者常有兴奋、躁动、抽搐等表现，主要因神经、肌肉等组织产氨量增加所致。除采取安全措施外应给镇静剂，如异丙嗪、地西泮、水合氯醛等。

2. 高热患者给予物理降温，降温可减轻肝细胞损害，头置冰帽可降低颅内温度，保护脑细胞。

3. 常规吸氧，呼吸道管理。

4. 腹腔穿刺放液。肝性脑病患者多有大量腹水，需放液对症处理。在放液过程中除观察患者的脉搏、血压、皮肤颜色和温度外，应严格控制一次放液量不得超过 3000ml。因放液量过多会导致腹内压骤降，门静脉系统淤血，从而使回流至肝脏的血流减少，肝细胞可因缺氧急剧坏死，加重病情。另外，放液过多还可使蛋白质、电解质等丢失过多，诱发或加重肝性脑病。

5. 如患者神志丧失或完全进入深昏迷，对各种刺激无反应，瞳孔散大或有惊厥，此时已进入昏迷阶段，应按昏迷护理常规进行。

（1）体位：肝昏迷患者应采取侧卧位或侧俯卧位，头部放平偏于一侧，以利于呼吸道分泌物的引流，也可防止分泌物或呕吐物进入肺内而继发感染。

（2）保持呼吸道通畅：及时协助患者翻身、拍背以助排痰。患者呼吸道分泌物增多时迅速吸痰，以保持呼吸道通畅。一般每 15 ~ 30 分钟吸痰一次，吸痰器要严密消毒，选用柔软的导管。插管要轻柔，当吸痰管进入气管深部时，启动吸痰器，并轻轻地转动吸痰管，边退边吸，直到痰液吸尽。但吸引时间不宜过长，以免发生窒息意外，如有舌后坠影响呼吸时，可用舌钳拉出。

（3）口腔护理：肝昏迷患者一般机体抵抗力减弱，口腔内细菌极易繁殖，而引起口腔局部的炎症、溃疡和口臭；口腔内感染性分泌物误入呼吸道也可引起吸入性肺炎，故肝昏迷患者的口腔护理十分重要。应每天用生理盐水或复方硼酸溶液清洁口腔、齿垢、舌苔、唾液等 3 ~ 4 次。有炎症和口臭的患者可用 5% 双氧水清洁。护理时严防棉球遗留在口腔内。张口呼吸的患者口上敷以盐水纱布，保持吸入的空气湿润。

（4）眼的护理：患者的眼睛常不能闭合或闭合不严，易受尘土污染的空气或光线的刺激，使角膜发炎致溃疡，故宜用生理盐水纱布或油纱布盖眼来保护眼睛。如眼有分泌物，则宜用生理盐水冲洗干净。护理人员观察患者瞳孔变化时，手动作要轻巧，防止擦伤角膜。

（5）皮肤的护理：肝昏迷患者大多数大小便失禁，出汗多。护理人员应注意随时更换污染的被服，及时更换衣服。用50%酒精、滑石粉按摩皮肤受压部位，用气垫，勤翻身，一般1~2小时翻身一次，衣服要柔轻，以防皮肤擦破和发生褥疮。

（6）大小便的护理：肝昏迷时常有尿潴留，应设法排空膀胱。可采用导尿术，但严格注意无菌操作，防止尿路感染。少尿、无尿时应严格记录尿量，每天尿量不应少于1000ml。便秘时可导泻或灌肠，并准备记录排便次数。

（7）肢体护理：应每日进行肢体按摩和帮助被动活动，以防肢体萎缩和关节强直。同时足部采用保护架，以防足下垂。

（8）安全护理：患者意识不清，易发生坠床、烫伤、碰伤等情况，应及时采取保护性措施，如加用床栏、适当防护等。用热水袋保暖时，水温应50℃左右，以防烫伤。

五、健康教育

1. 指导患者及家属掌握引起肝性脑病的基本知识，防止和减少肝性脑病的发生。

2. 应使患者及家属认识到病情的严重性。嘱患者要加强自我保健意识，树立战胜疾病的信心。

3. 肝性脑病主要由各类肝硬化所致，并且有明显的诱发因素，要求患者自觉避免诱因。即限制蛋白质摄入，改变不良生活习惯及方式，不滥用对肝有损害的药物，保持大便通畅，避免各种感染，戒烟酒等。

4. 家属要给予患者精神支持和生活照顾，指导家属学会观察患者病情的变化，特别是思维过程的变化，性格行为、睡眠等有关精神神经的改变，一旦出现应及时治疗，防止病情恶化。

（徐鑫）

第三节　急性肝功能衰竭

急性肝功能衰竭（acute hepatic failure，AHF）是指原来无慢性肝病的患者起病后短期内进入肝昏迷，由肝细胞大量坏死和肝功能严重损害而引起的综合征。临床起病后 2 周内发生的肝衰竭称为暴发性肝衰竭，2 周至 3 个月内发生者称为亚暴发性肝衰竭。急性肝衰竭的特点是黄疸迅速加深、进行性神志改变直到昏迷，并有出血倾向、肾功能衰竭、血清酶值升高、凝血酶原时间显著延长等。本病原因复杂，预后恶劣，是临床医师经常遇到的棘手问题之一。

一、病因和发病机制

（一）病因　急性肝衰竭病因较多，常见者为病毒感染及药物引发，病毒性肝炎和药物性肝损害占已有原因的 80% ~ 85%，其他病因如毒素、代谢性疾病、血管因素等少见。部分病因不明。

1. 病毒感染　肝炎病毒感染是急性肝衰竭最常见病因，在某些地区，高达 90%，尤其是乙型肝炎病毒（HBV），其次为 HAV 和 HCV 感染，HAV 致急性肝衰竭预后相对较好，HBV 感染合并 HDV 感染率低于 10%，但是 HBsAg 阳性的暴发性肝衰竭患者中，1/3 合并 HDV 感染，HDV 可能起到促进 HBV 发生急性肝衰竭的作用。在某些地区，戊型肝炎病毒是急性肝衰竭最常见病因，妊娠妇女戊型肝炎病毒引起急性肝衰竭病死率高达 20%，其他非嗜肝病毒如 EB 病毒、CMV、单纯疱疹病毒、埃可病毒、B_{19} 细小病毒等，在某些情况下也会引起急性肝衰竭。

2. 药物　药物是引起 AHF 的常见原因。肝脏在药物代谢中起极其重要的作用，大多数药物在肝内经过生物转化而清除。肝脏的损害可以改变药物的代谢、生物效应及毒副作用，而药物本身及其代谢产物对肝脏也可造成损害。

对肝有损害的药物较多，只要在出现损害时及时处理（减量或停药）一般不引起 AHF。引起 AHF 最常见的药物是扑热息痛（paracetamol）、苯妥英（phenytoin），吸入麻醉剂如氟烷（halothane）、二氯丙烷（dichlorpropane），非类固醇抗炎药等。摄入毒蕈造成 AHF 及多个器官功能衰竭也不罕见。

3. 妊娠　AHF 与妊娠有关的是两种情况：一是病毒性肝炎引起，前已述及；二是妊娠脂肪肝，不常见。

4. 严重创伤、休克和细菌感染　严重外伤、休克和感染合并微循环障碍、低血流灌注状态时，随着时间延长常导致 MSOF。动物实验证明，脓毒血症导致肝、肾的 ATP 水平减低，能量代谢障碍。这种变化以肝脏出现最早、程度最严重，ATP 水平在肝内半小时即降至正常的 17.2%，肾此时仍保持有 43.4%，而肺无明显变化。严重的 MSOF 时肝脏是关键的中心器官，虽然直接死因常为呼吸衰竭。早期支持肝脏功能的治疗有利于降低 MSOF 的病死率。

5. 其他　引起 AHF 的病因还有：肝外伤、较大面积的肝切除、缺血性肝损害及淋巴肉瘤，罕见的有急性 Wilson 病及 Budd – Chiari 综合征等。

（二）发病机制　急性肝功能衰竭的发病机制错综复杂。不同病因引起急性肝衰竭的发病机制可不一样。肝炎病毒所致者，系因病毒对肝细胞具有直接杀伤的作用。由某些药物所诱发的，则可能涉及其在体内的代谢产物，后者可能通过与肝细胞内的巨分子成分结合而使肝细胞受损。毒蕈如瓢蕈、白毒伞、粟茸蕈等含 α、β 和 γ 瓢蕈毒，主要损害肝、脑、心、肾等脏器，以肝损害最明显。肝血管突然闭塞显然是因肝的缺血、缺氧而发生急性肝功能衰竭。至于其他病因引起肝细胞损害和功能不良的原理则迄今不明。

二、病情判断

（一）病史　详细询问病史，了解患者有无病毒性肝炎、胆汁性肝硬化、酒精中毒、药物中毒、工业毒物中毒等病史。

（二）主要症状　急性肝功能衰竭的临床表现以起病急、黄疸迅速加深，在起病 2 周内出现不同程度的肝性脑病为特征。

1. 黄疸　是 AHF 的主要表现之一，出现早，常在无明显自觉症状时即被发现，而且很快加深。随着肝细胞的进行性大块坏死，患者迅速发生肝昏迷。

2. 发热　可低热或持续高热。

3. 消化道症状　腹痛、恶心、呕吐、顽固性呃逆。

4. 全身情况　食欲极差、倦怠、乏力、皮肤黏膜出血、鼻出血。

5. 精神神经症状　性格改变、定向力障碍、睡眠节律倒置，可出现谵妄、狂躁不安、嗜睡甚至昏迷。

6. 肝臭　体内硫醇类从肺排出所致。

（三）主要体征　扑翼样震颤是肝性脑病患者的特征性表现，肝进行性缩小、腱反射亢进、踝阵挛。昏迷后各种反射减弱或消失，肌张力从增高变为降低，瞳孔散大或明显缩小，伴有心脏受损则出现顽固性低血压及休克等体征。代谢紊乱可出现低血糖、低血钠、低血钾及各种类型的酸碱平衡紊乱。

（四）实验室及其他检查

1. 凝血酶原时间测定　如较正常延长 1/3 以上可助诊。

2. 胆红素测定　如迅速进行性升高，提示预后险恶。

3. 谷丙转氨酶　常明显升高。当胆红素明显升高而转氨酶迅速下降，呈"分离"现象时，提示预后不良。

4. 人血白蛋白　最初在正常范围内，如白蛋白逐渐下降，则预后不良。

5. 甲胎蛋白　在肝细胞坏死时常为阴性，肝细胞再生时转为阳性。

6. 乙型肝炎核心抗体 – IgM（抗 HBc – IgM）　由 HBV 引起的急性肝功能衰竭者检测抗 HBc – IgM 阳性。

（五）并发症

1. 脑水肿　有报道半数死亡患者的病理解剖中有脑水肿、脑组织肿胀、脑回纹变平、硬脑膜绷紧、脑室扩大、脑重量增加，20%～30%伴脑疝。瞳孔扩大、固定和呼吸变慢、视神经盘水肿都是脑水肿的表现，肝昏迷有锥体束征及踝阵挛时已有不等程度的脑水肿。其发生机制为：①血－脑屏障崩解，源起于脑微血管内皮细胞的紧密连接破裂；②脑细胞内线粒体的氧化磷酸化能力减低，导致钠泵功能衰退；③毒素和低氧引起细胞毒性使细胞的渗透压调节功能丢失；④细胞外间隙有扩大；⑤脑血管内凝血时有微血栓。当颅压增高时，脑血流量及氧耗量减少。

2. 凝血障碍和出血

（1）血小板的质与量的异常：血小板计数常小于 $80 \times 10^9/L$。死亡者的血小板数比存活者更低，分别平均为 $57 \times 10^9/L$ 与 $98 \times 10^9/L$。在暴发性肝衰竭血小板常较正常为小，凝聚时所含 ADP 浓度也低，电镜可见空泡、伪足、浆膜模糊、微管增加。无肝性脑病者血小板功能正常。血小板减少的原因有：①骨髓抑制；②脾功能亢进；③被血管内凝血所消耗。

（2）凝血因子合成障碍：纤维蛋白原，凝血酶原，其他凝血因子Ⅴ、Ⅶ、Ⅸ、Ⅹ均在肝内合成。暴发性肝衰竭时，血浆内所有这些凝血因子均见降低，其中，因子Ⅶ的半衰期仅2小时，比其他因子均短，其减少发生早而显著。只有因子Ⅷ在肝外合成，在急性重型肝炎反见增高，在毒蕈引起的暴发性肝衰竭为正常。凝血酶原和部分凝血活酶时间延长，凝血酶时间延长反映纤维蛋白单体聚合。

（3）弥散性血管内凝血伴局部纤溶：血浆内的血浆素原和其他激活物质均低而纤维蛋白/纤维蛋白原降解产物增加，坏死融合区纤维蛋白沉积比肝窦内更多。以上提示暴发性肝衰竭有弥散性血管内凝血伴局部继发性纤溶，它的发生机制有：①是肝细胞坏死的直接结果；②内毒素激活凝血因子Ⅻ；③为伴发的感染所激发。输入凝血酶原复合物会加重已发生的弥散性血管内凝血。

常见的出血部位有皮肤、齿龈、鼻黏膜、球结膜、胃黏膜及腹膜后。

3. 感染　呼吸道感染占感染的首位。常由于昏迷、咳嗽反射消失、换气不足而发生肺炎。留置导尿管易致尿路感染。感染的原因常是由于：①多核白细胞的单磷酸己糖通路受抑制；②免疫功能障碍；③血清补体水平低；④补体缺乏引起调理素纤维结合蛋白缺陷。而 Kupffer 细胞功能并无明显障碍。

4. 肝肾综合征　是病死率最高的并发症。死亡直接原因，大部分是肾外综合因素，如肝性脑病、严重感染、出血、脑水肿、脑疝及电解质严重紊乱；小部分是由于氮质血症、肾功能衰竭。强烈利尿和滥用药物常是此病的促发因素。作为 HF 的并发症，肝肾综合征很少单独存在。

5. 酸碱失衡（ABD）　在肝细胞缺氧情况下，酸性产物形成增多并积蓄，致肝细胞内 pH 值降低。但 HF 患者的细胞内酸中毒常与细胞外碱中毒并存，这是由于低氧血症、血氨升高等导致呼吸中枢兴奋，呈过度换气，常有原发性、呼吸性碱中毒，以及由于脱水剂、利尿剂和碱性药物的不适当使用，加上呕吐、摄入减少等合并代谢性碱中毒。如果有某些其他因素如缺氧使血中丙酮酸、乳酸和磷酸根（实际上为血中未测定阴离子）升高，又可并发代谢性酸中毒而发生三重酸碱失衡（triple acid base disorder, TABD）。但碱血症是 HF 时 ABD 的主要改变。

6. 低血糖　40% 患者有严重低血糖，即 <2.2mmol/L，尤其常见于儿童。低血糖常是肝细胞坏死，细胞内糖原丢失、糖释放及糖异生发生障碍，调节糖代谢的激素如胰岛素、胰高糖素及生长激素在低血糖发生机制中均有作用，特别是胰岛素灭活有障碍使血浆内浓度增高。低血糖可加重肝昏迷及脑损伤以至于成为不可逆。

7. 通气障碍、低氧血症及肺水肿　低氧血症的存在不一定伴有明显的肺部并发症，它可以危害脑功能及产生混合性脑损害。低血压加重低氧血症，长时间缺氧抑制呼吸中枢，影响通气功能。肺水肿、脑水肿会进一步加剧低氧血症对脑干的抑制。

（五）临床诊断标准

1. 暴发性肝衰竭（急性重型肝炎）急性黄疸型肝炎，起病后

10 天以内迅速出现精神神经症状而排除其他原因者，患者肝浊音界进行性缩小，黄疸迅速加深，肝功能异常（特别是凝血酶原时间延长，凝血酶原活动度低于 40%），应重视昏迷的前驱症状，以便早期诊断。

2. 亚急性肝衰竭（亚急性重型肝炎）急性黄疸型肝炎起病后 10 天以上、8 周以内，具备以下指征者：

（1）黄疸迅速上升，数日内血清胆红素上升（>170mmol/L）。肝功能严重损害，凝血酶原时间延长。

（2）高度乏力，明显食欲减退或恶心、呕吐，可有明显的出血现象。

三、急救

处理原则：消除病因；保持足够热量供应，限制蛋白质摄入量，维持水、电解质和酸碱平衡；禁用镇静剂和慎用利尿剂；禁用碱性液清洁灌肠；给予支链氨基酸、左旋多巴、降氨药物静脉滴入；脑水肿时应用激素和渗透性利尿剂；DIC 时应用肝素；消化道大出血时应用西咪替丁。

（一）内科监护　AHF 应置于重症肝病监护病房，每天检查肝脏的大小、神志变化及其他生命体征。饮食以高碳水化合物、低动物蛋白、低脂肪为宜，进液量应控制在 2000ml 左右，还应补充足量的维生素 B、维生素 C、维生素 K 等。保持室内空气流动，定期消毒。

（二）支持治疗

1. 供给足够热卡　每日总热量成人应在 5~6.7kJ（1200~1600kcal）左右，临床上多给 10%~20% 葡萄糖，同时配给氨基酸。

2. 血制品应用　鲜血浆及白蛋白均有扩容、改善微循环，提高胶体渗透压，防止脑水肿及腹水形成，亦有一定促肝细胞再生作用。血浆还有补充凝血因子、调理素和补体功能，每周 2~3 次应用，效果较好。

3. 支链氨基酸应用　有利于改善神志及促肝细胞再生作用。

（三）抗病毒治疗　目前主要选用干扰素和阿糖腺苷或两种药物联合应用。推荐剂量和用法：干扰素每日 3×10^6 U，肌注，7～10 天为一疗程。阿糖腺苷每日 10mg/kg，肌注，共用 7 天，以后减量至每日 5mg/kg，18～21 天为一疗程。

（四）胰高血糖素－胰岛素（G－T）疗法　有促进肝细胞再生，阻止肝细胞进一步坏死和促进修复的作用。用法：胰高血糖素 1～2mg，胰岛素 10～20U 加入 10% 葡萄糖液 500ml 内静脉滴注，每日 1 次，疗程一般 10～14 天。

（五）调节免疫功能　胸腺素每日 20mg 加入 10% 葡萄糖内静脉滴注，疗程 10～60 天。对黄疸急剧加深，肝性脑病Ⅰ～Ⅱ度，肝尚未明显缩小有脑水肿征象者早期使用泼尼松 10～15mg，每日 1 次或地塞米松每日 5～10mg 静脉滴注，连用 3～5 天，见效时停用，病情恶化也不要再用。采用早、小、短的方法可以避免激素诱发的出血、感染，而保留其治疗作用。

（六）前列腺素%（PG%）　用法：PGE_1 每日 50～150μg，加入 10% 葡萄糖 250～500ml，2～3 小时缓慢静脉滴注，10～30 天为一疗程。滴注中多有发热、腹痛、腹泻、呕吐等副反应，皆为一过性。发热、有炎症性病灶、妊娠、青光眼时禁用。

（七）腹水及腹水感染的治疗　应限制食盐及补液，给高蛋白饮食（有肝性脑病时例外）。早期试穿探明腹水的性质，补充新鲜血浆、白蛋白，适当使用螺内酯，3～5 天反应不佳时，可加大剂量或间歇使用双氢克尿噻，使腹水慢慢地消退。原则上不用呋塞米，在自身腹水不能回输时不可大量放腹水。腹水感染常见，但临床表现多不典型。治疗原则是选用广谱而对肝肾无毒性的抗生素，如氨苄西林每日 4～8g，分 2 次静滴。

（八）肝性脑病的治疗　如给予左旋多巴、输入富含支链氨基酸溶液、降血氨等（详见肝性昏迷章节）。

（九）肾功能衰竭的治疗　防重于治（详见急性肾功能衰竭章节）。

（十）出血的治疗　针对性的补充凝血因子；酌情输新鲜血、

血浆或白蛋白，亦可应用凝血酶原复合物或凝血酶等；口服西咪替丁咪胍对抗 H_2 受体，防止胃出血等。

（十一）改善微循环，促进肝细胞再生

1. 莨菪碱　654－2 40~80mg 加于葡萄糖液或低分子右旋糖酐 250~500mg 静脉滴入，每日 1~2 次。烦躁不安者静脉滴注东莨菪碱 0.6~1.2mg，每日 1~2 次。病情缓解后用 654－2 或莨菪浸膏片口服。该药有改善微循环、对抗乙酰胆碱、调节免疫功能等作用。

2. 小剂量肝素　每次 1mg/kg，每日 2 次静滴，至黄疸明显消退，病情稳定后停用。疗程一般 1~2 周，应用过程中，要定期检测凝血酶原时间、血小板、纤维蛋白原。但也有人提出肝素用于治疗急性肝衰时不能减轻凝血因子的消耗，故不提倡作常规治疗。

3. 双嘧达莫　剂量每日 5~8mg/kg，给予最大量不超过每日 300mg，分次鼻饲。本药除具有抑制血小板聚集作用，尚有抑制免疫复合物形成的作用。在 DIC 后期，血小板明显降低时宜暂停用。

4. 血制品　在活跃微循环及抗凝治疗的同时，应积极提供肝细胞再生的基质，可输入白蛋白，每次用量为 10~25g，可与血浆交替输入，合并感染者，血浆用量可稍大。

5. 低分子右旋糖酐　用于治疗的前数日，可每日输入 1 次，每次 5~10ml/kg。

（十二）肝源性脑水肿的治疗　脑水肿是病程早期主要的死亡原因，所以必须采取适当措施，如控制液体输入在每日 1500ml 左右；保持呼吸道通畅使其有效的氧疗（吸氧浓度 29%~33% 为宜）；抬高头部保持 10°~30°上倾位（该体位可使颅内压降低 0.8 kPa），改善静脉回流；高热者及时给予头戴冰帽，物理降温，减少脑耗氧量；给予甘露醇脱水防止肺水肿及心力衰竭等，按 1~2g/kg，每日 4~6 小时 1 次为宜。

（十三）肝源性肺水肿的治疗　治疗方法除 P%%P 供氧外，应及时给以 10% 葡萄糖 250ml 加雷及亭 10mg（或酚苄明 20mg）静滴。可有效改善肺内 A－V 短路，使肺水肿得以有效治疗和预防。

（十四）电解质紊乱　病程早期常有呼吸性、代谢性碱中毒，宜补充氯化钾、精氨酸。长期服用螺内酯，尤其与氨苯蝶啶联用易发生高血钾，应注意防治。低血钾亦常见，多系稀释性，治疗原则为限制水分摄入而不是补充氯化钾。

（十五）肝移植-胎肝细胞输入　近年国外报道肝移植治疗Wilson 氏病暴发性肝衰竭成功，北京、沈阳、日本等报告用人胎儿肝细胞静脉输入治疗急性重症肝炎，有一定疗效。

（十六）生物性人工肝　近年来用经过改进的人工肝，尤其是活性炭吸附与聚丙烯腈薄膜血液透析，半透膜把血液与透析液隔开，血液中的中小分子毒性物质借助于浓度差可以弥散至透析液中，从而达到清除血液内毒性物质的作用，对治疗急性肝衰取得一定疗效。

（十七）交换输血　目的在于净化患者循环血中有毒物质和补充一些被损害肝脏不能合成的物质。交换输血常用量 1~2L（有人用到5L)，每日或隔天 1 次，重复 2~5 次。有可能发生转氨酶、胆红素一过性升高，但能逐渐恢复正常。此法在我国未见大宗病例报道。

（十八）血浆置换　应用表明血浆置换能明显改善肝昏迷患者的神志，但并不提高存活率。为了解决大量血浆的需求和防止其他病毒的重叠感染，有人把分离出的血浆经吸附剂灌洗后再输回患者体内。这种血浆灌流的办法避免了吸附剂与血液有形成分之间的接触，提高了血液相容性和吸附能力，并扩大了吸附范围。临床应用结果证明，它虽能改善肝功能衰竭患者的症状和体征，但并无显著的疗效。对病毒性 AHF 的应用前途是有限的。

（十九）肝脏移植　已经证实肝移植是治疗急性肝功能衰竭最有效的方法，肝移植已使急性肝衰竭患者存活率大大提高，存活率达70%。

（二十）抗内毒素治疗　从控制肠道细菌，减少内毒素产生，促进内毒素排出等几个方面治疗。

1. 控制肠道细菌　新霉素 0.5～1g 口服每日 4 次。硫酸巴龙霉素和新霉素类似。甲硝唑：为合成类硝基咪唑类衍生物，针对肠道厌氧菌感染。200～500mg 口服每 8 小时 1 次。肠道不吸收的磺胺类药物：抗菌谱广，能抑制多种革兰氏阳性及阴性细菌生长和繁殖。包括磺胺脒 2g 口服每日 4 次，琥珀磺胺噻唑（琥珀酰磺胺噻唑）1～3g 口服每日 4 次。

2. 减少内毒素产生　果糖：为人工合成不吸收的含酮双糖，可降低肠道的 pH 值，促进肠道毒物排泄，改变肠道菌群，具有抗内毒素作用。15～30ml 口服每日 1～3 次。十六角蒙脱石（diocta-hedral smectite）：为硅酸铝土类物质，主要成分是双八面体蒙脱石，具层纹状结构及非均匀性电荷分布，对消化道内病毒、细菌、毒素有较强的吸附能力，降低体内的内毒素。每次 1～2 袋，冲服每日 1～3 次。

3. 促进内毒素排泄　硫酸镁口服很少吸收，在肠道内形成高渗状态，刺激肠道蠕动，排出有毒物质。10～20g 与 100～400ml 水同时服用，不能长期应用，容易引起电解质紊乱。其他如甘露醇合剂、大黄、番泻叶、麻油等都有一定的临床应用价值。

（二十一）高压氧　对急性肝功能衰竭有较好疗效。

四、护理要点

（一）一般护理

1. 绝对卧床休息，特别护理。

2. 注意安全，防止意外，谵妄、烦躁不安者应加床栏，适当约束，剪短指甲，以防外伤。

3. 禁食高蛋白饮食，鼻饲流质，保证每日 420～840kJ 的热量供应。

4. 保持大便通畅，服用乳果糖（10mg/次）或乳酸菌冲剂（25mg/次，用低于 60℃ 的温水冲服），每晚保留灌肠，可用乳果糖或 1% 米醋灌肠，以减少肠道氨的吸收。

5. 保持呼吸道通畅，平卧，头偏向一侧，定时翻身、叩背、吸痰。

6. 有腹水者取半卧位休息。

（二）病情观察与护理

1. 急性肝功能衰竭者均应进入监护室，监测项目如体温、脉搏、呼吸、血压、神志、瞳孔、出入水量、血常规、血小板、凝血酶原时间、电解质、血气、尿素氮、胆红素、GPT、血糖、心电图、血培养、肝脏大小、眼底等。如发现患者精神欣快、行为异常、嗜睡、失眠、烦躁、幻觉、智力障碍、扑翼样震颤等或意识完全丧失，角膜、吞咽、咳嗽、压眶等各种反射消失，瞳孔进行性散大，血压下降以及脉搏、呼吸异常，高热和严重出血倾向时应及时通知医生，并协助抢救处理。

2. 注意观察药物的疗效及不良反应

（1）降氨药物护理：临床常用降血氨药物为谷氨酸钠和谷氨酸钾，每次剂量 4 支加入葡萄糖液中静脉滴注，每日 1~2 次，也可选用精氨酸 15~20g/d。但是对于少尿、无尿、肝 - 肾综合征或由组织细胞大量坏死而致高血钾者，忌用谷氨酸钾；对水肿严重、腹水及稀释性低钠血症者，应尽量少用谷氨酸钠，运用精氨酸时，不宜与碱性药物配用。

（2）胰高糖素胰岛素（G - I）的护理：胰高糖素有促进蛋白分解作用，胰岛素则有促进氨基酸通过细胞膜的作用。这两种激素联合应用对肝细胞具有保护作用，又促进肝细胞再生。用量为胰高糖素 1mg 加正规胰岛素 10U，溶于 10% 葡萄糖 250~500ml 内静滴，每日 1~2 次，用药时随时监测血糖水平，以调整胰高糖素的用量。

（3）抗生素的护理：全身性使用有效抗生素以控制肠道和腹水感染，要求执行医嘱时严格掌握用药时间，保证血内浓度。腹水感染可在腹腔内注入卡那霉素 1.0g/次，口服头孢氨苄（先锋霉素Ⅳ）1.0~1.5g/d。行腹腔内注射时须严格无菌操作，防腹膜炎发生。

（4）其他：应用镇静药应观察有无过敏反应和呼吸改变；因门脉高压食管、胃底静脉破裂出血者，在出血停止后，除按常规通过胃管抽出积血及注入硫酸镁外，可用生理盐水洗肠，洗肠后用白醋 50ml 加 1～2 倍生理盐水稀释保留灌肠，每日 2 次，以保持肠道的酸性环境，阻止氨的吸收；备好抢救药品，如双气囊三腔管、氧气、气管切开包、止血药、降血氨药、升压药、强心药等。

（三）健康教育

1. 加强心理指导，向患者讲解有关疾病的过程、治疗及预后，鼓励患者树立治疗信心，保持乐观精神，积极配合治疗。

2. 向患者及家属讲解本病的病因及诱发因素，积极防治病毒性肝炎，避免药物性肝损害、毒蕈中毒、工业毒物、急性酒精中毒等。早期诊断，早期治疗。

3. 指导患者出院后定期门诊复诊。

（周英娜）

第十四章　肾功能的监护与相关疾病

第一节　肾功能的监护

肾脏是调节体液的重要器官，它担负着保留体内所需物质，排泄代谢废物，维持水电解质平衡及细胞内外渗透压平衡，以保证机体的内环境相对恒定的作用。然而肾脏也是最易受损的内脏器官之一。因此，在危急重症的诊治过程中，加强肾功能的监护有重要的意义。需要加强肾功能监护的患者主要有三类：最常见的是休克、低血容量、低氧血症或心功能不全所至绝对或相对有效循环血量不足的患者。因为血液重新分配，优先供应心脏等重要脏器，结果导致肾脏缺血性损伤；其次是各种有毒物质导致肾脏直接损伤的患者，尤其是在合并大块肌肉组织坏死的挤压综合征或缺血肢体重建血流后；多种人工合成药物造成肾中毒的患者。

一、一般监护

有无少尿和夜尿增多、尿频、尿急、尿痛和血尿、肾区有无压痛、叩击痛，以及尿潴留等。

二、肾功能监测

（一）肾小球功能监测　肾小球的主要功能是滤过功能，反映其滤过功能的主要客观指标是肾小球滤过率（glomerular filtration rate, GRF）。

1. 肾小球滤过率测定

（1）菊粉清除率测定：菊粉是由果糖构成的一种多糖体，静脉注射后，不被肌体分解、结合、利用和破坏，因其分子量较小，可自由地通过肾小球，既不被肾小管排泌，也不被重吸收，故能准确地反应肾小球滤过率。

方法：①试验时，患者保持空腹和静卧状态；②晨 7 时饮 500ml 温开水，放入留置导尿管，使尿液不断流出；③ 7 时 30 分取 10ml 尿量和 4ml 静脉血作为空白试验用，接着静脉输入溶于 150ml 生理盐水的菊粉 5g，溶液需加温至 37℃，在 15 分钟内滴完，然后再以菊粉 5g 溶于 400ml 温生理盐水进行维持输液，以每分钟 4ml 的速度滴注；④8 时 30 分钟将导尿管夹住，8 时 50 分取静脉血 4ml，随后放空膀胱，测定尿量，用 20ml 温水冲洗膀胱，并注入 20ml 空气，使膀胱内的液体排尽，将冲洗液加入尿液标本内，充分混匀后取出 10ml 尿液进行菊粉含量测定；⑤9 时 10 分第一次重复取血和尿标本，9 时30 分第二次重复取血和尿标本，其操作同④；⑥将 4 血与尿标本测定其菊粉的含量，按下列公式进行计算：

$$菊粉清除率 = \frac{尿内菊粉的含量 \times 稀释倍数}{血浆菊粉的含量} \times 尿量$$

$$稀释倍数 = \frac{实际尿量 + 冲洗液量}{实际尿量}$$

正常值：2.0～2.3ml/s。

临床意义：急性肾小球肾炎、慢性肾功能不全、心功能不全时清除率显著降低，慢性肾小球肾炎、肾动脉硬化、高血压晚期等均有不同程度的降低，肾盂肾炎可稍有降低。由于操作复杂，又需留置尿管，故目前临床尚不能使用，多用于临床实验研究。

（2）内生肌酐清除率：内生肌酐是指禁肉食 3 天，血中肌酐均来自肌肉的分解代谢，由于人体的肌容积是相对稳定，故血肌酐含量相当稳定。肌酐由肾小球滤过，不被肾小管重吸收，极少量由肾小管排泌，故可用作肾小球过率测定。

正常值：80～120ml/min。

当血肌酐浓度较高时，会有少量肌酐由肾小管排泄，使尿中肌酐量增多，故在氮质血症时，肌酐清除率可较肾小球滤过率大 10%。

（3）钠的清除率：是指每一单位时间内，肾脏清除了多少毫升血浆内的 Na^+ 的能力。计算公式如下：

$$钠的清除率（F\%.a）= \frac{尿/血钠浓度}{尿/血肌酐浓度} \times 100$$

临床上测定某物质的清除率的意义：①测量肾血流量；②测定肾小球滤过率；③了解肾脏对某物质的处理情况。如某物质清除率大于肾小球滤过率时，表示该物质尚能被肾小管分泌，如小于肾小球滤过率时表示能被肾小管重吸收。

2. 血清尿素氮测定　血中非蛋白质的含氮化合物统称非蛋白氮（non - protein nitrogen，NPN）。其中尿素氮（blood urea nitrogen，BUN）约占一半。作为肾功能的临床监测指标，BU. 比 . P. 准确，但仍受多种因素影响。

正常值：成人为 3.2 ~ 7.1mmol/L（9 ~ 20mg/dl）。

BU. 上升后反馈抑制肝脏合成尿素，故肾功能轻度受损或肾衰早期，BU. 可无变化；当其高于正常时，说明有效肾单位的 60% ~ 70% 已受损害，因此 BU. 不能作为肾脏疾病早期功能测定的指标。

BU. 增高的程度与病情严重性成正比，故 BU. 对尿毒症的诊断、病情的判断和预后的估价有重要意义。BU. 作为反映 GFR 的指标有其局限性。原尿中的 BU. 约40% ~ 80% 在肾小管中被回吸收，回吸收的量与原尿量成反比。因此，血容量不足，利尿剂滥用，摄入高蛋白，严重分解代谢（甲亢、手术、烧伤、感染、癌瘤等）均可至 BU. 升高。

3. 血清肌酐测定　机体每20g肌肉每天代谢产生 1mg 肌酐，日产生量与机体肌肉量成正比，比较稳定，血中肌酐主要由肾小球滤过排出体外，而肾小管基本上不吸收且分泌也较少。

正常值：53 ~ 106μmol/L。

无肌肉损伤等条件下，若肾小球滤过停止，血肌酐约升高每天 88 ~ 178μmol/L。

尿肌酐/血肌酐（Ucr/Pcr）>40，多为肾前性氮质血症；<20

为肾后性氮质血症。

（二）肾小管功能测定

1. 尿比重　尿比重是反映尿内溶质和水的比例。24 小时内最大范围在 1.003 ~ 1.035，一般在 1.015 ~ 1.025，晨尿常在 1.020 左右。

尿比重低，表示肾小管重吸收功能损害，不能浓缩尿液所致，正常肾小管可重吸收原尿中的水分 99% 以上，而急性肾小管坏死时，则只能重吸收 80% ~ 50%。

尿比重高，表示入量不足，尿浓缩所致。

2. 血、尿渗透压　血、尿渗透压是反映血尿中溶质的分子和离子浓度，正常人血渗透压在 280 ~ 310mOsm/L，每天尿渗透压在 600 ~ 1000mOsm/L 水之间，晨尿常在 800mOsm/L 水以上。

3. 尿、血渗透压比值　24 小时尿渗透压/血渗透压比值约 2:1。浓缩功能障碍时则比值降低，如尿渗透压高于血浆时称高渗尿，表示尿浓缩；如低于血浆时称低渗尿，表示尿稀释；如与血浆渗透压相等，表示等渗尿。如清晨第一次尿渗透压小于 800mOsm/L 水，表示浓缩功能不全。

4. 自由水清除率　血尿渗量比值常因少尿的存在而影响结果，目前自由水清除率是最理想的肾浓缩功能测定。

$$自由水清除率（CH_2O）= U\ vol\left(1 - \frac{尿\ Osm}{血\ Osm}\right)。$$

正常值为 -25 ~ 100ml/h。

自由水清除率能判断其肾的浓缩功能，特别是对急性肾功能衰竭的早期诊断和病情变化具有重要意义，如急性肾功能衰竭早期 CH_2O 趋于零值，此指标可出现 1 ~ 3 天后才有临床症状，常可作为判断急性肾功能衰竭的早期指标。CH_2O 呈现负值大小可反映肾功能恢复的程度。

三、透析监护

（一）血液透析　对于血透患者，应注意监测体重，根据病情调节其干体重及超滤量；每 30 ~ 60 分钟监测血压，脉搏一次，注意防止透析超滤过多导致低血压发生；定期监测肾功能、血生化，了解酸中毒、水、电解质紊乱情况及毒素清除效果；严密观察有无透析并发症的发生，常见并发症有：低血压、肌肉痉挛、恶心、呕吐、头痛、胸痛、瘙痒、发热等。其他可能发生的并发症有：失衡综合征、首用综合征、心包填塞、颅内出血、抽搐、溶血、空气栓塞。

（二）腹膜透析　对于腹膜透析患者，应严格无菌技术操作；密切监护患者的生命体征、透析效果，密切观察透析液的颜色、性质、量的变化，根据 P%T 及病情来调整透析处方；加强营养指导，适当增加高蛋白摄入，准确记录 24 小时出入量；注意观察和防止腹透并发症的发生，如腹膜炎、透析管阻塞或折叠致引流不畅，营养缺乏等。

（杨惠芹）

第二节　急性肾功能衰竭

急性肾功能衰竭（acute renal failure，简称急性肾衰）是由各种原因引起肾功能在数小时至数周进行性减退，使肾小球滤过功能下降在正常值的 50% 以下，血尿素氮及血肌酐迅速升高并引起急性少尿或无尿，水电解质和酸碱平衡紊乱，并由之发生一系列的循环、呼吸、神经、消化、内分泌、代谢等系统功能变化的临床综合征。一部分病例表现为尿量不少，称为非少尿型急性肾衰。本病预后与原发病、患者年龄、诊治早晚和有否严重并发症等有关。

一、病因和发病机制

（一）病因　导致急性肾衰的原发疾病涉及临床多种学科；肾毒物质亦有药物及毒物之分。为便于诊断、治疗，常将急性肾衰的病因分为 3 类：肾前性、肾实质性、肾后性（梗阻性）。

1. 肾前性　多种疾病引起的血容量不足或心脏排出量减少，导致肾血流量减少、灌注不足、肾小球滤过率下降，出现少尿。

这方面的原发病有：胃肠道疾病（吐、泻）、大面积创伤（渗出液）、严重感染性休克（如败血病）、重症心脏病（如心肌梗死、心律失常、心力衰竭）等。

此型肾衰有可逆性，如能及时识别，经积极处理，肾缺血得到及时改善，肾脏功能恢复，则少尿症状随之消失。反之，可因病情恶化，演变成肾实质性肾衰。

2. 肾性　由肾脏本身的病变引起。常见病因分肾实质病变和肾外病理因素两种。肾实质病变多为肾小球肾炎、肾盂肾炎等；肾外病理因素包括药物类（如庆大霉素、卡那霉素、新霉毒、两性霉素、磺胺类、氯仿、甲醇、四氯化碳等）、重金属类（如汞、砷、铅、银、锑、铋等）、生物毒素（如蛇毒、蕈毒、斑蝥等）、内生毒素（如挤压伤、烧伤、误输异型血等）。大量肌红蛋白、血红蛋白、肌酸及其他酸性代谢产物释出并进入血循环，造成肾小管堵塞，引起上皮细胞坏死。

3. 肾后性　由肾以下的尿路梗阻性病变所致，如双侧输尿管同时被结石堵塞，手术误扎两侧输尿管，盆腔晚期肿瘤压迫输尿管等。肾后性急性肾功能衰竭如能及时发现并解除梗阻，肾功能即可恢复，不发生器质性损害。

上述各种病因中，以急性肾小管坏死为引起急性肾衰最常见的类型。本节将重点讨论。各种病因引起急性肾小管缺血性或肾毒性损伤，导致肾功能急骤减退，其中大多数为可逆性肾功能衰竭，治疗得当，可获临床痊愈。

（二）发病机制　急性肾小管坏死的发病机制尚未完全阐明，目前认为主要有以下几种学说：

1. 肾小管阻塞学说　急性肾缺血、肾中毒可直接损害肾小管上皮细胞，坏死的上皮细胞及血红蛋白或肌红蛋白等可阻塞肾小管，阻塞部近端小管腔内压升高，继之肾球囊内压增高，当压力与胶体渗透压之和等于肾小球毛细血管内压时，导致肾小球滤过停止，引起少尿、无尿。如肾小管基膜完整，数日数周后基膜上可再生出上皮细胞，使小管功能恢复。

2. 反漏学说　肾小管上皮损伤后坏死脱落，管壁破坏失去了完整性，管腔与肾间质相通，小管腔中原尿反流扩散至肾间质，引起肾间质水肿，压迫肾单位，加重肾缺血，使肾小球滤过更降低。

3. 肾血流动力学改变　急性肾衰时，由于神经体液调节因素，肾内血流重新分布，肾皮质部血流量降至正常的50%以下，导致肾小球滤过率明显下降，出现少尿、无尿。引起这种改变的机制：①有学者认为与肾内肾素 – 血管紧张素系统活性增高有关。由于入球小动脉收缩，肾灌注不足，肾小球滤过减少。②肾缺血时，毛细血管内皮细胞肿胀，管腔狭窄，血管阻力增加，肾小球滤过降低。③由于出球小动脉舒张，肾毛细血管内静水压降低，肾小球滤过减少。如果做肾动脉造影可显示自弓形动脉以下的分支均不显影，表示供应肾皮质肾小球的动脉收缩，这与肾素 – 血管紧张素系统激活有关，同时也与肾内前列环素减少、血栓烷 A_2 增高有关。

4. 弥漫性血管内凝血　多见于创伤、休克、败血症、出血热、产后出血等原因引起的急性肾小管坏死。由于肾血管收缩、肾缺血、毛细血管内皮损伤，易发生血栓形成，同时凝血过程激活、纤溶过程障碍，致纤维蛋白及血小板沉积，聚集在肾小球毛细血管壁阻碍肾血流，加重肾缺血，严重者可发生肾皮质坏死。

二、病情判断

（一）病史　对病情的判断有非常重要的意义。致病因素有：

1. **肾前性急性肾功能衰竭原因**

（1）血容量不足：出血，皮肤丢失（烧伤、大汗）、胃肠道丢失（呕吐、腹泻）、肾脏丢失（多尿、利尿、糖尿病）、液体在第3间隙潴留（腹膜炎、胸膜炎）等。

（2）心输出量减少：充血性心力衰竭、心律失常、低流量综合征、肺动脉高压、败血症、过敏性休克等。

2. **肾实质性急性肾功能衰竭原因**　由于各种原因所致的肾实质病变均可发生急性肾功能衰竭。可以急性发病，也可在肾脏疾病中突然恶化。多见于急性肾小管坏死和急性肾皮质坏死、急性肾小球肾炎和细小血管炎、急性肾大血管疾病、急性间质性肾炎等。

（1）肾小管病变：急性肾小管坏死（占40%）。常由肾脏缺血、中毒、肾小管堵塞（血红蛋白、肌红蛋白引起）。

（2）肾小球疾病：约占25%~26%，见于各种类型急性肾炎、包括狼疮性肾炎、紫癜性肾炎等。

（3）肾间质疾病：约占90%，由药物过敏引起急性间质性肾炎多由磺胺类、新型青霉素、氨基青霉素、止痛药、非激素类抗炎药等引起。

（4）肾血管疾病：约占25%。诸如坏死性和过敏性血管炎、恶性高血压，肾动脉闭塞、肾静脉血栓形成、妊娠子痫、DIC等。

（5）其他：移植肾的肾排斥，或慢性肾炎急性发作等。

3. 肾后性急性肾功能衰竭原因　尿路单侧或双侧梗阻（结石、肿物、血凝块），单侧或双侧肾静脉堵塞（血栓形成、肿物、医源性）等。

（二）主要症状和体征　突然少尿（或逐渐减少），进入本病时期，临床经过可分为少尿期、多尿期和恢复期。

1. 少尿前期或反应期　病因因素影响肾后的12~24小时之内的短暂阶段，也是肾功能改变的阶段，肾无多（或少有）器质性改变。此期临床表现多不太明显或为病因因素所造成的主要表现所掩盖，因此过去多不特别提出，但在预防发病上有重要意义。

2. 少尿或无尿期　发病12~24小时后开始，轻者3~5天，重者12~14天，更长者可达3周，3周以上仍不恢复者后果较严重。这一期主要表现如下：

（1）尿的变化：主要表现为少尿，尿量甚少者，说明肾病变严重。一般轻症者，24小时尿量为200~400ml，有的更少。重症者，24小时尿量不超过50ml。在尿量减少的同时，尿质也有变化，排出氯化物高而尿素氮、肌酐低，有蛋白尿，在显微镜下可见到红细胞、白细胞及管型。

（2）进行性氮质血症：由于肾功能减退，肾小球滤过率降低引起少尿，代谢产物不能由肾排出，而在体内蓄积，比较重要的尿素氮、肌酐等。这些物质的蓄积，可使细胞膜上的酶失去作用而影响细胞的代谢，很多系统可因之而出现异常。其升高速度与体内蛋白分解状态有关。在无并发症且治疗正确的病例，每日血尿素氮上升较慢，约为 10～20mg/dl（3.6～7.1mmol/L）。但在高分解状态时，如广泛组织创伤、败血症等，每日血尿素氮可升高 30～50mg/dl（10.1～17.9mmol/L）。促进蛋白分解亢进的因素尚有热量供给不足、肌肉坏死、血肿、胃肠道出血、感染，应用肾上腺皮质激素等。

（3）水－电解质平衡紊乱、酸中毒

1）水过多：见于水分控制不严格，摄入量或补液量过多。随少尿期延长，易发生水过多，表现为稀释性低钠血症、软组织水肿、体重增加、高血压、心力衰竭和脑水肿等。未透析病例体液潴留是主要的死因之一。

2）代谢性酸中毒：因肾小管排泄酸性代谢产物功能障碍及其产氨泌 H^+ 的功能丧失，故于少尿期 3～4 天发生代谢性酸中毒表现：库氏型（Kussamaul）或潮式呼吸、昏迷、血压降低、心律失常等。

3）电解质紊乱

①高钾血症：肾衰时若伴有肌肉、软组织破坏，严重创伤、大血肿、重大手术、热量不足、感染、发热、溶血、酸中毒、软组织缺氧等，则血钾升高甚速，由于少尿，钾不能排出，故血钾升高。有时一日可升高 0.7mmol/L 以上，常为少尿期死亡原因之一。

高钾血症的表现是：肌无力，烦躁不安，神志恍惚，感觉异常，口唇及四肢麻木，心跳缓慢，心律失常，心搏骤停而突然死亡。心电图中出现电轴左倾，T 波高尖，Q－T 间期延长，S－T 段下移，P－R 间期延长等。若伴有低钙、低钠、酸中毒，则症状更为显著。

②低钠血症：血钠常降低至130mmol/L以下。除了呕吐、腹泻、大面积灼伤等丢钠产生真正的低钠之外，常由于以下因素引起纳的重新分布而致低钠血症：a. 钠进入细胞内；b. 钠与有机酸根结合；c. 饮食减少及肾小管功能不全，重吸收减少；d. 水分潴留致使钠稀释。因此，血钠虽低，但体内总钠量不少，只是钠的重新分布所致。

③高磷、低钙血症：正常情况下，60%～80%的磷由肾脏排泄，急性肾衰时磷不能从肾脏排出，同时组织破坏亦产生过多的磷，血清无机磷升高。高血磷本身并不产生症状，但可影响血清中钙离子浓度。由于过多的磷转向肠道排泄，与钙结合成不溶解的磷酸钙，影响了钙的吸收，出现低钙血症。但在酸中毒时钙的游离度增加，故不发生临床症状。当酸中毒纠正时，血游离钙减低引起手足抽搐。低血钙还可加重高血钾对心脏的毒性作用。

④高镁血症：急性肾衰时，血镁与血钾常平行升高，当血镁升高至3mmol/L时即可产生症状，其症状及心电图改变与高钾血症相似。所以临床上遇有高钾血症症状而血钾并不高时，应考虑高镁血症。

⑤低氯血症：急性肾衰时，钠和氯以相同的比例丢失，所以低氯血症常伴有低钠血症。若患者有呕吐或持续胃管抽吸，造成大量胃液丢失，则氯与氢的丢失较多，可出现低氯血性碱中毒。

（4）心血管系统的表现：较为常见，严重者常常导致死亡。

1）血压增高。出现早，而且持续时间长。其发生与水、钠潴留有关，但也有肾素、血管紧张素、醛固酮的影响，容易发生心力衰竭。血压一般在18.6～23.9kPa/11.97～14.36kPa，有时可更高，甚至可出现高血压脑病。

2）肺充血及肺水肿。这是心力衰竭的原因也是其后果，主要是少尿使水在体内潴留而引起，但高血压、心律失常和酸中毒均为影响因素。

3）心律失常。多由高血钾引起，也可能是血流动力学改变所致和病毒感染及洋地黄的应用。若出现此症状则说明心脏功能受累颇重，预后不佳。临床上多见于窦房结暂停、窦性静止、窦室传导阻滞，不同程度房室传导阻滞和束支传导阻滞，室性心动过速、心室颤动等。如因病毒感染或洋地黄应用可出现室性早搏。

4）心力衰竭。常见而又严重的原因是：①肺水肿，心脏负荷加大。②高血钾造成心脏传导阻滞。③贫血、心肌营养不良。④血压持续性增高，增加心脏负担而逐渐出现心力衰竭。

相应的症状还有厌食、恶心、呕吐、腹胀等，少数可有胃肠道出血。此外尚有头痛、嗜睡、肌肉抽搐、惊厥等神经系统并发症。并发感染，以呼吸道、泌尿道和伤口感染为多见，发生率为30%～70%，也是 ARF 的主要死亡原因。

3. 多尿期　尿量从少尿逐渐增多，是肾功能开始恢复的标志。每日尿量可达 3 000～5 000ml，主要为体内积聚的代谢产物在通过肾单位时产生渗透性利尿作用。少数患者可出现脱水、血压下降及各种感染并发症。此期多持续 1～3 周。

4. 恢复期　患者感觉良好，尿量接近正常，血尿素氮和肌酐基本恢复正常。肾小管功能（特别是浓缩功能）需半年以上才能恢复正常。

近年来非少尿型急性肾小管坏死有增多的趋势，即每日尿量可在 500ml 以上，病情较轻，预后也较好。

（三）实验室及其他检查

1. 尿的改变　尿中有蛋白 + ～ + +，红、白细胞及颗粒管型，偶可见到粗大的上皮细胞管型（称肾衰管型），尿比重低（1.010～1.015），尿钠浓度则升高（>30mmol/dl），尿渗透压降低接近血浆水平。

2. 血液检查　有轻、中度贫血；血肌酐和尿素氮进行性上升，血肌酐每日平均增加≥44.2μmol/L，高分解代谢者上升速度更快，每日平均增加≥176.8μmol/L。血清钾浓度升高，常大于5.5mmol/L。血 pH 值常低于 7.35。碳酸氢根离子浓度多低于 20mmol/L。血清钠浓度正常或偏低。血钙降低，血磷升高。

3. X 线检查　尿路平片：从肾影大小获知有无慢性肾疾患及输

尿管结石梗阻。逆行肾盂造影：考虑有梗阻性病变的患者，应先做此检查。肾动脉造影：对肾动脉栓塞有诊断意义。

4. B型超声检查　可测定肾脏大小以及观察肾盂或尿路系统的状况，有助于确定肾后性梗阻。

5. 同位素检查　早期肾图可显示肾前缺血、肾后梗阻及肾器质性病变、肾功能衰竭的不同曲线，对病情判断有一定意义。恢复期可通过肾图观察肾功能恢复情况。

三、急救

（一）病因治疗　积极控制原发病是治疗成功的关键，否则原发病可使肾损害加重而导致死亡。必须根据病因分别具体情况进行及时而合理的治疗。

（二）初发期的治疗

1. 一般治疗　初发期如能及时正确处理，肾衰竭往往可以逆转，即使不能完全逆转，亦可使少尿型肾衰竭转变为非少尿型。可输注 ATP、辅酶 A 及细胞色素 C 等高能物质。

2. 扩充血容量　若中心静脉压和血压均降低，说明有效血容量不足，患者处于肾前性氮质血症或为急性肾衰前期，可于 30 ~ 60 分钟内输液 500 ~ 1000ml，补液后尿量每小时增至 30ml 以上或超过补液前 2 小时尿量，则应继续补液。若中心静脉压增加 0.49 kPa（$5cmH_2O$）或达到 0.98kPa（$10cmH_2O$），应减慢或停止补液。并注意观察患者神志、心率、血压、尿量等变化。

3. 利尿剂的应用　①甘露醇：若患者 CVP 正常或补足血容量后 CVP 恢复正常而尿量仍每小时 <17ml，为应用甘露醇的适应证。一般用 20% 甘露醇 100 ~ 200ml 在短时间内快速静滴，输后尿量达每小时 30ml 或超过前 2 小时的尿量，则可每 4 ~ 8 小时重复 1 次。若第 1 次无效，也可重复 1 次，如仍无效则停用，以免诱发急性左心衰竭。对于 CVP 高或心功能不全者，应慎用或不用，可选用呋塞米。②呋塞米：首剂用量 200 ~ 500mg，缓慢静脉注射，观察 2 小时如无尿量增加，立即加倍重复应用。呋塞米每次静注超过 200mg 时，最好稀释使用以减轻或避免消化道的不良反应。药物的

副作用少，少数人可出现过敏反应、恶心、呕吐、视力模糊、体位性低血压、低血糖、眩晕，个别出现血白细胞、血小板减少，抑制尿酸排出，并可引起暂时性神经性耳聋。注药速度每小时不超过250mg可减少其毒性。目前认为，呋塞米对功能性肾衰和器质性肾衰的早期是很有效的利尿剂。

4. 血管扩张剂

（1）多巴胺：多主张与呋塞米联合应用。动物实验证明二者有协同保护作用，使肾血管明显扩张。Graziani 等（1984）报告对大量甘露醇和呋塞米无效的24例少尿性急性肾衰，用多巴胺每分钟 3μg/kg 加速每小时 10～15mg/kg 静滴，19 例经6～24 小时尿量从每小时 11±7ml 增加到每小时 85±15ml。许多学者认为二药合用治疗急性肾衰早期是非常有效的方法。常用量：多巴胺 10～20mg 和呋塞米 500mg 加入 100～200ml 液体中1 小时内静滴，每日2～4次。

（2）α 受体阻滞药：此类药物可解除肾微循环痉挛，改善心功能，预防肾小管坏死，改善肾功能。尤适于伴有高血压及左心衰竭的患者。文献报道以大剂量酚妥拉明（每日 40～80mg）为主治疗出血热急性肾衰患者40 例，治愈率95%，与单用呋塞米比各项指标有非常显著差异。酚妥拉明也可与多巴胺、呋塞米合用以增加疗效。使用时应密切观察血压变化。也可选用酚苄明口服，每日 10～20mg。

（3）卡托普利：治疗早期急性肾衰，既能阻断管球反馈，又能抑制血管紧张素Ⅱ的生成，使缓激肽浓度增高而增加肾血流量。

（4）前列腺素：前列腺素中前列环素具有较强的血管扩张作用。近年有人报告用前列环素治疗急性肾衰可使急性肾缺血改善，肾小球滤过率增加，制止了急性肾衰的发生，推荐用量为每分钟 8ng/kg 静滴。

此外，文献报道654-2（10～20mg）、罂粟碱（90mg）、普鲁卡因（1g）等血管扩张剂治疗急性肾衰具有一定疗效。

（三）少尿期的治疗　重点在于维持水、电解质平衡，控制感染，控制氮质血症，治疗原发病。

1. 饮食和营养疗法　高热卡每日 > 1045kJ 可使内源性蛋白质分解降低，有利于肾组织修复、再生。碳水化合物量不应少于每日 100g，同时给予胰岛素。限制蛋白质入量每日 < 0.6g/kg，供应的蛋白质至少要有 1/3 ~ 1/2 为高效生物效价的优质蛋白。氨基酸溶液已广泛用于急性肾衰治疗。氨基酸即可增加营养，又能促使病变的修复，必需氨基酸还能促进体内尿素氮重新被利用以合成蛋白质。饮食中限钠及钾入量。

2. 以量出为入为原则，严格控制入水量，防止体液过多所致的肺水肿并发症。每日液体入量应为前 1 天液体出量（包括尿、大便、呕吐、引流及伤口渗出）加 300 ~ 500ml 为宜。体温增加 1℃每日酌增 1.2ml/kg。以下指标可判断补液量是否适当：

（1）如每日体重减少 0.3 ~ 0.5kg，血钠为 140 ~ 150mmol/L，中心静脉压正常，表示补液适当。

（2）如体重不减或增加，血钠 < 140mmol/L，中心静脉压升高，则表示补液过多，易发生急性肺水肿或脑水肿。

（3）如体重下降每日 > 1kg，血钠 > 145mmol/L，中心静脉压低于正常，提示脱水，补液不足。

3. 保持电解质平衡　主要电解质紊乱是高血钾、低血钠、低血钙、高镁血症。

（1）高钾血症：含钾高的食物、药物和库血均应列为严格控制的项目。积极控制感染，纠正酸中毒，彻底扩创，可减少钾离子的释出。当出现高钾血症时，可用下列液体静滴：10% 葡萄糖酸钙 20ml，5% 碳酸氢钠 200ml，10% 葡萄糖液 500ml 加正规胰岛素 12U。疗效可维持 4 ~ 6 小时，必要时可重复应用。严重高血钾应做透析治疗。

（2）低钠血症：绝大部分为稀释性，故一般仅需控制水分摄入即可。如出现定向力障碍、抽搐、昏迷等水中毒症状，则需了高渗盐水滴注或透析治疗。如出现高钠血症，应适当放宽水分的摄入。

（3）代谢性酸中毒：如血浆 HCO_3^- 低于 15mmol/L，可根据情况选用5%碳酸氢钠治疗，剂量可自 100ml 开始，以后酌情加量。对于顽固性酸中毒患者，宜立即进行透析治疗。酸中毒纠正后，常有血中游离钙浓度降低，可致手足抽搐，可给予 10% 葡萄糖酸钙 10～20ml 稀释后静脉注射。

（4）低钙血症、高磷血症：对于无症状性低钙血症，不需要处理，如出现症状性低钙血症，可临时予静脉补钙。中重度高磷血症可给予氢氧化铝凝胶 30ml，每日 3 次口服。

4. 心力衰竭的治疗　最主要原因是钠水潴留，致心脏前负荷增加。由于此时肾脏对利尿剂的反应很差，同时心脏泵功能损害不严重，故洋地黄制剂疗效常不佳，合并的电解质紊乱和肾脏排泄减少，则使洋地黄剂量调整困难，易于中毒，应用时应谨慎。内科保守治疗以扩血管为主，尤以扩张静脉、减轻前负荷的药物为佳。透析疗法在短时间内可通过超滤清除大量体液，疗效确实，应尽早施行。

5. 贫血和出血的处理　中重度贫血应注意引起肾衰竭原发病的诊断和肾衰竭合并出血的可能。治疗以输血为主。急性肾衰竭时消化道大量出血的治疗原则和一般消化道大量出血的处理原则相似，但通过肾脏排泄的抑制胃酸分泌药（如西咪替丁、雷尼替丁等）在较长期应用时，需减量使用。

6. 感染的预防和治疗　少尿期主要原因是感染，常见为血液、肺部、尿路、胆道等感染。应用抗生素时，由肾脏排泄的抗生素在体内的半衰期将延长数倍至数十倍，极易对肾脏引起毒性反应。因此，需根据细菌培养和药物敏感试验，合理选用对肾脏无毒性的抗菌药物治疗，如第二或第三代头孢菌素、各种青霉素制剂、大环内酯类、氟喹诺酮类等。原则上氨基糖苷类、某些第一代头孢菌素及肾功能减退易蓄积而对其他脏器造成毒性的抗生素，应慎用或不用。但近年来，耐甲氧西林金黄色葡萄球菌、肠球菌、假单孢菌属、不动杆菌属等耐药菌的医院内感染渐增多，故有时也需权衡利弊，选用万古霉素等抗生素，但需密切观察临床表现。

有条件时，应监测血药浓度。许多药物可被透析清除，透析后应及时补充，以便维持有效血药浓度。

7. 血液透析或腹膜透析治疗　透析指征为：①急性肺水肿，高钾血症，血钾在6.5mmol/L以上；②高分解代谢状态；③无高分解代谢状态，但无尿在2日或少尿4日以上；④二氧化碳结合力在13mmol/L以下；⑤血尿素氮21.4～28.6mmol/L（60～80mg/dl）或血肌酐44.2mmol/L（5mg/dl）以上；⑥少尿2日以上并伴有体液过多，如眼结膜水肿、胸腔积液、心奔马律或中心静脉压高于正常，持续呕吐，烦躁或嗜睡，心电图疑有高钾图形等任何一种情况。

近年来采用持续性动静脉血滤疗法（CAVH）对血流动力学影响小，脱水效果好，适用于有严重水肿所致高血压、心力衰竭、肺水肿或脑水肿者，还可补充静脉高营养。不需血管造瘘，准备时间短，操作简便，但需严密监测。血液灌流术配合血液透析是抢救急性药物或毒物中毒所致急性肾功能衰竭的有效措施。

8. 简易疗法　包括吸附法、导泄法及鼻胃管持续吸引。对降低血尿素氮、肌酐等体内蓄积的毒性物质有一定作用，可试用。尤其适用于不能开始透析疗法的医疗单位。①吸附法：氧化淀粉每日20～40g，可使尿素氮、血钾下降，氢氧化铝每日20～30g，分3～4次服用。其他还有聚丙烯醛、聚乙酰基吡咯酮等。②导泄法：选用其中之一：20%甘露醇25g，1小时服完，每日1～2次。50%硫酸钠40ml，大黄30g，芒硝15g，每日1次。复方口服透析液，每升中含成分为：甘露醇32.4g，钠60mmol，钾4mmol，氯46mmol，碳酸氢钠70mmol。生大黄、桂枝、槐花各3g，水煎灌肠。生大黄15～30g，附子9g，牡蛎60g，水煎150～200ml作保留灌肠，每日1次，3～7天为一疗程，5天后无效改用透析。大黄30g，黄芪30g，红花20g，丹参20g。水煎，每次100ml，加4%碳酸氢钠20ml加温至38℃，作结肠灌洗，每日6次，用至病情好转为止。③鼻胃管持续吸引：此疗法有以下作用：减轻急性肾衰少尿期的高血容量症；经鼻胃管吸出的液体主要是唾液和胃液，除水分外还含有许多电解质，其中钾、氯、钠是急性肾衰的要害离子；吸出的消化液中含有一定量的尿素氮和肌酐，对改善急性肾衰病情有益。

（四）多尿期的治疗 当 24 小时尿量超过 400ml 时，即可认为多尿期开始。

1. 加强营养 此期应营养充分，给予高糖、高维生素、高热量饮食，并给予优质蛋白、必需氨基酸制剂等。一切营养尽可能经口摄入。

2. 水及电解质平衡 出现大量利尿后要防止脱水及低血钾、低血钠。应根据每日体重、血钠及血钾变化及时补充。进水量宜控制在尿量的2/3，以免恢复期延长。

（五）恢复期的治疗 注意补充营养，逐渐增加体力劳动，适当进行体育训练。尽量避免一切对肾脏有害的因素如妊娠、手术、外伤及对肾脏有害的药物。定期查肾功能及尿常规，以观察肾脏恢复情况。

四、护理要点

（一）一般护理

1. 加强心理护理 为患者安排一个安静、整洁、舒适、安全的治疗休养环境，医护人员应以热情的态度、沉稳的举止、精湛的技术取得患者的信任，对产生悲观情绪的患者应给予耐心细致的讲解，使其树立战胜疾病的信心和勇气。

2. 环境通风消毒 病室每日早晚通风 1 小时，病床环境每日紫外线消毒 1 次。患者最好使用单人房间，严格床边隔离和无菌操作，以防交叉感染。

3. 加强基础护理 改善口腔卫生，保持皮肤清洁，每日皮肤护理两次，按时翻身，保持床铺干燥、平整，预防褥疮发生。

4. 卧床休息 ARF 患者应绝对卧床休息，以减轻肾脏负担，降低代谢率，减少蛋白质分解代谢，从而减轻氮质血症。对有意识障碍的患者应加强保护性措施。

（二）病情观察与护理

1. 做好生命体征的观察，定时测量体温、呼吸、脉搏、血压并记录，密切观察神志，注意有无嗜睡、感觉迟钝、呼吸深而大、昏迷等酸中毒表现。注意有无高血压脑病及心力衰竭征象。发现异常，及时报告医生。

2. 急性肾衰临床最显著的特征是尿的变化。凡是有引起急性肾衰的病因存在，即应密切观察尿量及尿比重的变化，必要时查血生化，以期尽早发现急性肾衰初期患者。

3. 水与电解质平衡的观察，严格记录 24 小时出入量，包括尿液、粪便、引流液、呕吐物、出汗等，如条件允许，每日应测体重 1 次。每日测定电解质及肌酐，密切观察补液量是否合适，可参考下列指标：①每日体重 0.2 ~ 0.5kg。②血钠保持在 130mmol/L（130mEq/L）。如血钠明显降低，则提示可能有水过多。③中心静脉压 > 1kPa（10cmH$_2$O）、颈静脉怒张、水肿急剧加重、血压增高、脉压增宽、心搏增强等表现，提示体液过多。

4. 高血钾是急性肾衰患者常见的致死原因，应密切监测心电变化。一旦出现嗜睡、肌张力低下、心律失常、恶心呕吐等高血钾症状时，应立即建立静脉通路，备好急救药品，并根据医嘱准备透析物品。

5. 水中毒是急性肾衰的严重并发症，也是引起死亡的重要原因之一。如发现患者有血压增高、头痛、呕吐、抽搐、昏迷等脑水肿表现，或肺部听诊闻及肺底部啰音伴呼吸困难、咳血性泡沫痰等肺水肿表现时，应及时报告医生，并采取急救措施。

（三）症状护理

1. 手足抽搐　肾功能衰竭时，磷酸盐排泄障碍，形成高磷酸症，此时因主要由肠道排泄而加速钙的消耗，妨碍消化道对钙的吸收，造成低钙血症。可引起手足抽搐，应按医嘱及时补充钙剂。

2. 心律不齐及心率缓慢　患者由于肾功能衰竭而钾的排泄减少，引起钾的潴留，可发生高钾血症。同时，由于患者低钙，增强了高钾对心脏的毒性。患者表现为心动过缓、心律不齐、心室颤动、心搏骤停等。护士应密切观察心率、心律及病情变化。高血钾症时应及时检查心电图，同时测定血钾。钾高于 5.5mmol/L 即为高血钾，应严格控制患者摄含钾盐和保钾利尿剂等。输血治疗时，不要输库存过久的血液。输液时不用含钾的溶液，如林格液等。

3. 低钠血症　常因呕吐腹泻等丢失盐或输入过多不含钠的液体等致低钠血症，临床表现头晕倦怠、眼球下陷、神志淡漠、肌肉痉挛等。严重低钾血症可有抽搐或癫痫样发作或导致昏迷。护理人员应密切观察患者的临床表现，发现以上症状时，及时补充钠盐。

4. 高血压　肾功能衰竭时，肾缺血及肾素产生过多而发生高血压。应每日测量并做好记录，观察高血压症状，并对症处理。如血压逐渐下降并恢复正常，说明病情有所好转。

5. 水中毒　必须严格控制入水量，尤其输液量和控制点滴速度。如有血压明显上升、浮肿、气促、心悸或其他原因不能解释的左心衰竭综合征，常提示有水中毒发生，应及时处理。

（杨惠芹）

第十五章　凝血功能的监护与相关疾病

第一节　止血与凝血机制

一、正常止血机制

机体的正常止血，主要依赖于完整的血管壁结构和功能，有效的血小板质量和数量，正常的血浆凝血因子活性。其中，血小板和凝血因子的作用是主要的。

BT：出血时间　CFT：束臂试验　CRT：血块收缩试验　BPC：血小板计数　CT：凝血时间　RT：复钙时间　APTT：活化部分凝血活酶时间　PT：凝血酶原时间　PF3：血小板第3因子　TF：组织因子　TXA_2：血栓素 A_2　5-HT：5-羟色胺　PK：激肽释放酶原　HMWK：高分子量激肽原　Fb：纤维蛋白

（一）血管壁的作用

1. 血管壁的结构　正常小血管的管壁是由内膜层（内皮细胞、基底膜）、中膜层（弹力纤维、平滑肌、胶原）和外膜层（结缔组织）构成的，以维持血管的舒缩性、通透性和脆性等功能。

2. 血管壁的止血作用　血管受损后，有平滑肌的血管，如小动脉和前毛细血管括约肌，首先由自主神经发生反射性收缩，使血流减慢或受阻；内皮细胞合成和分泌的血管性血友病因子（vWF），参与血小板的黏附，被活化的血小板释放血栓烷、5-羟色胺（5-HT）以及内皮细胞产生的内皮素-1、血管紧张素等活性物质，使血管收缩。与此同时，因子Ⅻ的激活和组织因子的释出，分别启动内源性和外源性凝血系统以加强止血作用。因此，血管的止血机制表现为：①血管的收缩；②血小板的激活；③凝血系统的活化；④局部血黏度的增高。

（二）血小板的作用　在正常的血液循环中，血小板并不与内皮细胞表面或其他细胞发生作用，而是沿着毛细血管内壁排列，维持其完整性，血管局部受损伤时，血小板的止血兼有机械性的堵塞伤口和生物化学性黏附聚集作用。首先，血小板迅速黏附于暴露的胶原纤维（血小板膜上的糖蛋白 Ib－IX－X，由 VWF 介导与胶原结合），此时血小板被激活，血小板形态发生改变，由正常的圆盘状态变为圆球形，伪足突起，血小板发生聚集，此为血小板第一相聚集，可促使血小板聚集的主要物质是胶原纤维，来自损伤内皮细胞的二磷酸腺苷（ADP）和已形成的微量凝血酶，激活的血小板释放多种活性物质，如血小板的 ADP 等，可加速血小板的聚集、变性成为不可逆的"第二相聚集"，形成白色血栓，构成了初期止血的屏障。与此同时，由血小板释放和激活许多促凝物质参与血液凝固反应。血小板膜磷脂表面提供了凝血反应的场所，血小板第 3 因子在凝血过程多个环节中发挥重要作用：血小板合成释放的 TXA_2 和 5－HT 使血管进一步收缩，血小板收缩蛋白则最终可使纤维蛋白收缩（血块收缩），使血栓更为坚固，止血更加彻底。

（三）血液凝固的作用　血管壁损伤时，除了血管收缩和血小板形成白色血栓达到初期止血的目的外，还需要血液凝固才能彻底止血，由于血管收缩，血流减慢，凝血因子在伤口附近激活，受损的内皮细胞及释放出的组织因子（TF）及暴露的胶原纤维等，分别启动内外源性凝血途径，最后形成牢固的纤维蛋白凝块，将血细胞网罗其中成为红色血栓，从而起到持续止血作用。

正常止血过程是：血管收缩；血小板等有形成分的黏附和聚集；血液凝固这三方面的有效结合。同时机体通过各种调控机制将这些止血过程限制在局部范围。一旦止血屏障建立，血管壁的抗凝作用和凝血过程所激活的纤溶系统以及其他抗凝物质则发挥主导作用。一方面，在未受损的血管部分，血流维持正常；另一方面，当受损血管修复后，该处的血凝块渐渐地溶解，局部血管再通。总之，正常止血的动态平衡就是保证与生命活动相容的止血过程。

二、正常凝血机制

血液凝固是指血液由流动状态变为凝胶状态，它是十分复杂的理化反应。肉眼可见的血块形成既是纤维蛋白形成的物理现象，也是一系列酶促生化反应的终点。整个过程涉及许多凝血因子。

（一）凝血因子　迄今为止，参与凝血的因子共有 14 个。其中用罗马数字编号的有 12 个（从 I ~ XIII，其中 VI 实质是 V 的激活状态，故 VI 并不存在）。习惯上，前 4 个凝血因子常分别称为纤维蛋白原（因子 I）、凝血酶（因子 II）、组织因子（因子 III）和钙离子（因子 IV）。至今尚未编号而参与凝血的蛋白是激肽释放酶原（PK）和高分子量激肽原（HMWK）。凝血因子的命名及其部分特点见表 15 – 1。

表 15 – 1　血浆凝血因子

凝血因子罗数字编号	名称	生成部位	半衰期（h）	参与凝血途径
I	纤维蛋白	肝	46 ~ 144	共同
II	凝血酶原	肝	48 ~ 60	共同
III	组织因子	脑、肺等组织	–	外源
IV	钙离子	–	–	–
V	易变因子	肝	12 ~ 15	共同
VI	稳定因子	肝	4 ~ 6	外源
VII	抗血友病球蛋白	不明	8 ~ 12	内源
VIII	血浆凝血活酶	肝	24 ~ 48	内源
IX	Stuart – Prower	肝	48 ~ 72	共同
X	血浆凝血活酶前质	肝	48 ~ 84	内源
XI	接触因子	肝	48 ~ 60	内源
XII	纤维蛋白稳定因子	肝	48 ~ 122	共同
	巨核细胞血小板			
	激肽释放酶原	肝	–	内源
	高分子量激肽原	肝	144	内源

（二）凝血机制 在生理条件下，凝血因子一般处于无活性的状态；当这些凝血因子被激活后，就产生了至今仍公认的"瀑布学说"的一系列酶促反应。

凝血过程通常分为：内源性凝血途径，外源性凝血途径，共同凝血途径。现已日益清楚，所谓内源性或外源性凝血并非绝对独立的，而是互有联系，这就进一步说明了凝血机制的复杂性。

1. 内源性凝血途径：内源性凝血途径是指从因子Ⅻ激活，到 F Ⅸa – Ⅷa – PF$_3$ – Ca^{2+} 复合物形成后激活因子 X 的过程。

当血管壁发生损伤，内皮下组织暴露，因子Ⅻ与带负电荷的内皮下胶原纤维接触就被激活为Ⅻa，少量Ⅻa 与 HMWK 可使 PK 转变为激肽释放酶，后者又可与 HMWK 一起迅速激活大量Ⅻa，Ⅻa 又同时激活因子Ⅺ，在此阶段无须钙离子参与。继之，因子Ⅺ与 Ca^{2+}一起激活 FⅨ，FⅨa 与 FⅧa 和 PF$_3$ 共同形成复合物，从而激活因子 X 为 Xa。当因子Ⅸ、Ⅷ缺乏时则可见于各种血友病并有凝血时间延长。由于内源性凝血维持的时间长，因此在止血中更显重要。

2. 外源性凝血途径 是指从因子Ⅶ被激活到因子 X 激活为活性因子 X（FXa）的过程。

当组织损伤后，释放组织因子，它与钙离子和因子Ⅶ或激活的Ⅶ一起形成复合物，使因子 X 激活为 Xa。TF 与因子Ⅶ结合后可加快激活Ⅶ，Ⅶ和Ⅶa 与 TF 的结合有相同和亲和力，TF 可与Ⅶa 形成复合物，后者比Ⅶa 单独激活因子 X 增强 16000 倍。外源性凝血所需的时间短，反应迅速。一般认为，血液凝固早期，首先启动外源凝血。尽管维持时间短，但由于 TF 广泛存在于各种组织（以脑、肺、胎盘中含量最多）所以一旦进入血液，因其含有大最磷脂而极大地促进了凝血反应。

3. 凝血共同途径 从因子 X 被激活至纤维蛋白形成，是内源、外源凝血的共同凝血途径。①凝血活酶形成：复合物，即 Xa – Va – PF$_3$ – Ca^{2+} 复合物，称凝血活酶，也称凝血酶原酶。②凝血酶形成：在凝血酶原酶的作用下，凝血酶原转变为凝血酶。③纤维蛋白形成：纤维蛋白含有三对多肽链，其中 A 和 B 中含很多酸性氨基酸，故带较多负电荷，凝血酶将带负电荷多的纤维蛋白肽 A 和肽 B 中酸性氨基酸水解后除去，转变成纤维蛋白单体，能溶于尿素或溴化钠中，是可性纤维蛋白；同时，凝血酶又激活因子ⅩⅢ转变为ⅩⅢa，后者使可溶性纤维蛋白单体发生交联而形成不溶的稳定的纤维蛋白，从而形成血凝块。至此凝血过程全部完成。

在整个凝血过程中，中心环节是凝血酶的形成，一旦产生凝血酶，即可极大加速凝血过程。但受损部位纤维蛋白凝块的形成又必须受到制约而不能无限制扩大和长期存在。这一作用由机体抗凝系统和纤溶系统调节控制。在凝血的过程中，除了正反馈作用外，同时也存在负反馈作用调节。其中之一是被称为组织因子途径抑制物的负调节作用。TFPI 可与 FⅦa 和 FⅩa 形成无活性的复合物，从而隔断外源凝血，可能这就是外源凝血首先启动但维持时间较短的一个原因。

（李海峰）

第二节　正常纤溶机制

一、纤溶系统组成及其特性

与纤溶有关的主要是纤溶酶原激活物、纤溶酶原和纤溶抑制物。

（一）纤溶酶原激活物

1. 组织型纤溶酶原活物（tissue - type plasminogen activator, t - PA）　主要由血管内皮细胞合成。在纤维蛋白未形成时，t - PA 激活 PLG 的作用较弱，在已形成的纤维蛋白的局部，t - PA 激活 PLG 能力增强。t - PA 与纤溶酶原激活抑制物 - 1（plasminogen activator inhibitor - 1，PAI - 1）结合而被灭活。

2. 尿激活酶型纤溶酶原激活物（urokinase - type plasminogen activator, u - PA）　由肾小管上皮细胞和血管内皮细胞等产生，可保持泌尿道畅通，可见于尿液、血液和组织。u - PA 可分为 2 种类型：单链 u-PA（single chain urokinase type plasminogen activator，scu-PA）和双链 u-PA（two chain urokinase type plasminogen activator，tcu-PA）。纤溶酶（plasmin，PL）可使 scu-PA 形成 tcu-PA。

3. 其他纤溶酶原激活物　①内激活系统：凝血接触相的Ⅻa、PK 和 K、HMWK、Ⅸa，此系统占总血浆纤溶活性的15%，可直接激活纤溶酶原为纤溶酶。K 可将 scu-PA 转变成为更有活性的 tcu-PA 形成。②外源激活系统：有链激酶（streptokinase，SK，β-溶血性链球菌的产物，用于溶栓治疗）、尿激酶（urokinase，UK，由肾小管上皮细胞和内皮细胞产生，用于溶栓治疗）和葡萄球菌激酶（staphylokinase）。

（二）纤溶酶原和纤溶酶

1. 纤溶酶原　由肝合成。血液凝固时间，大量 PLG 被吸附于纤维蛋白网上，在 t-PA 或 u-PA 作用下，激活成 PL，溶解纤维蛋白。

2. 纤溶酶　其功能为：①降解 Fg 和 Fb；②水解多种凝血因子（Ⅴ、Ⅶ、Ⅹ、Ⅷ、Ⅺ、Ⅱ）、灭活 FⅤa 和 FⅧa；③使谷氨酸纤溶酶（原）转变为赖氨酸纤溶酶（原）；④水解补体等。

（三）纤溶抑制物

1. 纤溶酶原激活抑制物（plasminogen activator inhibitor，PAI）现至少已经认识 4 种 PAI：PAI-1、PAI-2、PAI-3 和蛋白酶-连接素（proteinase nexin）。其中：①PAI-1：由血管内皮细胞、单核细胞、吞噬细胞、平滑肌细胞和血小板合成，占总血浆 PAI 活性的60%，能有效抑制 tPA 和 uPA，也可抑制Ⅱa、FⅨa、F-Ⅺ、K 和 APC 活性。②PAI-2：来源于胎盘和单核、吞噬细胞，对 t-PA 作用较 PAI-1 弱；其抑制纤溶激活物的速度仅为 PAI-1 的 1/10，但能有效抑制尿激酶的形成。正常人血浆中无 PAI-2，但在妊娠早期开始出现，并随妊娠期而增高，产后迅速减低或消失，因此，妊娠时高凝状态可能与 PAI-2 有关。

2. 纤溶酶抑制物　包括：①α₂抗纤溶酶（α₂-antiplasmin，

$\alpha_2 - AP$）：又称 $\alpha_2 -$ 纤溶酶抑制物（$\alpha_2 -$ plasmin inhibitor，$\alpha_2 -$ PI）；为肝合成的单链糖蛋白。也存在于血小板 α 颗粒中。$\alpha_2 - AP$ 是 Pl 主要且快速的抑制物，也抑制 F X a、XI a、XII a 和胰蛋白酶。②其他纤溶抑制物：AT、α_2 巨球蛋白（$\alpha_2 -$ macroglobulin，$\alpha_2 -$ M）等。

二、纤溶机制

纤溶过程也是一系列蛋白酶催化的连锁反应，通常分为两个阶段：①纤溶酶原被激活变成纤溶酶。②纤溶酶水解纤维蛋白（原）和其他蛋白质等。

（一）**纤溶酶原激活途径**　有三条途径可激活纤溶酶原：①内激活途径：内源性凝血途径使 PK 转变为 K，K 使 scu – PA 转变成 tcu – PA，tcu – Pa 使 PLG 激活为 PL。②外激活途径：血管内皮细胞中的 t – PA 裂解 PLG 形成 PL。外源激活途径：体外溶栓药物如 SK 和 UK，使 PLG 激活为 PL。

（二）**纤维蛋白（原）降解机制**

1. 纤维蛋白原降解　PL 首先作用于 Fg 的 β（B）链，降解出肽 $B\beta_{1-42}$；随后，又作用于 α（A）C 末端，降解出碎片 A、B、C、H，剩余的 Fg 片段即为 X 碎片；X 碎片继续被 PL 作用，降解出 Y 碎片和 D 碎片，Y 碎片再继续被 PL 裂解为 D 碎片和 E 碎片。这些碎片及多聚体统称为纤维蛋白原降解产物（fibrinogen degradation product，FgDP）。

2. 非交联纤维蛋白降解　①纤维蛋白 – 1（Fb – 1）的降解：在 PL 的作用下，Fb – 1 中的 β（B）链上裂解出 $B\beta_{1-42}$，然后又从 Aa 链裂解出 A、B、C、H 极附属物，最终先后降解出碎片 X'、Y'、D 和 E'。②纤维蛋白 II（Fb – II）的降解：在 PL 的作用下，从 Fb – II β（B）链上继续裂解出 $B\beta_{15-42}$；然后又从 A 链上裂解出 A、B、C、H 极附属物，最终也降解出碎片 X'、Y'、D 和 E'。

3. 交链纤维蛋白降解　Fb – I 和 Fb – II 自行聚合的非交联纤维蛋白，F XII a 作用后，形成交联的纤维蛋白。后者在 PL 作用下，除降解出碎片 X'、Y'、D 和 E' 外，还生成 D – D 二聚体和 $\gamma - \gamma$

二聚体、Aa 链极附属物（碎片 A、B、C、H）、复合物 1（DD/ E）、复合物 2（D Y/ Y D）和复合物 3（YY/DXD）等。这些碎片及多聚体统称为纤维蛋白降解产物（fibrin degradation product，Fb-DP）。

（三）纤维蛋白（原）降解产物作用　纤维蛋白原降解产物（FgDP）和纤维蛋白降解产物（FbDP）统称为纤维蛋白（原）降解产物（FDPs）。FDP 具有组织纤维蛋白单体交联和聚合、竞争凝血酶的抗凝作用以及抑制血小板聚集的作用。即：①碎片 X（X'）：阻止 FM 的交联。②碎片 Y（Y'）：抑制 FM 的聚合及（或）抑制 FM 形成不溶性纤维蛋白。③碎片 D 和 E（E'）：碎片 D 抑制 FM 的聚合，碎片 E（E'）竞争凝血酶。

三、纤溶过程基本特征

（一）生理性纤溶过程仅局部于已形成 Fb 的局部　正常纤溶系统最独特之处是：正常血浆不具有溶解 Fg 的功能。此点可被以下简单的事实证明：从正常人采血，血浆可在体外试管中发生凝固。现已发现，正常的凝血过程和纤溶过程均在局部细胞表面发生，前者生成 Fb，后者溶解 Fb。这就保证了纤溶的适度性，可防止过度纤溶导致出血。凝血系统本身就能激活纤溶系统，血液凝固时，在血栓形成处的纤溶酶原与 Fb 结合，tPA 与 Fb 也结合，加速了凝块中的纤溶酶的生成，而 PAI－1－Fb 复合物的形成可抑制 tPA 和 uPA。这些互相促进和制约作用，是凝血和纤溶处于动态平衡之中。

纤溶系统在血栓形成中作用：血管受损处 Fb 形成后，清除血栓、使血管在通的任务就依赖于纤溶酶，故纤溶系统受损，血栓形成危险就增高。

（二）凝血酶降解交联的 Fb 与降解非交联的 Fg 的不同　首先，降解交联 Fb 的速度较慢；其次，降解产物有独特的结构，包括 DD、DY、YY、XD、XY、DXD、YXD、SS、YXY、XXD 等多种大小不同的碎片。其中，DD 片段包含 Fb 的 γ－链交联部分。DD 是特异的 FDP，DD 的出现，表明已经形成 Fb。

（三）血小板的纤溶作用　血小板可结合 PLG 和 tPA，在特殊情况下，加速纤溶酶形成和血块的溶解，血小板也释放抗纤溶的 PAI－1、α_2－AP 等。

（孙亚楠）

第三节　血栓与止血检查项目的选择和应用

一、筛选试验的选择和应用

（一）一期止血缺陷　一期止血缺陷是指血管壁和血小板缺陷所致出血性疾病，选用血小板计数（PC）和出血时间（BT）作为筛选试验。根据筛选试验的结果，大致分为以下四种情况：

1. BT 和 PC 都正常　除正常人外，多数是由单纯血管壁通透性和（或）脆性增加所致的血管性紫癜所致。临床上常见于过敏紫癜、单纯性紫癜和其他血管性紫癜等。

2. BT 延长，PC 减少　多数是由血小板数量减少所致的血小板减少性紫癜。临床上多见于原发性或继发性血小板减少性紫癜。

3. BT 延长，PC 增多　多数是由血小板数量增多所致的血小板增多症。临床上多见于原发性或继发性血小板增多症。

4. BT 延长，PC 正常　多数是由血小板功能异常或某些凝血因子缺乏所致的出血性疾病。如血小板无力症、贮藏池病以及低（无）纤维蛋白原血症、血管性血友病（vWD）等。

（二）二期止血缺陷　二期止血缺陷是指凝血因子缺乏或病理性抗凝物质存在所致的出血性疾病。选用 APTT 和 PT 作为筛选试验，大致有以下四种情况：

1. APTT 和 PT 都正常　除正常人外，仅见于遗传性和获得性因子XIII缺乏症。获得性因子XIII缺乏症常由严重肝病、肝脏肿瘤、恶性淋巴瘤、白血病、因子XIII抗体、自身免疫性溶血性贫血和恶性贫血等引起。

2. APTT 延长，PT 正常　多数是由内源性凝血途径缺陷所引起的出血性疾病，如血友病 A、血友病 B、因子XI缺乏症、血循环中有凝血因子（如因子Ⅷ）抗体存在；DIC 时可见因子Ⅷ、因子Ⅸ、Ⅺ和Ⅻ减低；肝脏疾病时可见因子Ⅸ、Ⅺ和Ⅻ减少。

3. APTT 正常，PT 延长　多数是由外源性凝血途径缺陷所引起的出血性疾病。如遗传性和获得性因子Ⅶ缺乏症。

4. APTT 和 PT 都延长　多数是由共同凝血途径缺陷所引起的出血性疾病。如遗传性和获得性因子Ⅹ、Ⅴ、凝血酶原（因子Ⅱ）和纤维蛋白原（因子Ⅰ）缺乏症。此外，临床应用肝素治疗时，APTT 也相应延长；应用口服抗凝剂治疗时，PT 也相应延长。

（三）纤溶活性亢进性出血　纤溶活性亢进性出血是指纤维蛋白（原）被降解所引起的出血。可选用 FDP 和 D－D 作为筛选试验，大致有下列四种情况：

1. FDP 和 D－D 均正常　表示纤溶活性正常，临床的出血症状可能与原发性或继发性纤溶症无关。

2. FDP 阳性，D－D 阴性　理论上只见于纤维蛋白原被降解，而纤维蛋白未被降解，即原发性纤溶。实际上这种情况多数属于 FDP 的假阳性，见于肝病、手术后大出血、重症 DIC、纤溶初期、剧烈运动后、类风湿因子阳性、抗 Rh（D）抗体存在等。

3. FDP 阴性，D－D 阳性　理论上只见于纤维蛋白被降解，而纤维蛋白原未被降解，即继发性纤溶。实际上这种情况多数属于 FDP 的假阴性，见于 DIC、静脉血栓、动脉血栓和溶栓治疗等。

4. FDP 和 D－D 都阳性　表示纤维蛋白原和纤维蛋白同时被降解，见于继发性纤溶，如 DIC 和溶栓治疗。

二、出血性疾病诊断试验的选择和应用

（一）血小板功能异常性疾病　遗传性或获得性血小板功能异常性疾病，可选用多种血小板功能试验进行诊断和鉴别诊断。

（二）血友病类出血性疾病　血友病和因子Ⅺ缺乏症：血友病类出血性疾病通常包括血友病 A、血友病 B 和凝血因子Ⅺ缺乏症，也可包括血管性血友病。

（三）肝病出血　肝病出血的原因甚为复杂，除涉及血小板异常外，主要与以下几个方面有关：

1. 凝血因子和抗凝因子的合成减少 当肝细胞受损或坏死时，肝细胞合成凝血因子（除钙离子外的其他血浆凝血因子）和抗凝因子（AT、Hc－Ⅱ、PC、PS等）的能力减低，这些因子的血浆水平降低，导致凝血和抗凝血平衡的失调。

2. 凝血因子和抗凝因子的消耗增多 肝病常并发原发性纤溶或DIC，此时血浆中纤溶酶水平增高，纤溶酶不仅可以水解纤维蛋白（原），而且可以水解多个凝血因子（FⅧ、Ⅸ、Ⅹ、Ⅺ、Ⅻ），同时也消耗了大量抗凝因子。因此，这些因子的血浆水平进一步降低。

3. 抗凝物质和血FDP增多 肝病时，肝细胞合成肝素酶的能力减低，使类肝素抗凝物质不能及时被灭活而在循环血液中积累。此外，高纤溶酶血症致使纤维蛋白（原）降解，产生的FDP水平增高，FDP具有抗凝作用。

诊断肝病时，对观察病情和判断预后有价值的指标是：因子Ⅶ：C和Ⅱ；C减低，先于肝功能异常，可作为肝病早期诊断的指标之一；Fg和因子Ⅴ：C减低，反映肝病严重，或进入肝硬化；异常凝血酶原增高是诊断原发性肝癌的参考指标之一；因子Ⅷ：C和vWF：Ag水平越高，反映肝病越严重；因子Ⅷ：C降低提示并发DIC；因子ⅩⅢa：Ag、AT水平低于35%或PLG的水平低于20%时提示预后不佳；肝病时常呈多个因子的联合变化，故需综合分析。

（四）原发性纤溶症 原发性纤溶是由于纤溶酶原激活物(t－PA，u－PA)增多导致纤溶酶活性增强，后者降解血浆纤维蛋白原和多种凝血因子，使它们的血浆水平及其活性降低。虽称"原发性"但常见于：引起纤溶酶原激活物（t－PA，u－PA）增多或活性增强的疾病，如胰腺、前列腺、甲状腺等手术或过度挤压时；引起纤溶抑制物（PAI－1、α_2－AP）减少或活性降低的疾病，如严重肝病、恶性肿瘤、中暑、冻伤和某些感染等。

三、血栓性疾病诊断试验的选择和应用

（一）血栓前状态 血栓前状态也称血栓前期，是指血液有形成分和无形成分的生化学和流变学发生某些变化。在这一病理状态下，血液有可能形成血栓或血栓栓塞性疾病。诊断血栓前状态的试验可从以下三方面进行：

1. 筛选试验　血浆活化部分凝血活酶时间（APTT）可能缩短，血浆凝血酶原时间（PT）可能缩短，血浆纤维蛋白原（Fg）测定可能增高，血小板聚集试验（PAgT）的聚集率可能增高，血液黏度测定一般增高。

2. 常用试验　血管性血友病因子抗原（vWF：Ag）增高反映血管内皮细胞损伤，β-血小板球蛋白（β-TG）增高反映血小板被激活，可溶性纤维蛋白单体复合物（SFMC）增高反映凝血酶活性增强或形成增多，抗凝血酶活性（AT：A）减低反映凝血酶的活性增强，纤维蛋白（原）降解产物（FDP）和D-二聚体（D-D）增高反映纤溶酶活性增强。

3. 特异试验　血栓调节蛋白（TM）和（或）内皮素-1（ET-1）增高反映血管内皮细胞受损，P-选择素和（或）11-去氢-血栓素 B_{12} 增高反映血小板被激活，凝血酶原片段 1+2（F1+2）和（或）纤维蛋白肽A（FPA）增高反映凝血酶活性增强或其形成增多，组织因子（TF）增高反映外源凝血途径活性增强，凝血酶-抗凝血酶复合物（TAT）增高反映凝血酶活性增强，$B\beta_{1-42}$ 片段和（或）$B\beta_{15-42}$ 片段增高反映纤溶酶活性增强，纤溶酶-抗纤溶酶复合物（PAP）增高反映纤溶酶活性增强。

（二）易栓症　易栓症包括易引起血栓栓塞的抗凝因子缺陷、凝血因子缺陷、纤溶成分缺陷以及代谢障碍等疾病。

四、弥散性血管内凝血诊断试验的选择和应用

弥散性血管内凝血（DIC）是由多种致病因素导致全身微血管内微血栓的形成，消耗了大量的血小板和凝血因子，并引起继发性纤溶亢进，造成血栓形成的综合征。

（一）临床诊断　存在易致 DIC 的基础疾病，如感染、恶性肿瘤、病理产科、大型手术和创伤、严重肝病等。临床上有严重和多发性出血，不能用原发病解释的微循环衰竭或休克，广泛性皮肤、黏膜栓塞或脑、肾、肺等脏器功能衰竭，对抗凝治疗有效。

（二）一般诊断试验　同时有下列 3 项以上试验异常。

1. 血小板计数（PC）进行性下降，低于 $100 \times 10^9/L$（急性白血病和肝病需低于 $50 \times 10^9/L$）。或有下列 2 项以上血小板活化分子标志物血浆水平的增高：$\beta - TG$、PF_4、TXB_2、P - 选择素（GMP - 140）。

2. 血浆纤维蛋白原（Fg）进行性减低，低于 1.5g/L（肝病低于 1.0g/L，急性白血病低于 1.8g/L）或增高超过 4g/L。

3. 3P 试验阳性或血浆 FDP 超过 20mg/L（肝病超过 60mg/L），或 D - D 水平较正常对照值增高 4 倍以上（阳性）。

4. PT 延长或缩短 3 秒以上（肝病 >5 秒），APTT 延长 10 秒以上或缩短 5 秒以上。

5. AT 活性低于 60%（不适用于肝病）或蛋白 C（PC）活性减低。

6. 血浆纤溶酶原抗原（PLG：Ag）低于 200mg/L。

7. 血浆因子Ⅷ：C 低于 50%（肝病必备）。

8. 血浆内皮素 - 1（ET - 1）水平超过 80pg/ml，或血栓调节蛋白（TM）较正常增高 2 倍以上。

（三）疑难或特殊病例诊断试验　有下列 2 项以上异常。

1. 血浆 F1 + 2、TAT 或 FPA 水平增高。

2. 血浆 SFMC 水平增高。

3. 血浆 PAP 水平增高。

4. 血浆组织因子（TF）水平增高，或组织因子途径抑制物（TFPI）水平下降。

（四）DIC 前期（Pre - DIC）诊断试验

指临床上存在易致 DIC 的基础疾病和临床表现，但尚未达到 DIC 的实验诊断标准。此时有下列 3 项以上试验异常，可诊断为 Pre - DIC。

1. 正常操作条件下，采集血液标本易凝固，或 PT 缩短 3 秒以上，APTT 缩短 5 秒以上。

2. 血浆血小板活化分子标志物含量增高：β – TG、PF_4、TXB_2、P – 选择素（GMP – 140）。

3. 凝血激活分子标志物含量增高：F1 + 2、TAT、FPA 和 SFMC。

4. 抗凝血活性减低：AT：A 和 PC：A。

5. 血管内皮细胞损伤分子标志物增高：ET – 1 和 TM。

（孙亚楠）

第四节　出凝血功能监测

临床上出凝血功能监测主要是将血管性疾病、血小板疾病和凝血障碍性疾病作初步鉴别，代表性的监测指标有：反映血管因素（出血时间、毛细血管脆性试验），监测血小板因素（血小板计数、血小板黏附试验、血小板聚集试验、血块退缩试验等），监测凝血功能的指标（凝血时间、凝血活酶试验、凝血酶原时间等），反映纤维蛋白溶解系统的指标（纤溶酶原测定、纤维蛋白解产物测定、优球蛋白溶解时间等），血中抗凝物质监测（凝血酶凝固时间、抗凝血酶Ⅲ测定）以及反映体外循环中肝素化效果的指标（激活全血凝固时间）。

凝血酶原时间（prothrombin time，PT）正常参考值：11 ~ 14 秒。超过正常对照值 3 秒为延长。PT 延长见先天性凝血因子缺乏疾病、肝疾病、DIC、原发性纤溶症、维生素 K 缺乏症等；PT 是监测口服抗凝剂（如华法林）的首选抗凝试验。PT 缩短见于妊娠高血压、口服避孕药、血栓前状态和血栓性疾病等。

血栓弹力图：记录血栓形成的全过程：血凝块形成和发展、血凝块回缩和溶解。提供血栓形成速度、强度和稳定性等血栓形成过程的信息。用以检测血小板及凝血系统的功能。正常参考值①反应时间（r 值）：10 ~ 15 分钟，表示最初纤维蛋白形成。②凝固时间（k 值）：6 ~ 8 分钟，相当于凝血酶生成时间。③最大凝固时间（m 值）：自然全血为 40.31 ± 4.61 分钟，相当于纤维蛋白生成时间段。④血栓最大幅度（ma 值）：50～60mm，反映血小板数量和功能以及纤维蛋白原浓度。⑤血栓最大弹力度（mε）：在血栓最大幅度处的弹力度称为血栓最大弹力度，正常参考值：自然全血为 105.53±26.55。血栓弹力图临床上主要用于体外循环后凝血异常及肝移植术中的凝血功能监测。

（孙亚楠）

第五节　急性粒细胞缺乏症

当周围血白细胞计数低于 $2.0×10^9$/L，中性粒细胞绝对低于 $500×10^6$/L，甚至消失称粒细胞缺乏症。本病起病急骤，伴全身感染。它是一种严重的内科急症，预后严重。以往死亡率高达 50%～90%，尤其是老年患者。近年，由于抗生素的积极应用及输注粒细胞等，病死率已有降低，一般约 25%。

一、病因和发病机制

本病的病因和发病机制与白细胞减少症在多数情况下大致相同，如理化因素有 X 线及放射性物质、苯及其衍生物等；药物因素有抗肿瘤药物、某些抗生素、解热镇痛药等；感染因素有某些细菌、病毒、原虫的感染；以及其他疾病如结缔组织疾病、脾功能亢进、白血病、恶性肿瘤等。粒细胞缺乏症主要为感染及药物所致。这些致病细胞使骨髓造血及白细胞成熟、释放受抑制或粒细胞在血液中破坏过多，从而使粒细胞减少，导致出现一系列临床症状。

二、病情判断

（一）病史　粒细胞缺乏症大多由药物或化学毒物通过免疫反应引起，应注意详细询问病史。

（二）主要症状和体征　起病多急骤，可突然畏寒、高热、周身不适。2～3 天后临床症状缓解，仅有极度疲乏感，易被忽视。6～7 天后粒细胞已极度低下，出现严重感染，再度骤然发热。咽部疼痛、红肿、溃疡和坏死，颌下及颈部淋巴结肿大，可出现急性咽峡炎。此外，口腔、鼻腔、食管、肠道、肛门、阴道等处黏膜可出现坏死性溃疡。严重的肺部感染、败血症、脓毒血症等往往导致患者死亡。

（三）实验室及其他检查

1. 血象　红细胞及血小板计数正常。

白细胞总数低于 $2.0 \times 10^9/L$，粒细胞绝对计数常在（$0.5 \sim 1.0$）$\times 10^9/L$，可低于 $0.2 \times 10^9/L$，甚至缺如。胞质中可见中毒颗粒，细胞浆细胞核内可出现空泡。

2. 骨髓象　粒细胞缺乏症可出现粒系受抑制现象，粒系幼稚细胞减少或成熟障碍。红细胞及巨核细胞系常无改变。

3. 氢化可的松试验　用以测定骨髓粒细胞储备能力。试验前，连作 $2 \sim 3$ 次白细胞计数及分类，取平均值，然后静脉滴注氢化可的松 100mg，注射后 1 小时、3 小时、5 小时各作白细胞计数及分类 1 次，3 小时后白细胞开始上升 5 小时达高峰，正常人上升 2 倍。

4. 肾上腺素试验　皮下注射 0.2mg 后 20 分钟测白细胞数，如升高 $2.0 \times 10^9/L$ 或较原水平高 1 倍以上，提示血管壁上有粒细胞过多聚集在边缘池。如无脾大，则可考虑为假性粒细胞减少症。

5. 白细胞凝集素　在个别免疫性粒细胞减少症患者血清中可出现白细胞凝集素，有辅助诊断意义。

（四）诊断和鉴别诊断　粒细胞缺乏症常有肯定病因，起病多急骤，结合临床表现、血象和骨髓象改变，一般不难确诊。有时须与白细胞不增多性白血病、急性再生障碍性贫血鉴别，此 2 种疾病常伴有贫血及血小板减少，骨髓检查可以明确诊断。

三、急救

（一）去除病因　停止任何可能引起粒细胞缺乏的药物，也不应使用可能会导致骨髓功能低下的药物，如氯霉素、苯巴比妥等。

（二）预防感染　患者入院后应置于无菌层流病室内，如条件不允许，至少置于经严格消毒措施的单人病室内，医务人员接触患者必须戴口罩、洗手，以减少交叉感染。患者饮食应注意，生冷菜肴须煮熟，注意口腔卫生，餐后及入睡前应漱口，如 0.02% 氯己定及制霉菌素溶液（10ml 含 100 万 U）漱口，还可口服新霉素或 SMZco、喹诺酮类制剂如诺氧沙星、环丙沙星进行肠道消毒。

（三）积极控制感染　发生感染者应尽早使用抗菌药物，并仔细寻找病因。进行胸部 X 线检查，反复作血、痰、尿、大便等细菌培养及药敏试验。若致病菌尚不明确亦应以足量广谱抗生素作经验治疗，待病原体及药敏明确后再调整抗生素。对一般感染常用氨基糖苷类（庆大霉素、阿米卡星等）加 β-内酰胺类药物（如氧哌嗪青霉素等）。如上述药物无效，应改用第三代头孢菌素或抗真菌药物。

（四）支持疗法　补充足够热量，饮食高压灭菌，补充氨基酸和维生素 B、维生素 C。

（五）促白细胞生长药物　近年来，由于基因工程技术发展，粒单细胞集落刺激因子（GM-CSF）已经作为一种药物在临床应用，疗效确切，其商品名称为"生白能"。能快速促进骨髓粒细胞生长与恢复，降低死亡率。用量每日 3~6μg/kg，皮下注射或静脉滴注，连用 5~7 天。

（六）输入血液或白细胞悬液　少量输血不能显著提高白细胞，但对严重感染或衰竭的患者可提高机体抵抗能力；输注白细胞悬液，短期内能有效的提高白细胞数量，每日应输入 2×10^{10} 个白细胞，连续 3~4 天，效果较好。

（七）肾上腺皮质激素　严重病例可在有效抗生素治疗的基础上，给予肾上腺皮质激素，剂量宜大，疗程宜短。常用泼尼松（60~80mg/d，口服），氢化可的松（200~300mg/d，静脉滴注），可用地塞米松（20~30mg/d，静脉滴注）。

（八）雄激素　当无脾功能亢进，无其他代谢病或无肿瘤时均可采用。常用羟甲雄酮每日 1~2mg/kg，分次口服，或配合小剂量泼尼松每日 10~20mg/kg，常需用药长达 3 个月才见效。

（九）脾切除术　对脾功能亢进所致者或某些免疫性疾病引起

者有效。

四、护理要点

（一）一般护理

1. 严重者应卧床休息，加强生活护理，避免外伤。病室应定期消毒，采取严密隔离措施，有条件者最好住在层流无菌室。医护人员接触患者应穿隔离衣，戴口罩。

2. 加强营养，以高热量、高维生素和易消化的食物为宜。口腔有溃疡者，给软食或流汁，食物不宜过热或过咸。

3. 加强皮肤、黏膜、口腔护理。如保持床铺清洁整齐，勤换内衣，防止压疮；有口腔溃疡者可用1%甲紫、利福平口腔溃疡膜涂抹；便后用1∶5000的高锰酸钾溶液坐浴，防止肛周感染等。

4. 做好患者思想工作，说明大部分患者在一段时间内均可恢复，以得到患者的配合。

（二）病情观察与护理 粒细胞缺乏时，常有高热、头痛、全身乏力等感染征象，应注意观察患者咽峡部、齿龈、鼻腔、阴道、肛门等处黏膜有无坏死性溃疡；颈部或颌下有无淋巴结肿大；并注意体温及血象变化。患者体温若超过39.5~40℃，应给予物理降温，头部置冰袋及温水擦浴。咽痛、扁桃体发炎时，可用3%过氧化氢溶液漱口，含服溶菌酶含片，每次8万U，每日4~6次，或六神丸10粒，每日3~4次含化。

（李海峰）

第六节 弥散性血管内凝血

弥散性血管内凝血（DIC）是由多种致病因素导致机体微细血管内广泛血栓形成，继而出现凝血因子及血小板大量消耗和继发性纤维蛋白溶解亢进（简称纤溶亢进）为特征的一种全身性血栓－出血综合征。其基本特征是由于病理性凝血酶和纤溶酶大量生成，引起多发性出血、顽固性休克、广泛的栓塞症状和微血管病性溶血的临床表现。这种病理状态若得不到及时纠正，势必导致多器官功能障碍和不可逆性休克。

一、病因和发病机制

血管内血栓形成的主要病理过程是血管内凝血过程的启动和血小板激活。引起血管内凝血过程启动和血小板激活的原因是多样的，但归纳起来主要是血管内皮损伤和组织损伤。而引起血管内皮损伤和组织损伤的相关疾病主要见于：

（一）感染性疾病

1. 细菌感染　革兰阴性细菌感染，如脑膜炎双球菌引起的暴发性流脑、胆道感染、伤寒、暴发性菌痢、败血症等；革兰阳性细菌感染，如溶血性链球菌、金黄色葡萄球菌及肺炎双球菌引起的败血症。

2. 螺旋体病　如钩端螺旋体感染。

3. 立克次体感染　如斑疹伤寒、恙虫病。

4. 病毒感染　流行性出血热、重症肝炎、乙型脑炎、天花、麻疹、传染性单核细胞增多症、巨细胞病毒感染等。

5. 真菌感染　霉菌性败血症。

6. 原虫感染　脑型、恶性疟疾、黑热病等。

7. 诱发因素　①病原体、毒素或免疫复合物损伤血管内皮，使其下的胶原暴露。②致病性微生物直接激活因子XII，启动内源性凝血途径。③致使组织损伤继而激活外源性凝血途径。④微循环障碍导致组织缺氧、酸中毒损伤内皮细胞。⑤继发性红细胞、血小板损伤激活内源性凝血途径。⑥严重肝细胞损伤致使对活化的凝血因子清除能力减弱，抗凝血酶–Ⅲ及纤溶酶原合成减少。⑦单核–吞噬细胞系统功能受抑制。

（二）组织损伤

1. 外科疾病　如广泛性手术、血管外科手术、大面积烧伤、挤压综合征、毒蛇咬伤、急性出血性胰腺炎等。

2. 产科疾病　如羊水栓塞、胎盘早期剥离、子痫、先兆子痫、刮宫、死胎残留、感染性流产较为常见。

3. 恶性肿瘤　如胰、胃、前列腺及支气管癌、黏液腺癌，尤其是肿瘤晚期广泛转移的患者。

4. 白血病 各型白血病，其中以急性早幼粒细胞白血病（尤其是经化疗后）最多见。

（三）肝病 急性重型肝炎、亚急性重型肝炎和肝硬化等严重肝病的全身性出血常和 DIC 有关。

（四）其他 严重的输血反应、输液反应、肺源性心脏病、急性坏死性胰腺炎、急性坏死性肠炎、某些结缔组织病、药物过敏、毒蛇咬伤及中暑等都可能诱发 DIC。

二、病情判断

（一）病史 了解起病的缓急，是否患有感染性疾病、恶性肿瘤，近日有无手术史、生产史等。

（二）症状和体征 DIC 的临床表现可因原发病、DIC 类型及分期不同而有较大差异。最常见的表现有出血倾向、休克、微血管栓塞及微血管病性溶血等。

1. 出血 发生率 84% ~ 95%，以多发性皮肤大片淤斑，注射、手术、创伤部位渗血不止为临床特征。常见的发生部位是皮肤黏膜，表现为出血点、淤斑，纤溶亢进时皮肤可见大片淤斑。穿刺部位和手术创口渗血往往是临床医生想到 DIC 的首发表现。深组织出血包括：呕血、便血、咯血、血尿、阴道出血和颅内出血，以颅内出血最为严重，常在短时间内危及生命。

2. 微循环障碍 发生率 30% ~ 80%，特征是不能用原发病解释的微循环障碍和顽固性休克。由于广泛性微血栓形成使回心血量减少，致使低血压或休克出现，加上被激活的徐缓素及 FDP 的扩血管作用，可使毛细血管通透性增加，血容量进一步减少，休克可因此而加重。在临床上表现为一过性或持续性血压下降，早期即出现肾、肺、大脑等器官功能不全，出现肢体湿冷、少尿、呼吸困难、发绀及神志改变等。

3. 栓塞症状 导致受累器官或组织坏死，器官功能衰竭，引起相应器官的有关症状和体征。内脏栓塞最常见于肺、脑、肝、肾和胃肠道等。

4. 溶血 微血管病性溶血可引起红细胞大量破碎，引起黄疸。

（三）实验室检查 有下列 3 项以上异常：

1. 血小板 $< 10 \times 10^9 / L$ 或进行性下降。

2. 凝血酶原时间正常延长或缩短 3 秒以上，或呈动态性变化。

3. 纤维蛋白原定量减少，常低于 $2g/L$，但在感染、妊娠、创伤、休克等情况时，因机体处于应激状态，纤维蛋白原仍可维持在较高水平。因此在 DIC 早期，纤维蛋白原可能并不降低，但动态观察中，纤维蛋白原有持续下降趋势。若含量低于 $1.5g/L$，有诊断价值。用凝血酶的方法测定时，因受纤维蛋白降解产物的影响而数值偏低，故常用纤维蛋白原滴定度的半定量方法。

4. 鱼精蛋白副凝试验（3P）阳性或血清纤维蛋白（原）降解产物（FDP）超过 $20mg/L$。

5. 血涂片中破碎细胞比例超过 2%。

6. 部分疑难病例在条件允许时可行下列检查：抗凝血酶 Ⅲ（AT Ⅲ）含量测定；因子 Ⅷ 活性或 Ⅷ：C/Ⅷ R：Ag 比例测定；血小板 β - 血栓球蛋白（β - TG）测定；纤维蛋白原转换率测定。

存在易引起 DIC 的基础疾病且有下列两项以上临床表现：多发性出血倾向；不易用原发病解释的微循环衰竭和/（或）休克；多发性微血管栓塞的症状、体征，如皮肤、皮下、黏膜栓塞性坏死及早期出现的肺、肾、脑等脏器功能衰竭；抗凝治疗有效，同时实验室检查有 3 项以上异常则可诊断 DIC。

三、急救

治疗原则包括积极治疗原发病、阻断 DIC 的病理过程（抗凝治疗）、补充缺乏的凝血成分和抑制纤溶活性。

（一）积极治疗原发病 这是治疗成败的关键，它常常可迅速终止或明显减弱血管内凝血的过程，也可使抗凝等其他治疗易于奏效。如有效的控制感染，清除原发性感染灶，及时果断地清除子宫内致病性因素，纠正酸中毒与休克状态。

（二）抗凝疗法 抗凝治疗的目的在于阻断血管内凝血的病理过程，目前仍以肝素为主。主要用于 DIC 高凝期伴明显血栓形成，或病因不能迅速驱除时。消耗性低凝期或纤溶亢进期应慎用肝素，但经积极治疗原发病和补充凝血成分的治疗，出血仍不能控制，而且 DIC 的病因持续存在，应加用肝素以阻断仍未终止的血管内凝血过程。

肝素应用方法：剂量应因人而异。一般首次用量为 0.5～1mg/kg，每 4～6 小时给 1 次维持量，维持量一般为 0.25～0.5mg/kg。具体应根据试管法凝血时间的测定来监护肝素用量，使凝血时间控制在 20～30 分钟，如小于 20 分钟，可酌情加量；大于 30 分钟，应及时减量或停用。同时严密观察临床病情进展和有无出血加重的倾向。急性 DIC 一般需持续治疗 3～5 天，当临床上出血基本停止，休克纠正，急性肾功能衰竭等血栓形成表现得以恢复，即可开始减量，2～3 天内完全停用。实验室检查结果也可作为减量和停药的参考。肝素停药时，原则为逐渐减量至停药。下列指标可停药，如出血停止、休克改善、尿量增多、血小板计数回升、凝血酶原时间较前缩短 5 秒以上。对肝素应用过量时，可用鱼精蛋白与肝素对抗，可抗 1:1，即鱼精蛋白 1mg 中和 1mg 的肝素（1mg 大约 125～130U）。鱼精蛋白一般用量 25～50mg，一次量不超过 50mg，静脉内缓注约 3～10 分钟。

肝素治疗失败的原因：①使用太晚，微血管内血栓已广泛形成，造成器官与组织不可逆性损害。②如纤维蛋白已经形成，肝素无法阻止其在微血管内沉积。③剂量不够或用药时间太短。④原发病太重，未消除诱因。⑤蛇毒引起的 DIC，用肝素不能抑制蛇毒凝血酶。

其他抗凝治疗：低分子右旋糖酐（分子量以 25000～40000 为宜）以扩充微循环、修复损伤的血管内皮细胞。防止血小板黏附和聚集，每日 500～1000ml，分 2 次静脉滴注。若在 500ml 右旋糖苷内加入 100～200ml 双嘧达莫（每日 200～400mg），可获得更好的疗效。但应防止低分子右旋糖酐及双嘧达莫所引起的血压下降、出血加重和头痛等副作用。或双嘧达莫 100mg，肌内注射，或 200～400mg 加入 5% 葡萄糖溶液 500ml，静脉滴注。

（三）补充血小板及凝血因子　适应证：①DIC 出血倾向严重或继发性纤溶亢进时；②与肝素治疗同时进行。为提高凝血因子和血小板的水平，可输新鲜血浆或新鲜全血。若纤维蛋白原明显减少可输纤维蛋白原。每克纤维蛋白原可增加血浆纤维蛋白原 25mg% 。血小板降低时，每次输入血小板 8 个单位。凝血酶原复合物（PPSS），含因子 Ⅱ、Ⅶ、Ⅳ、Ⅹ，每瓶 200U，相当 200ml 新鲜血的因子量。加入 5% 葡萄糖液 50ml 静滴。维生素 K_1、维生素 K_3、维生素 K_4 5~10mg 口服或肌注，2~3 次/d。

（四）纤溶抑制药物　一般宜与抗凝剂同时应用，适用于：①DIC 的基础病因及诱发因素已去除或控制；②有明显纤溶亢进的临床及实验室证据；③DIC 晚期，继发性纤溶亢进已成为迟发性出血的主要原因。6-氨基己酸：首剂 4~6g 加入生理盐水或 5% 葡萄糖液 100ml 中，15~30 分钟内滴入。因其排泄迅速，需用维持量 1g/h。对羧基苄胺（止血芳酸）：200~500mg/次，1~2 次/日，静注。抑肽酶：具有抗纤溶和抗 X_α 作用，适用于 DIC 中、晚期，8 万~10 万 U/d，3~4 次，静滴。

四、护理要点

（一）一般护理　安静卧床，保持心情平静，对于神志清醒者尤为重要。向患者解释积极配合治疗，病情会逐渐好转，避免其情绪紧张。做好家属工作，给予理解和配合。保持呼吸道通畅，持续吸氧，以改善组织缺氧状况及避免脑出血发生。

（二）病情观察与护理

1. 严密观察病情变化，及时识别 DIC 的早期征象，注意有无寒战、面色苍白、四肢厥冷、指（趾）发绀、皮肤有无花斑、脉细弱、血压降低、尿少等情况。注意有无嗜睡、烦躁、意识障碍、昏迷及肢体瘫痪等神经系统表现。发现异常，及时报告医生并协助处理。

2. 护士应备齐抢救设备及药品，积极配合医师及时治疗原发病及抗休克治疗，并协助医师及时测定凝血时间，以助诊断。DIC 晚期可有广泛性出血，常见有皮肤黏膜或内脏出血、鼻衄、齿龈出血、血尿、脑出血等，应配合医师抢救，如鼻出血时可用 0.1%肾上腺素棉球或碘纺纱条填塞鼻腔。齿龈出血时先用生理盐水含漱，再用消毒纱布压迫牙龈出血。穿刺或注射部位易出血不止，操作后用消毒棉球或棉球按压局部 3 分钟以上，至出血停止为止。如有呕血、黑便等消化道出血时，可暂禁食，按病情需要给流质饮食，并按消化道出血常规护理。剧烈头痛、视力模糊疑为脑出血时，应将头部抬高和冷敷。疑有颅内压增高时，按医嘱及时给降颅压药物。护士要熟悉肝素、链激酶等药物的药理、用法及副作用，发现异常，速告医师并协助处理。

（三）对症护理 DIC 时所发生多部位出血倾向，应根据不同情况予以护理：①皮肤出血：衣服、被单应柔软，翻身宜轻。穿刺和注射部位可行压迫止血。患者接受抗凝治疗时，尽量减少有创伤性检查和肌内注射。②鼻出血：鼻部冷敷，用 1:1000 肾上腺素棉条或凡士林纱条填塞鼻腔。③口腔黏膜出血：用生理盐水或 1:5000 呋喃西林液漱口加强口腔护理。④呕血：按上消化道出血护理。

（四）健康教育 易诱发弥散性血管内凝血的基础疾病存在，如感染性疾病、病理性产科、恶性肿瘤的患者要及时积极治疗。急性型弥散性血管内凝血预后较差，死亡原因多与原发病较重、诱因不能及时去除、诊断不及时及治疗不当有关。

（孙亚楠）

第十六章 内分泌、代谢系统重症

第一节 低血糖危象

正常情况下，通过神经内分泌等调节，糖的分解代谢与合成代谢保持动态平衡，血糖浓度亦相对稳定。正常人血糖虽受进食、饥饿、劳动、运动、精神因素、生长发育等多种因素影响，但波动范围狭窄，一般血糖浓度饱餐后很少超过 8.89mmol/L（160mg/dl），饥饿时很少低于 3.33mmol/L（60mg/dl），此为血糖内环境稳定性。当某些病理和生理原因使血糖降低，引起交感神经兴奋和中枢神经异常的症状及体征时，称为低血糖危象。

一、病因和发病机制

低血糖症常见的病因有：①胰岛素过多（如胰岛素瘤、胰岛细胞增生、降糖药物治疗）。②摄食不足或耗糖过度。③肝脏疾病（硬化、急性黄色肝萎缩、肝癌等）。④垂体前叶、甲状腺或肾上腺皮质功能低下等。⑤中胚层源性肿瘤（如纤维肉瘤、平滑肌肉瘤等）。⑥反应性低血糖（如早期糖尿病、功能性低血糖、胃大部切除术后）。⑦药物中毒（乙醇、阿司匹林等）、荔枝中毒。⑧食道肿瘤、吞咽困难、孕妇、剧烈运动等。上述诸多因素均可导致血糖过低以致脑部或（及）交感神经受到影响，产生一系列症状群。因为脑的主要能源是葡萄糖，但脑细胞储糖量很有限，主要靠血糖随时供给。脑部变化初期反映在大脑皮质受抑制，晚期神经细胞坏死，中脑及延脑活动受影响。同时高胰岛素血症可以促进钠、钾离子进入细胞内，导致脑水肿和颅内压增高。若低血糖昏迷时间持续超过 6 小时，脑细胞可因缺乏能量而发生不可逆的变性、坏死，严重损害中枢神经功能，因此本症最突出的表现是意识障碍。若血糖急骤下降但历时短暂，则以肾上腺过多症候群为著。由于肾上腺素释放增加，引起交感神经兴奋。一般而言，血糖值越低，持续时间越长，发病越快，其症状越明显，预后也越差，即使治疗恢复也成为痴呆或去大脑僵直状态。

二、**病情判断**

（一）病史　低血糖症常呈发作性，发作时间及频度随病因不同而异，常在饥饿或运动后出现，多在清晨空腹或下半夜发生。少数患者亦可在餐后发作。

（二）临床表现　低血糖症呈发作性，发作时间及频数随病因而异。典型临床表现主要包括以下两种。

1. 交感神经过度兴奋　表现为心慌、软弱、饥饿感、脉快、出冷汗、皮肤苍白、手足颤抖。如继续发展，可伴有一系列程度不同的脑功能障碍表现。

2. 脑功能障碍　表现为精神不集中，思维和言语迟钝、头晕、不安、视物不清、步态不稳，有时可出现易怒、幻觉、行为怪异，常被误诊为精神病。病情严重者可出现癫痫样抽搐甚至昏迷。

（三）诊断和鉴别诊断

1. 有低血糖危象发作的临床表现。

2. 即刻测血糖 <2.8mmol/L。

3. 立即给予葡萄糖后可以消除症状。

鉴别诊断：患者出现昏迷时应注意与糖尿病酮症酸中毒、非酮症高渗性昏迷、癫痫、癔症、脑血管病、药物中毒等所致的昏迷鉴别。主要靠发作时血糖检查及注射葡萄糖后的反应鉴别。

三、**急救**

要充分认识反复、严重的低血糖发作，或低血糖持续时间过长可引起不可逆脑损害。因此，对低血糖症应尽早识别，及时处理。

（一）低血糖症发作时的紧急处理　轻症者，一般经喂食糖果、糖水等食物即可缓解；疑似低血糖昏迷的患者，应立即抽血做有关检查，并马上供糖而不必等待检查结果，可予以下治疗：

1. 立即静脉注射 50% 葡萄糖溶液 60～100ml，多数患者能立即清醒，继而进食；未恢复者可反复注射直至清醒。处理后即使意识完全恢复，仍需继续观察，因为由于口服降糖药引起的低血糖症，血液中较高的药物浓度仍继续起作用，患者再度陷入昏迷的可能性仍很大，宜继续静脉滴注 5%～10% 的葡萄糖，根据病情需要观察数小时至数天，直至病情完全稳定为止。

2. 血糖不能达到上述目标，或仍神志不清者，必要时可选用：氢化可的松 100mg 静脉推注，并视病情需要再以 100mg 加入 5%～10% 500ml 葡萄糖液中缓慢滴注，一般一日总量在 200～400mg；或给予高血糖素 0.5～1.0mg 皮下、肌肉或静脉注射，一般 20 分钟内起效，但维持时间仅 1～1.5 小时。

（二）病因治疗　如手术切除胰岛 β 细胞瘤、腺癌及中胚层源性肿瘤等。如未找到肿瘤，可从胰尾起行逐段胰腺部分盲目切除，直至血糖回升，并需注意切除异位腺瘤。

四、护理要点

（一）一般护理

1. 患者出现低血糖表现应绝对卧床休息，立即口服葡萄糖或静脉推注葡萄糖液。注意保暖，避免受凉。对于有抽搐患者，除补糖外可酌情用适量镇静剂，并注意保护患者，防止外伤。昏迷患者应按昏迷常规护理。

2. 间歇期患者应合理饮食，注意休息，生活规律，防止刺激减少发作。对胰岛素细胞瘤的患者，因常年患病，又有脑症状多有情绪低沉、神志模糊和悲观失望，医护人员态度要和蔼，耐心鼓励患者安定情绪，建立战胜疾病的信心。嘱患者随身携带糖块，遇有心悸、出汗、烦躁等先兆症状时随时口含糖块，防止发作。

（二）病情观察与护理

1. 密切观察生命体征及神志变化，例如有无心慌、出汗、头昏等低血糖先兆，定时监测血糖，注意血压、脉搏、呼吸等生命体征的变化。要注意观察尿、便情况，记录出入量。观察治疗前后的病情变化，评估治疗效果。

2. 临床上可见到低血糖症抢救成功后再度发生昏迷的病例，因此患者清醒后，仍需要观察 12~48 小时，以便及时处理。

3. 在糖尿病的治疗过程中注射胰岛素或口服降糖药过多时，要注意低血糖的发生。除要严格掌握剂量外，还要密切观察，熟悉低血糖的诊断、临床症状、不同患者存在个体敏感性的差异。

（三）健康教育 指导患者避免精神刺激，饮食有节有时，起居有常，不妄作劳，坚持力所能及的体育锻炼，以增强体质。对各种病因进行针对性预防，如肝功能受损者应积极保肝治疗；半乳糖血症应停服乳类食品；延迟型倾倒综合征患者应少食多餐等。

（刘燕）

第二节 糖尿病酮症酸中毒

糖尿病酮症酸中毒（diabetic ketoacidosis，DKA）是由于体内胰岛素缺乏，胰岛素的反调节激素增加，引起糖和脂肪代谢紊乱，以高血糖、高血酮和代谢性酸中毒为主要特点的临床综合征。

一、病因和发病机制

（一）诱因 诱发本症的原因主要是急性化脓性感染，胰岛素中断或不适当地减量，各种手术、创伤、麻醉、呕吐、腹泻、食欲减退或饮食不节及过量，妊娠及分娩，强烈精神刺激，以及对胰岛素产生抗药性等。临床上往往有几种诱因同时存在。

（二）发病机制 本症的主要发病机制是胰岛素绝对或相对性分泌不足，导致糖、脂肪及蛋白质的代谢紊乱，并继发性引起水、电解质及酸碱平衡失调。此外拮抗胰岛素的激素，包括胰高血糖素、生长激素、儿茶酚胺、肾上腺皮质激素同时分泌过多，亦为产生酮症酸中毒的重要因素。

二、病理生理

（一）酸中毒 糖尿病代谢紊乱加重时，脂肪动员和分解加速，大量脂肪酸在肝经 β 氧化产生大量乙酰乙酸、β-羟丁酸和丙酮，三者统称为酮体。当酮体生成量剧增，超过肝外组织的氧化能力时，血酮体升高称为酮血症，尿酮体排出增多称为酮尿，临床上统称为酮症。乙酰乙酸和 β - 羟丁酸均为较强的有机酸，大量消耗体内储备碱，若代谢紊乱进一步加剧，血酮体继续升高，超过机体的处理能力，便发生代谢性酸中毒。

（二）高酮体血症　脂肪大量分解后的终末代谢产物乙酰辅酶 A，在肝脏不能被氧化为丙酮酸，生成大量酮体（乙酰乙酸、β - 羟丁酸、丙酮），当生成量超过肾脏排泄速度时，体内就会形成高酮体血症。

（三）水、电解质代谢紊乱　酮症酸中毒时，由于血糖增高，大量的糖带着水从肾脏丢失，患者厌食、恶心、呕吐，水的摄入量减少，使脱水加重。大量蛋白质分解，产生酸根，排出时又带走不少水分。严重脱水使细胞外液容量减少，血压下降，可引起循环衰竭及急性肾功能衰竭。

血钠、氯、磷、镁都有大量丢失。血钾初期体内已下降，但由于酸中毒，大量的氢离子进入细胞内，钾离子交换到细胞外，此期血清钾可正常或偏高。随着酸中毒的纠正，氢离子从细胞内到细胞外，大量钾离子进入细胞内，此时可引起严重的低血钾，如不及时纠正，可致心律失常，严重时可发生心跳、呼吸骤停。

（四）带氧系统异常　酸中毒时，体内不出现缺氧，但当酸中毒纠正后，糖化血红蛋白高，2，3 - 二磷酸甘油酸降低，血氧解离曲线左移，二者均使氧释放减少，可造成组织缺氧。

（五）周围循环衰竭和肾功能障碍　严重失水，血容量减少，加以酸中毒引起的微循环障碍，若未能及时纠正，最终可导致低血容量性休克，血压下降。肾灌注量的减少，引起少尿或无尿，严重者发生肾衰竭。

（六）中枢神经功能障碍　在严重失水、循环障碍、渗透压升高、脑细胞缺氧等多种因素综合作用下，引起中枢神经功能障碍，出现不同程度的意识障碍、嗜睡、反应迟钝，以至昏迷，后期可发生脑水肿。

三、病情判断

（一）病史 有糖尿病病史。可发生于任何年龄，以 30～40 岁多见，有明确糖尿病病史及使用胰岛素史、反复出现酮症的病史，大多为胰岛素依赖型糖尿病。本症性别差异不显著。

（二）临床表现 早期患者仅表现为原有糖尿病的症状加重，多饮、口渴、乏力、嗜睡等症状，随着病情发展患者出现食欲减退、恶心、呕吐，或有腹痛；呼吸深大，呼气有酮臭味（烂苹果味）；脱水貌，皮肤黏膜干燥、弹性差，眼球下陷；心动过速，脉搏细数；血压下降，甚至休克或心肾功能不全；神志由烦躁不安、嗜睡逐渐发展为昏迷。

（三）实验室检查

1. 尿 尿糖、尿酮体强阳性。当肾功能严重损害而阈值增高时，尿糖、尿酮体阳性程度与血糖、血酮体数值不相称。可有蛋白尿和管型尿。

2. 血 血糖多数为 16.7～33.3mmol/L（300～600mg/dl），有时可达 55.5mmol/L（1000mg/dl）以上。血酮体升高，多在 4.8mmol/L（50mg/dl）以上，CO_2 结合力降低，轻者为 13.5～18.0mmol/L，重者在 9.0mmol/L 以下。$PaCO_2$ 降低，pH < 7.35。碱剩余负值增大（> -2.3mmol/L）。阴离子间隙增大，与碳酸氢盐降低大致相等。血钾正常或偏低，尿量减少后可偏高，治疗后可出现低钾血症。血钠、血氯降低，血尿素氮和肌酐常偏高。血清淀粉酶升高可见于 40%～75% 的患者，治疗后 2～6 天内降至正常。血浆渗透压轻度上升，白细胞数升高，即使无合并感染，也可达 10×10^9/L，中性粒细胞比例升高。

（四）诊断和鉴别诊断 对昏迷、酸中毒、失水、休克的患者，均应考虑本病的可能性，尤其对原因不明意识障碍，呼气有酮味、血压低而尿量仍多者，应及时作有关化验以争取及早诊断，及时治疗。少数患者以本病作为糖尿病的首发表现，某些病例因其他疾病或诱发因素为主诉也容易将医务人员的思维引入歧途。

要注意与急性胃炎、急腹症、糖尿病患者合并其他致昏迷疾病（如脑血管意外等）相鉴别，更要注意与低血糖昏迷、高渗性非酮症糖尿病昏迷及乳酸性酸中毒之间的鉴别。

四、急救

治疗原则，应用速效胰岛素迅速纠正代谢紊乱，纠正酸中毒和水、电解质失衡。

（一）治疗过程中的检验　全部病例均应住院救治，并立即做血糖、血酮、尿糖、尿酮，此后每 2 小时复查 1 次，待血糖下降14mmol/L 后，改每 6 小时复查 1 次。同时在治疗前做血气分析，血电解质 CO_2 结合力、尿素氮、心电图。以后每 4 ~ 6 小时复查 1 次。

（二）足量补液　补液是救糖尿病酮症酸中毒首要的、极其关键的措施。患者常有重度失水，可达体重 10% 以上。只有在有效组织灌注改善、恢复后，胰岛素的生物效应才能充分发挥。补液时通常宜用等渗氯化钠注射液。开始时补液速度应较快，在 2 小时内输入 1000 ~ 2000ml，第 3 ~ 6 小时再输入 1000 ~ 2000ml，第 1 天输液总量 4000 ~ 5000ml，严重失水者可达 6000 ~ 8000ml。根据血压、心率、每小时尿量及末梢循环情况，决定输液量和速度，有心功能不全的患者应强调监测中心静脉压，以防止发生心衰。血钠浓度过高（ >160mmol/L ）时，可用 5% 葡萄糖注射液（须加入一定量的胰岛素）代替等渗氯化钠注射液，此时宜保持血浆渗透压平稳下降，血糖水平可保持相对稳定。如治疗前已有低血压或休克，快速输入晶体液不能有效升高血压，应输入胶体溶液并采用其他抗休克措施。

（三）小剂量胰岛素治疗　大量基础研究和临床实践证明，小剂量胰岛素治疗方法案（即每小时每公斤体重 0.1U，加入生理盐水中持续静脉滴注），能使血糖平稳下降，每小时约降低 3.9 ~ 6.1mmol/L，还有较少引起脑水肿、低血糖、低血钾等优点：治程中应强调监测血糖，更应注意观察一般状况、生命体征及综合生化指标，如 2 小时后病情无改善，综合生化指标无好转，血糖无肯定下降，应酌情增加胰岛素剂量。当血糖下降速度较快或降至较低水平（＜13.9mmol/L）时，宜将胰岛素加入5%葡萄糖氯化钠注射液中继续静滴，至食欲恢复后可改为肌肉或皮下注射，每4～6小时1次，直至酮症消失后再改为常规治疗。

（四）电解质紊乱的纠正　糖尿病酮症酸中毒时，低钠低氯已通过补充生理盐水得到补充。体内钾缺失常较严重，治疗前因酸中毒影响血钾可正常甚至增高，血钾不能反映体钾缺失真实程度，治疗4～6小时后血钾常明显降低，尤其在胰岛素与碱剂同时应用时，细胞摄钾功能异常增高，有时可达危险程度。如治疗前血钾低于正常，开始治疗时即需补钾，一般在治疗开始1～4小时补钾。每小时补钾1～1.5g，或1000ml液体中3～4g氯化钾于4～6小时内输完。此外，有低钾常伴有低镁血症，当补钾后，临床症状不见好转时，应该镁剂治疗。检测血镁用药。一般可用25%～50%硫酸镁10ml，深部肌内注射。或重症给10%硫酸镁20ml加入10%葡萄糖200ml中缓慢静滴。低磷时可补磷酸钾。

（五）谨慎补碱　轻症患者经输液和注射胰岛素后，酸中毒可渐纠正，不必补碱。一般认为，血 pH ＞ 7.1 或 $[HCO_3^-]$ ＞ 10mmol/L，无明显酸中毒大呼吸时，可暂不予补碱；如血 pH ≤ 7.1 或 $[HCO_3^-]$ ≤5mmol/L 时，宜小剂量补碱（避免使用乳酸钠）：静滴 5% $NaHCO_3$ 50～100ml，2小时后，如酸中毒无明显改善，可重复补碱，至血碳酸氢根浓度达到 15mmol/L 时，即应停止补碱。

（六）处理诱发病和防治并发症

1. 休克　如休克严重且经快速输液后仍不能纠正，应详细检查分析其原因，如有无合并感染或急性心肌梗死，给予相应措施。

2. 严重感染　是本症的常见诱因，亦可继发于本症。因 DKA 可引起低体温和血白细胞升高，故此时不能以有无发热或血象改变来判断，应积极处理。

3. 心力衰竭、心律失常　年老或合并冠状动脉病变，尤其是急性心肌梗死，补液过多可导致心力衰竭和肺水肿，应注意预防。可根据血压、心率、中心静脉压、尿量等情况调整输液量和速度，并视病情应用利尿剂和正性肌力药。血钾过低、过高均可引起严重心律失常，宜用心电图监护，及时治疗。

4. 肾功能衰竭 应强调早期发现：脱水征已改善，尿量不见增加，血 BU. 趋于增高时，即应按急性肾衰处理。

5. 脑水肿 死亡率甚高，抢救过程中要注意避免诱发本病的因素。若血糖已降低，酸中毒已改善时，昏迷反而加重，并出现颅内压增高的征象，应及早给予甘露醇、呋塞米、地塞米松等治疗。

五、护理要点

（一）一般护理

1. 休息 患者绝对卧床休息，注意保暖，吸氧。有休克者使患者的头和腿均抬高 30°的卧位和平卧位交替使用。保持呼吸道通畅，防止舌后坠堵塞喉头，适当吸痰。

2. 饮食护理 严格和长期执行饮食管理，禁止食用含糖较高的食物，按一定比例分配糖、蛋白、脂肪，对患者饮食进行检查，督促、教育患者遵守饮食规定。

3. 皮肤护理 因糖尿病患者易生疖、痈，故应保持皮肤清洁，勤换内衣裤，勤洗澡，保持床单清洁；如发生疖、痈，应及时处理，必要时抗生素治疗。

4. 口腔护理 糖尿病患者抵抗力降低，进食量减少，细菌易在口腔内迅速繁殖，并分解为糖类，使发酵和产酸作用增强，导致口腔局部炎症，溃疡等并发症。可用 2% ~3% 硼酸溶液（可改变细菌的酸碱平衡起抑菌作用）。霉菌感染时，可用 1% ~4% 碳酸氢钠溶液漱口。通过口腔护理保持口腔清洁、湿润，使患者感觉舒适。

5. 记录 24 小时出入量 定时留尿测定尿糖量。

6. 胰岛素治疗的护理 定时注射胰岛素 30 分钟后保证患者进食。收集小便，检查尿糖，防止发生低血糖。

（二）病情观察与护理

1. 严密观察体温、脉搏、呼吸、血压及神志变化，通过观察生命体征能及时反映出病情好转及恶化。低血钾患者应做心电图监测，为病情判断和判断治疗反应提供客观依据。

2. 遵医嘱及时采血、留尿，送检尿糖、尿酮、血糖、血酮、电解质及血气等。

3. 认真按医嘱查对胰岛素类型及用量，注意观察，避免出现低血糖昏迷。

4. 昏迷患者应保持呼吸道通畅。应密切观察和详细记录患者意识状态、瞳孔、血压、脉搏、呼吸等变化，还应注意呼吸道、口腔、泌尿道、皮肤、眼睛、大便、肢体等的护理，防止并发症的发生。

5. 快速建立两条静脉通道，纠正水、电解质失调，维护酸碱平衡，纠正酮症，抗感染等。一条为扩容治疗，按医嘱给予适宜、适量的液体及足量的抗生素，以疏通微循环增加心肌收缩力，恢复正常的血流；另一条维持稳定血压，输入血管活性药物等。

6. 因患者血液中酮体堆积，呼吸中枢兴奋出现深呼吸，造成换气过度，二氧化碳排出增多；由于酸性代谢产物大量堆积，使血中碳酸氢钠浓度降低，二氧化碳结合力降低脱水，使血容量减少，组织灌注不良，组织缺氧。因此，应快速纠正缺氧，在短时间内用鼻导管或面罩给予高浓度的氧气吸入，但不宜超过24小时，待二氧化碳结合力恢复正常，呼吸转为平稳后，可给低浓度，低流量持续吸氧，每分钟氧流量为 1~2L，浓度为 24%~28%。

（三）健康教育

1. 指导患者积极治疗糖尿病，避免诱发因素。

2. 指导患者根据病情坚持饮食疗法、运动疗法和药物疗法。当出现酮症酸中毒时，要卧床休息。

3. 指导患者正确用药方法，口服降糖药物应严格掌握服用剂量、时间、副作用等基本用药知识。

4. 为患者设计有姓名、年龄、住址、疾病名称的卡片，患者随身携带，病情危重时便于送往医院治疗。

5. 糖尿病患者应戒烟、戒酒及其他不良嗜好，注意生活的规律性。

6. 指导患者定期复查有关项目，有变化及不适时随时就诊。

（刘燕）

第三节　甲状腺危象

由于甲状旁腺增生、腺瘤或腺癌引起过多分泌、导致高血钙、低血磷、尿钙磷增多、骨损害和肾结石等表现。当血钙 > 3.75mmol/L 时，可发生高血钙血象。

一、病因和发病机制

甲状腺危象的发病诱因有以下几点：

（一）**手术性因素**　甲亢患者在手术中或术后 4～16 小时内发生危象常与手术直接有关。凡在术后 16 小时后出现者，应寻找感染病灶或其他诱因，如输液、输血反应等。甲状腺本身的手术或其他急诊手术如急腹症、剖宫产，甚至拔牙等均可引起危象。手术引起甲亢危象的原因如下：甲亢病情未控制，术前未用抗甲状腺药物做准备或准备不充分，甲亢病情未完全控制；或甲状腺手术延误致抗甲状腺药物停用过久，碘剂作用脱逸，甲状腺又可以合成并释放甲状腺激素。甲状腺激素释放：手术应激或手术时挤压甲状腺，导致大量甲状腺激素释放入血循环。全身麻醉亦可使组织中的甲状腺激素进入血循环。术中或术后并发喉头水肿、行气管切开等，造成再次手术刺激。

（二）**非手术性因素**　指手术以外的诱因引起，常见有如下几种：感染，细菌或病菌感染是目前诱发危象的主要原因。多见于急性扁桃体炎、肾盂肾炎、支气管肺炎、阑尾炎、败血症、术后伤口感染等急性及严重感染病例。停用抗甲状腺药物：甲亢病情未控制，突然停用抗甲状腺药物而激发危象。精神神经因素：严重精神创伤、精神紧张、恐惧等亦为激发危象的常见原因。有因精神创伤及惧怕甲状腺手术而激发危象的报道。代谢性疾病：糖尿病酮症酸中毒、严重脱水、电解质紊乱、酸碱失衡等。应激：

过度紧张、高温环境、过度疲劳、情绪激动等应激可导致甲状腺激素突然释放。其他：过度挤压甲状腺、同位素碘治疗引起放射性甲状腺炎等均可导致大量的甲状腺激素释放入血。甲状腺危象的发病机制和病理生理尚未完全阐明。由于危象都发生于甲亢未能有效控制者，而且危象发作时血中甲状腺素明显增高，因此许多作者认为危象的病因是单位时间内甲状腺素分泌过盛，导致机体代谢紊乱的结果。但甲亢患者服甲状腺素后，一般不引起危象，因此不能简单地认为甲亢危象是由于血甲状腺素过多所致。重症甲亢长期不能控制者常伴有潜在性肾上腺皮质功能衰竭，有些病例死后尸解发现肾上腺皮质有萎缩、变性及出血。激发危象的诱因与肾上腺危象的诱因相同，危象的许多表现与肾上腺危象相似，用大剂量肾上腺皮质激素治疗危象亦能收到较好疗效。这些均支持危象的发生与肾上腺皮质衰竭有密切的因果关系。但完全凭此解释危象发生的全部过程尚存不足，可能为多种因素相互作用的结果。

二、病情判断

（一）病史　有甲亢病史，或体检发现甲状腺肿大伴血管杂音、甲亢眼征等支持有甲亢病史，并应努力询问或寻找感染等诱因史。

（二）症状和体征　几乎所有患者均呈急性起病，外科手术所致危象多在术后 12 ~ 24 小时内。放射性 ^{131}I 治疗引起危象一般在服药后 2 周内发生，但多数发生于 1 周内。危象发生前甲亢症状往往加剧，可有数天数周左右的前驱期，表现为心悸加剧、多汗明显、烦躁、失眠、食欲减退、恶心、大便次数增加、体重显著减轻等。亦可有中等度发热即所谓危象前期。若不及时治疗则迅速发展至危象期。其主要临床表现有：

1. 发热　常有发热，多超过 39℃ 有时可达 40℃ 以上。一般为持续性高热，常规退热措施及药物往往不易奏效。

2. 皮肤症状　皮肤湿润、发红、潮热多汗，重者大汗淋漓，常与发热同时出现，与感染性发热在退热时伴多汗有所不同。至晚期出现循环衰竭及休克时则皮肤转为苍白，末梢发绀、湿冷等。

3. 心血管系统症状　心动过速，常达 160 次/min 以上，与体温升高程度不成比例，多呈窦性。可有心房纤颤及其他心律失常，有甲亢性心脏病的患者易出现心衰或肺水肿，血压升高，以收缩压升高明显，脉压差增大，病情发展可出现血压下降及休克。

4. 胃肠道症状　食欲极差，恶心呕吐，腹泻十分突出，每日达十多次，严重者可有黄疸。

5. 神经及精神症状　表现为烦躁不安、激动、谵妄、嗜睡、木僵、四肢震颤、抽搐，严重时呈昏迷状态。部分患者出现幻觉、定向力丧失、精神失常等。

6. 水与电解质紊乱　由于代谢亢进、高热、呕吐、腹泻、摄入减少等因素，多数患者均有不同程度的失水及电解质紊乱，轻至中度代谢性酸中毒。电解质紊乱以低血钠为常见，其他包括低血钾、低血钙、低血镁及低血磷等。

7. 其他　体重明显减轻，少数患者有胸痛，呼吸急促等。

（三）实验室及其他检查

1. 血白细胞常可升高。

2. 甲状腺功能检测　T_3、T_4 升高。

3. 肝功能　血清转氨酶可升高；黄疸指数可超过正常。

（四）诊断　本症诊断主要根据临床表现，实验室检查帮助较小。如果原已有甲状腺功能亢进史、突眼或甲状腺肿，则足以依靠临床表现确诊，而不必等化验结果。但对原来未获确诊或误诊者。特别是淡漠型甲亢，患者来诊时已进入危象期，则应努力寻找甲状腺功能亢进证据。如突眼、甲状腺肿大等，并详细询问家属，以明确甲状腺功能亢进既往史。努力寻求诱发因素，如甲状腺或其他部位手术、感染等的证据。

临床表现中以下几点最有诊断价值：①高热、大汗，体温 39℃ 以上，退热药无效。②心动过速，心率超过 120 次/min。③谵妄、激动、极度不安或精神错乱。④腹泻，但大便检查无明显异常。

具备上述条件多可诊断，若查得游离 T_4 升高、TSH 降低更有助确诊。

（五）鉴别诊断　包括败血症、肺和肠道感染、其他原因引起的心力衰竭、糖尿病酮症或低血糖、中暑及震颤性谵妄（酒精脱瘾综合征）等。

三、急救

（一）降低血循环中甲状腺激素水平　阻断甲状腺激素的合成、抑制其继续释放，是抢救甲亢危象的重要措施之一。应用碘剂可抑制已合成的甲状腺素释放，抗甲状腺药能阻断甲状腺激素的合成，两者共同使用可迅速降低血循环中甲状腺激素的水平。一般立即给予丙硫氧嘧啶 600mg，服药后 1 小时发挥作用，以后 20mg，4～6 小时 1 次，不能口服者鼻饲，也可给予甲巯咪唑，但丙硫氧嘧啶能抑制外周 T_4 转变为 T_3，故为首选。抗甲状腺药应用 1 小时后使用碘剂，如复方碘溶液口服，首剂 30～60 滴，以后 20～40 滴每 6 小时 1 次。

（二）降低周围组织对甲状腺素的反应　常用药物有二类：

1. β 受体阻滞药　常用普萘洛尔（心得安）20～80mg 口服，4～6 小时 1 次，或静注 1mg，5 分钟一次，心率下降后再改口服。

2. 利舍平与胍乙啶　有严重心力衰竭及哮喘者不宜用普萘洛尔，可用利舍平 1mg 肌注，6 小时 1 次，可改善精神、兴奋症状；胍乙啶能使组织中的儿茶酚胺消耗，并阻断节后肾上腺素能神经释放儿茶酚胺，每日 100～200mg 分次口服，24 小时后起效。上述二药低血压者禁用。

（三）碘剂　服抗甲状腺药物后 1～2 小时再加服复方碘溶液，首剂 30～60 滴，6 小时后每 6～8 小时给 5～10 滴；或用碘化钠 0.5～1.0g 缓慢静滴，于 8 小时内滴完，24 小时内可用 2～3g，以后视病情好转逐渐减量，一般使用 3～7 天停药。

（四）肾上腺皮质激素　能改善机体的反应性，提高应激能力，降低血中甲状腺素的分泌，抑制 T_4 脱碘转变为 T_3，对可能存在的肾上腺皮质功能衰竭进行替代治疗，并具有非特异性退热、抗毒、抗休克作用。故在甲亢危象尤其是高热、虚脱及休克时宜用皮质激素。可用氢化可的松琥珀酸钠 200～400mg（或相当于此剂量的地塞米松 15～30mg）静脉滴注。亦可口服地塞米松，每次 2mg，6 小时 1 次。

（五）抗感染与支持疗法　有针对性地给予足量的抗生素，积极预防和控制感染。在此基础上，可由静脉滴入大量的葡萄糖、维生素 C、维生素 B 族以及适量的辅酶 A、ATP 等，以补充由于代谢亢进所致的机体消耗和促进代谢的恢复，而且对肝脏亦有保护作用。

（六）换血疗法　上述方案治疗无效时或反而加重，提示血循环中的甲状腺素下降缓慢。放血 300～500ml，去除血浆，将 RBC 混悬于复方氯化钠中重新输回，隔 6～12 小时 1 次。必要时可补充正常人的血浆或白蛋白。也可选用透析疗法。

（七）对症治疗

1. 人工冬眠　冬眠药物能使大脑皮层及脑干网状结构处于抑制状态，从而使机体对外界反应降低，并具有降温及代谢降低作用，缓解各器官组织的危象状态。以冬眠 II 号为宜，因其有降低心率作用。冬眠 II 号处方为度冷丁 50～100mg，异丙嗪 25～50mg，海得琴 0.3～0.6mg，肌注或加入葡萄糖液中静滴，每 6～12 小时 1 次，以达亚冬眠为度。

2. 吸氧　有缺氧表现给予吸氧。

3. 降温　轻度发热可用退热剂，但水杨酸类退热药能与血中甲状腺素载体蛋白结合，使游离的 T_4、T_3 增加，加重甲亢症状，故不能使用。高热可用物理降温，包括冰袋、酒精擦澡、冰水洗胃、灌肠等，必要时使用冬眠疗法。

四、护理要点

（一）一般护理

1. 意识清醒时应鼓励患者多饮水、增加排尿量，以促进体内血钙的排出。

2. 应给予易消化、低钙的流食或半流食，限制牛奶等摄入。

3. 加强生活护理，本病患者因有骨骼系统的综合征，护理上应注意协助患者料理生活，保持舒适卧位，限制患者运动，防止发生骨折。

4. 因患者有不同程度的精神症状，必要时加床档，适当应用约束带，保护患者，防止发生意外。

5. 按时采取动、静脉血及尿标本，不可在输液侧肢体采血标本，以保证化验数据的准确可靠。

（二）病情观察与护理

1. 严密观察病情变化，注意血压、脉搏、呼吸、心率、心律的变化，每 15～30 分钟测量一次，做好重症记录。如有异常应及时通知医生处理。记录液体出入量。

2. 输液时应注意滴速，保持输液通畅。输入碘化钠溶液时，需用黑纸将输液管、输液器罩上，以避免光照。碘溶液对血管刺激较大，注意不要漏到血管外，应避免浓度过高或滴注速度过快，以防引起静脉炎和组织损伤。

3. 患者体温过高时要及时降温，以免加重脑耗氧量。可选用氯丙嗪降温。此药即有降温作用，又可阻滞中枢神经冲动，亦可采用物理降温，方法为头部带冰帽，四肢大血管处放置冰袋等。降温时需密切观察体温下降情况及一般状态，防止因体温骤降而发生虚脱。

4. 甲亢危象患者可出现烦躁、谵妄、抽搐甚至昏迷。故在治疗过程中应严密观察神志的变化，给予专人护理，加床栏，防止坠床。治疗开始后应密切观察昏迷程度的改变，并记录时间，及时报告医生，以便及时调整治疗方案。神志恢复后亦不可大意，以防因其他原因再度昏迷。

5. 由于患者恶心、呕吐、腹泻极其严重，导致体液大量丢失，造成血容量不足、电解质紊乱等，所以迅速补液是治疗甲亢危象的一个重要措施，也是某些药物的重要给药途径；同时还要注意液体的滴速，因甲亢危象患者大多伴有心功能不全，所以滴速不宜太快，以免加重心脏负荷。根据医嘱所进液体的种类、先后顺序仔细认真核对，严格执行。

6. 患者出现恶心、呕吐时，可针刺人中、合谷、曲池等穴位，必要时给予维生素 B_6、甲氧氯普胺等。腹泻严重时，应注意肛周护理，便后清洗肛门，预防肛周感染，同时应保持被褥的清洁干燥。

7. 当患者出现四肢无力、精神萎靡、腹胀、肠鸣音减弱或消失，心音低钝时，应尽早补钾，调整饮食，鼓励患者进含钾较高的食物。出现全身无力等其他严重缺钾表现时，应尽快抢救。及时吸氧，保持呼吸道畅通，协助患者咳嗽时头偏向一侧，以免痰液无力咳出，阻塞呼吸道，必要时可拍背协助排痰。补钾可根据缺钾的轻重给予口服或静脉点滴。点滴时速度不宜过快，浓度不宜太大。一般每日总量 $3 \sim 5g$，加入 5% 葡萄糖 $1000 \sim 1500ml$，每日 $100ml$ 溶液中含钾 $0.3g$ 为宜，每小时输入氯化钾不超过 $1g$，滴速每分钟 40 滴为宜。补钾时应注意患者的尿量，严格掌握见尿补钾的原则。

8. 密切观察血压、脉搏的变化是确定休克及监测病情进展的重要措施。当患者出现脉搏细速，血压下降、脉压差进一步缩小，尿量减少时，表示病情危重，应立即报告医生及时处理。

9. 观察神志、皮肤的变化　当患者出现烦躁，皮肤苍白，继而表现神情淡漠，反应迟钝，口唇肢端发绀、四肢湿冷等，为病情严重表现，需报告医生立即采取抢救措施。

（三）健康教育

1. 加强心理指导，说明不良情绪对疾病的影响，应保持精神愉快，勿受凉及过劳，防止感染，预防危象的发生。

2. 指导患者定时服药及复查，服用抗甲状腺药物时，严格掌握剂量及疗程，讲解药物的作用、不良反应。坚持服药，完成疗程。

3. 指导患者定期复查血 T_3、T_4 及相关的项目以决定治疗方案。

4. 出院时指导患者合理安排工作和休息，避免过劳、紧张，保持情绪稳定。

5. 出院带药时为患者提供药物知识，指导正确用药。

6. 指导患者门诊随访知识。

（刘燕）

第十七章 急性中毒

第一节 概 述

某些物质（如化学制剂、药物、气体、植物、食物等）接触人体或者进入人体后，在一定的条件下，与体液、组织发生生物化学或生物物理作用，从而损害组织，破坏神经及体液的调节功能，使正常的生理功能发生严重障碍，引起功能性或器质性病变及一系列代谢紊乱，甚至死亡，这一过程称为"中毒"。

一、病因

（一）职业性中毒　在生产过程中，一些原料、中间产物及成品具有毒性。如果在生产过程中不注意劳动防护，与毒物密切接触可发生中毒。在保管、运输、使用方面如不遵守安全防护制度也可发生中毒。

（二）非职业性中毒　误食、误接触有毒物质，用药过量，自杀或谋害。使过量毒物进入人体，可引起中毒。

二、病情判断

（一）病史　重点询问职业史和中毒史。职业史包括工种、工龄、接触毒物种类、时间、环境条件及防护措施，以及在相同工作条件下，其他人员有无类似症状发生。口服毒物应注意询问何时服用何种毒物、剂量，服毒前后是否吃东西、饮酒等。神志清楚者可询问患者本人，神志不清或企图自杀者应询问第一发现患者或知情者，应注意询问发现时间，当时情况，患者身边有无药瓶、药袋、散落药片，家中有何药品以及有无缺少何种药物，估计何时服药，如患者呕吐应注意呕吐物形状，有无特殊气味，同时应要求家属将药瓶、呕吐物带至医院以便确诊是何种毒物中毒，此外还应了解患者的生活情况、近期精神状况、有无家庭矛盾和社会矛盾及矛盾发生前后的情绪及举止异常等。

（二）临床表现 急性中毒起病急，变化快，可产生发绀、惊厥、呼吸困难、休克、昏迷、心跳呼吸骤停等严重表现。不同的毒物中毒常呈现某些特殊表现，对提示诊断有重要意义。例如：呼气呈大蒜味提示有机磷农药中毒，口唇呈樱桃红色提示一氧化碳中毒，皮肤呈黑色痂皮提示浓硫酸烧伤，瞳孔扩大提示阿托品和莨菪碱类中毒，瞳孔缩小提示有机磷农药等中毒。慢性中毒多见于职业中毒和地方病。出现某些表现时应想到慢性中毒的可能。例如：痴呆可见于四乙铅、一氧化碳中毒，周围神经异常表现可见于铅、砷、铊、二硫化碳等中毒，贫血表现可见于苯、三硝基甲苯等中毒。

（三）实验室检查 中毒的辅助检查主要是实验室检查。一方面常规留取剩余毒物或可能含毒的标本（患者的呕吐物、胃内容物、血、尿等），通过化验确定毒物种类；另一方面通过对血液等标本的检查发现某些中毒的特异性改变，如有机磷杀虫药中毒时血清胆碱酯酶活力降低、一氧化碳中毒时血液碳氧血红蛋白浓度升高。

三、急救

（一）阻止毒物吸收及促进其排泄

1. 吸入性中毒 立即脱离现场，呼吸新鲜空气或吸氧，保暖，保持呼吸道通畅，必要时可行气管插管。

2. 接触性中毒 立即排除中毒途径。迅速脱去污染的衣物，用大量温清水清洗体表，特别注意毛发、指甲的清洗，冲洗时间应达到 15～30 分钟。对于腐蚀性毒物，应选择适当的中和液或解毒液冲洗，然后再用清水冲洗。对于遇水加重损害的毒物，应先擦净毒物，再用水冲洗。若现场无中和剂或解毒剂，可用清水反复冲洗。

3. 口服中毒者 可用以下方法促进胃肠道毒物的排出。

（1）催吐：神志清醒而又合作者，可喝大量 2% ~4% 微温盐水，0.2% ~1% 硫酸铜或牛奶 3~4 杯后，用压舌板、棉棒、筷子等刺激咽部催吐。也可皮下注射阿扑吗啡 5mg，吗啡中毒者禁用。

（2）洗胃：应争取时间彻底洗胃，一般在服毒后 6 小时内施行，以 1:5000 ~20000 高锰酸钾或 2% 碳酸氢钠或温开水，反复灌洗直至洗出液澄清为止，服强腐蚀性毒物，不宜洗胃。

（3）导泻和灌肠：在催吐或洗胃后进行。口服或由胃管灌入硫酸钠或硫酸镁 20~30g。中毒如为中枢神经系统抑制药（如巴比妥类、鸦片类、颠茄类中毒等）所引起者，不用硫酸镁，以免加深对中枢神经和呼吸肌的抑制。体弱而有明显失水或强酸、强碱等腐蚀毒物中毒者忌导泻。服毒后超过 6 小时或服泻药后 2 小时，可用生理盐水或肥皂水清洁灌肠，以便清除进入肠道毒物。

4. 促进毒物排泄

（1）利尿：输液增加尿量，能进食者多饮水，同时应用利尿剂如 20% 甘露醇或呋塞米等加速毒物排出。

（2）吸氧：可促进某些有毒气体的排出，如高压氧治疗急性一氧化碳中毒，效果良好。

（3）血液透析：用透析器进行透析或超滤，适用于水溶性，不与蛋白或其他成分结合的分子量 <500 的小分子和部分中分子毒物如扑热息痛、水杨酸盐、非那西汀、苯巴比妥、甲丙氨酯、水合氯醛、海洛因、甲醇、乙醇、乙二醇、溴剂、异丙醇、苯丙胺、锂盐、异烟肼、苯妥英钠、砷、铁、钾、钡、四氯化碳、硼酸盐等。脂溶性毒物透析效果差，如格鲁米特（导眠能）等。与蛋白质紧密结合者如短作用的巴比妥盐类、吩噻嗪类药物、阿米替林等抗忧郁药及地西泮类药物等疗效也不佳。

（4）血液灌流：是将血液在体外直接流经活性炭、树脂、氧化淀粉等吸附剂，以达到净化血液的目的。本法对去除脂溶性或与蛋白质结合的毒物，效果较好。活性炭和中和树脂对有机磷和有机氯农药、苯酚、甲醇、乙醇、巴比妥类、安定、导眠能等都有很高亲和力，可达到较高的清除作用。因为血液中血小板、葡萄糖、二价阳离子也可被吸附破坏，所以操作过程应严密监测，并给予必要补充。

（5）血浆置换术：将血液引入血浆置换装置，在废弃大量血浆同时，回输大量新鲜血浆或血浆制品，可用于血浆蛋白结合力 >60% 的毒物中毒，以达到血液净化目的。此法较安全。但需消耗大量血浆和血制品，并有传播病毒性疾病（肝炎病毒，艾滋病毒等）的危险，限制了它在中毒临床中的应用。

（二）解毒

1. 一般解毒剂

（1）中和剂：强碱中毒可用 1% 醋酸、淡醋、柠檬水或橘子汁等弱酸中和。强酸中毒可用氧化镁、镁乳、肥皂水或氢氧化铝胶等中和，但不用碳酸氢钠，因遇酸后可生成二氧化碳，使胃肠胀气，有胃穿孔的危险。

（2）氧化剂：1:5000 高锰酸钾液，使有机化合物氧化解毒。

（3）保护剂：牛奶、蛋清、米糊、植物油等保护黏膜，能减低腐蚀性毒物的腐蚀性。

（4）吸附剂：活性炭可用于吸附生物碱、水杨酸、苯酚、砷、氯化汞等。

（5）沉淀剂：2%～5% 硫酸镁或硫酸钠洗胃适用于钡、铅中毒。作用主要是沉淀毒物，使之不易吸收，有利于排出体外。

（6）通用解毒剂：活性炭、镁、奶浓度以 2:1 混合物 15ml 加水至 200ml 饮服或由胃管灌入，随后再催吐或洗胃而排出。

2. 特殊解毒剂　①金属解毒剂如依地酸、二钠钙、二乙烯三胺五乙酸、二羟基丙磺酸钠、二羟基丙酸、二羟基丁二酸钠素与多种金属络合成稳定而可溶的重金属络合物排出体外。②高铁血红蛋白血症解毒剂：小剂量的亚甲蓝静脉注射可使高铁血红蛋白还原成正常血红蛋白，但大剂量则相反。注意静脉注射不能外渗，如有外渗易引起组织坏死。③氰化物解毒剂：一般采用亚硝酸盐——硫代硫酸钠疗法。④有机磷解毒剂：阿托品、解磷定，详见"有机磷中毒"。

（三）对症处理　不少急性中毒并无特殊的解毒疗法，抢救过程中要密切观察呼吸、血压、脉搏，注意保暖，休息，控制休克，给予镇痛、输液、输血等；维持呼吸功能，保证呼吸道通畅，注意舌根后坠或痰液堵塞气管。呼吸不规则、呼吸抑制者要用呼吸兴奋药如山埂菜碱、尼可刹米等；对惊厥、狂躁，可用安定 10～20mg，肌注；苯巴比妥 0.1～0.2g，肌注等；对呕吐腹泻者应注意纠正水、电解质及酸碱平衡；对肝脏损害，要给多种维生素及保肝药物，也可给葡萄糖，酌情加用小量胰岛素；对心力衰竭、急性肺水肿、脑水肿、急性肾功能衰竭、昏迷等的治疗，详见有关章节。

总之，急性中毒的处理原则包括 3 个方面，即①保持机体重要生理功能（诸如呼吸道通畅，有效血液循环、足够尿量、酸碱平衡及调节中枢神经系统功能等）。②排除毒物（诸如催吐、洗胃、导泻、利尿等）。③转化毒物的一般物理和化学特性，借以消除局部刺激或阻止其吸收（诸如应用沉淀、吸附、中和、氧化或保护剂等）。目前大多数中毒均无特效解毒药，因此，在抢救急性中毒时，必须十分重视以上的治疗原则，不可片面寄托希望于所谓对抗药，否则将反而丧失挽救机会。

四、护理要点

（一）一般护理

1. 平卧位或侧卧位　平卧时头偏向一侧，保留胃管者需左侧卧位，以防止舌向后坠阻塞气道。昏迷者体温易下降，应给患者保暖。

2. 保持呼吸道通畅　呕吐物及痰液应及时吸出，有舌根后坠时用舌钳拉出，发现呼吸不畅、缺氧加重应及时报告医生，必要时做气管切开。

3. 吸氧　由于脑组织缺氧可促进脑水肿，加重意识障碍，故持续吸入氧是必要的，氧流量应为每分钟 2～4L。

4. 饮食　昏迷时间超过 3～5 天，患者营养不易维持，可由鼻饲补充营养及水分。一般给予高热量、高蛋白易消化的流质饮食。

鼻饲饮食温度不可过高，灌注速度适中。鼻饲管每周更换1次。

（二）生命体征监护　很多中毒无特殊解毒疗法，对症治疗及精心护理是抢救成功的关键，维持及保护生命活动器官的功能，护理时应注意以下几方面：

（1）生命体征、神志、瞳孔、药物疗效及不良反应和各种中毒症状的观察。

（2）中毒程度，病程特征（急性反应期、暂缓期和脏器损害期三个不同层次）的观察，做好特护记录，发现问题及时向医生报告。

（3）密切观察患者呕吐物、排泄物的性状，必要时按医嘱留取标本做毒物鉴定。

（三）其他护理　加强生活和心理护理，口服腐蚀性毒物者加强口腔护理，神志不清、惊厥者专人护理，昏迷按昏迷常规护理。抢救同时，注意对患者及其家属进行心理安慰、疏导等护理。

（刘燕）

第二节　急性有机磷杀虫药中毒

有机磷杀虫药（organophosposphorous insecticides）在生产、使用过程中如有不当，可使人体中毒，即有机磷杀虫药中毒。

有机磷农药根据毒性程度可分为以下4类：①剧毒类：如甲拌磷（3911）、内吸磷（1059）、对硫磷（1605）、特普（TEPP）等。②高毒类：如甲基对硫磷、甲胺磷、谷硫磷、三硫磷、氧乐果、敌敌畏（DDVP）等。③中毒类：如乐果、乙硫磷、二嗪农、敌百虫等。④低毒类：如马拉硫磷、氯硫磷、杀螟松、稻瘟净等。

一、病因

（一）职业性中毒　主要原因是生产设备不够完善或生产管道发生故障，以及制造、包装、运输、保管时防护不严格，杀虫剂通过皮肤、呼吸道吸收所致。

（二）使用性中毒　其常见的原因是配药或施药时，药液污染皮肤或湿透衣服由皮肤吸收，以及吸入空气中杀虫药。

（三）生活性中毒　主要由于误服、自服，或摄入被杀虫药污染的水源和食物；也可由于误用有机磷农药灭蚤、治癣等原因引起。

二、病情判断

（一）病史　生产性中毒，接触史较明确，非生产性中毒有的隐瞒服农药史，有的为误服，有的间接接触或摄入，要注意询问陪伴人员患者近期情绪、生活、工作情况，现场有无药瓶、呕吐物气味等。

（二）临床表现　有机磷的毒性强，吸收后 6～12 小时血浓度达最高峰，病情发展迅速，表现复杂。

1. 毒蕈碱样症状　这组症状出现较早，主要是副交感神经末梢兴奋所致。表现有恶心、呕吐、腹痛、腹泻、多汗、流涎；支气管痉挛和分泌物增加，咳嗽、气急、泡沫痰、肺部湿性啰音以及心跳减慢和瞳孔缩小等。

2. 烟碱样症状　由于运动神经过度兴奋，引起肌肉震颤、肌肉痉挛、肌力减退、肌肉麻痹（包括呼吸肌麻痹），以面部肌群开始。严重者全身抽搐。

3. 中枢神经系统症状　由于中枢神经系统受乙酰胆碱刺激所致，表现为先兴奋后抑制，可有头痛、头晕、疲乏、失眠、烦躁不安，后期出现嗜睡，逐渐转为昏迷，可发生脑水肿及中枢性呼吸衰竭等。

4. 中毒程度分级　为了便于观察病情，决定治疗方案，急性有机磷农药中毒可分为轻度、中度、重度三级：

（1）轻度中毒：表现为毒蕈碱样症状及轻度中枢神经系统症状，如头晕、头痛、恶心、呕吐、流涎、多汗、视力模糊等，瞳孔缩小不很明显。全血胆碱酯酶活力在 50%～70%。

（2）中度中毒：除有明显的毒蕈碱样症状，尚伴有烟碱样症状，如尚有肌束颤动、瞳孔中度缩小、呼吸困难、精神恍惚、语言不清。血胆碱酯酶活力降低至正常值 30%～50%。

（3）重度中毒：除上述症状外，瞳孔极度缩小、心率快、呼吸困难、口唇发绀、肺水肿、呼吸衰竭、二便失禁、血压下降、抽搐、昏迷。血中胆碱酯酶活力在30%以上。

为便于掌握上述分度的重点，一般以只有轻度副交感神经兴奋症状和中枢神经症状者列为轻度中毒，有肌肉束颤动即属中度中毒，出现肺水肿、昏迷或呼吸抑制时则属重度中毒。若诊断有困难，可用阿托品做诊断性治疗；阿托品1mg加入50%葡萄糖液20ml静注。若是有机磷农药中毒，症状会有所好转；若不是，则出现颜面潮红、口干、口渴等不适感觉。

（三）实验室检查

1. 全血胆碱酯酶活力测定 此是诊断有机磷杀虫药中毒和判断中毒程度、疗效和预后的依据。健康人全血胆碱酯酶活力值为100%；急性有机磷杀虫药中毒时，胆碱酯酶活力有不同程度的下降。

2. 尿中有机磷杀虫药分解物的测定 此可反映毒物吸收程度，有助于诊断。例如，对硫磷和甲基对硫磷在体内分解后，由肾脏排出硝基酚；敌百虫中毒时，尿中出现三氯乙醇。

（四）诊断和鉴别诊断 急性有机磷杀虫药中毒可根据有机磷杀虫药接触史，结合临床呼出气多有蒜味、瞳孔针尖样缩小、大汗淋漓、腺体分泌增多、肌纤维颤动和意识障碍等中毒表现，一般即可做出诊断。如监测全血胆碱酯酶活力降低，更可确诊。除应与中暑、急性胃肠炎、脑炎等鉴别外，必须与除虫药酯类中毒及杀虫脒中毒鉴别，前者的口腔和胃液无特殊臭味，胆碱酯酶活力正常；后者以嗜睡、发绀、出血性膀胱炎为主要表现而无瞳孔缩小、大汗淋漓、流涎等。

三、急救

有机磷杀虫药中毒治疗原则为：紧急处理、清除毒物、应用解毒药消除乙酰胆碱蓄积和恢复胆碱酯酶活力。轻度中毒者去除污染毒物，监测24小时，观察病情有无发展；重度中毒者，症状消失后停药，并至少观察3~7天。

（一）紧急处理　重度中毒出现呼吸抑制者迅速进行气管内插管，清除气道内分泌物，保持气道通畅，给氧。呼吸衰竭者，应用机械通气支持。肺水肿时，静脉给予阿托品，不能应用氨茶碱和吗啡。心搏骤停时立即进行体外心脏复苏。脑水肿昏迷时，静脉输注甘露醇和糖皮质激素。

（二）清除毒物　立即将患者撤离有毒环境，脱去染毒衣物，对沾有毒物的皮肤，立即用微温的肥皂水或淡碱水或 1% ~ 5% 碳酸氢钠溶液彻底洗涤。眼睛内溅有毒液时，可立即用 2% 碳酸氢钠溶液或生理盐水冲洗。

对口服中毒者，立即进行彻底有效的洗胃，这是抢救成功与否的关键环节，以前的提法是服后 6 小时以内应洗胃，目前认为，无论中毒时间长短，病情轻重，均应洗胃。即使中毒已达 24 小时仍应进行洗胃，并且要反复清洗，务求达到彻底清洗。因为有机磷进入消化道后，由于保护性反应，加上阿托品的作用，胃排空时间延长，同时在胃黏膜皱襞的毒物是不容易被排空的，如不能及时、反复彻底地洗胃，则毒物将继续不断地被吸收而加重中毒症状。有关文献报道：中毒 20 小时后呼出的气味仍有敌敌畏味，而另一报道为一服毒的患者，已 11 天胃肠道内仍有敌敌畏和大蒜臭味。也有报道治疗已 4 天，症状仍有反复，再次洗胃，仍有敌敌畏的大蒜臭味。最后是手术切开直视洗胃才彻底。

洗胃方法有胃管洗胃、切开洗胃、导泻与洗肠。其中胃管洗胃最常用，并尽量选择较粗的胃管且有多个进出水孔以防堵塞，插入深度以 50cm 左右为宜，太深有可能滑进幽门而起不到洗胃作用。患者最好是左侧卧位，头低位，反复进行，然后变动体位洗胃。每次注入量以 300 ~ 500ml 为宜，过少延误洗胃时间，过多易使毒物进入小肠，增加毒物吸收。液体温度以 25 ~ 30℃ 为宜，因温度太低会引起寒战，过热则使黏膜血管扩张而加速毒物吸收。洗胃液总量需用 15 000 ~ 20 000ml，以洗胃液澄清透明为度。洗胃液以清水或生理盐水洗胃最合适。由于危重型有机磷农药中毒时，摄入量大、时间久，故首次洗胃后应保留洗胃管 12 ~ 24 小时，每隔 2~4 小时吸出胃内容物后，再用上述洗胃液 2000ml 反复冲洗。洗胃后给予大量药用炭（活性炭）和硫酸镁（30~60g）导泻，昏迷者不宜用硫酸镁，以硫酸钠为宜。此外，如果服毒前是饱食的，应先行催吐，将胃内容物吐出后再行洗胃，以免食物堵塞胃管而致洗胃失败。对于饱餐服毒或昏迷抽搐或喉头水肿及食道贲门口痉挛水肿或胃管反复堵塞及服毒量大者可行切开洗胃。

（三）特效解毒药的应用

1. 阿托品　可对抗蓄积过多的乙酰胆碱，缓解临床症状。根据轻、中、重三种病情而选用不同的剂量。轻者给予阿托品 1~2mg，皮下或肌内注射，每隔 1~2 小时重复用药。中度中毒者予以阿托品 2~5mg，静注，每 15~20 分钟重复 1 次。重度者给阿托品 5~10mg，每 10~15 分钟重复一次，待达到阿托品化以后或症状明显缓解时，可酌情减少药量或延长用药间隔时间。达到阿托品化的临床依据如下为瞳孔散大，但对光反应存在。患者面色逐渐潮红，心率稍增快，但低于 140 次/分钟，口及皮肤趋于干燥，肺水肿减轻。患者对刺激有一定的反应。严防上述临床表现转向过分，否则容易阿托品过量或中毒。待治疗达到阿托品化后，经过减量，尚需予以维持治疗，以免出现中毒表现的反复。

2. 胆碱酯酶复能剂　以解磷定、氯磷啶或双复磷较为常用，其能恢复胆碱酯酶的活力，也可解除肌束颤动和抽搐。但中毒时间过长时磷酰化胆碱酯酶已老化，不能再与解磷定类药物形成磷酸化解磷定，也就难以恢复胆酯酶的活力了。因此，应用此类解毒药要早用，剂量也需根据轻、中、重三种不同病情调整，一般用量可予以解磷定 0.5~1g，加入葡萄糖液 500ml 中静脉点滴，中度以上中毒者，首剂还可予以静脉注射 0.5g。胆碱酯酶复能剂与阿托品联合应用抢救急性有机磷酸酯类中毒收效可有很大提高。

3. 全身支持与对症治疗　见急性中毒的处理原则。

（四）换血疗法　当胆碱酯酶复能剂无效或酶已老化时，可采用换血疗法。其适应证为：①昏迷已超过 1 天或更长的患者。②需用大量阿托品而无法减轻的危重患者。③已知对胆碱酯酶复能剂反应差的患者。④已知酶已老化或需迅速提高胆碱酯酶活性的患者。方法：一般以 400ml 为一换血单元，可先放血后输血，也可边输边放，每换 400ml 后观察 2～4 小时，如无效则更换 400ml。换血后，血胆碱酯酶活性明显增高，阿托品用量明显减少，绝大多数垂危的患者经换 2 个单元血后即可获救。换血疗法也可防止反跳。

（五）血液净化疗法　严重有机磷中毒，特别是就诊较晚的病例，经上述治疗后常难奏效，中毒本身及长时间的昏迷引起的各种并发症常可致命，借助换血、血液灌流、血浆置换等血液净化技术，从血液中直接迅速去除毒物，可减少毒物对组织器官的损害，输注鲜血可补充胆碱酯酶，因此，被认为是积极的疗法，可降低病死率，有条件时采用。

（六）反跳的防治　急性有机磷农药中毒经治疗明显好转或基本缓解后，再度出现中毒症状或突然死亡，称反跳。其原因主要是停药过早，或洗胃不彻底，未能阻断毒物继续作用的途径，此外过分依赖"阿托品化"未能继续密切监测血胆碱酯酶活力的变化，以及观察患者体征的变化来调节阿托品的用量。反跳的临床表现：与中毒初期相似，首先出现毒蕈样症状，并发展为急性肺水肿，或仅表现为晚发性肺水肿和呼吸衰竭，或恶性心律失常。反跳前常有一些先兆症状，如食欲不振、唾液增多。皮肤微汗、瞳孔缩小、精神萎靡、面色转白等。治疗措施如再次清除毒物、重新阿托品化等。阿托品单位时间内用量可参照初次阿托品化时的剂量。同时可加用东莨菪碱治疗。东莨菪碱可根据情况每次用 0.9～4.5mg，与阿托品交替静注，直至重新阿托品化，同时酌情用复能剂。重新阿托品化后，维持治疗的时间需更长些，更需加强护理和严密观察，以上措施效差时，应迅速进行换血或血液灌流疗法。

另外在重症有机磷农药中毒患者的早期治疗中不可忽视激素的短期应用。激素除有利于防治肺水肿、脑水肿外，还可增强机体的应激能力。

四、护理要点

（一）一般护理

1. 立即脱去患者污染的衣服并保存。

2. 大量清水或肥皂水冲洗污染皮肤，特别注意毛发、指甲部位。禁用热水或酒精擦洗。眼部污染可用2%碳酸氢钠溶液、生理盐水或清水连续冲洗。

3. 口服中毒者要立即用清水、2%碳酸氢钠（敌百虫忌用）或1∶5000高锰酸钾（硫酸忌用）反复洗胃，直至清洗后无大蒜气味为止。

4. 患者躁动不安，精神运动兴奋时，要及时安好床栏，或用束带等安全保护措施。患者尿失禁时，应留置导尿管，按时排放尿液，冲洗膀胱，以防止尿路感染。

5. 对大小便失禁者，要及时更换污染物，保持患者清洁和床铺清洁干燥。

6. 为患者及时更换体位，按时翻身，按摩受压部位。

7. 及时为患者清除呼吸道分泌物，防止患者发生误吸。

8. 患者情绪稳定后，选择适当时机讲解有机磷类农药的作用，鼓励患者树立信心，认识再发生的危害性，使患者提高自身认识。

（二）病情观察与护理

1. 密切观察呼吸情况，及时纠正缺氧。有机磷中毒所致呼吸困难较常见，在抢救过程中应严密观察呼吸情况，若发现痰量增多，应及时吸痰。若发现辅助呼吸肌收缩、呼吸不规则、呼吸表浅等呼吸衰竭先兆征象，患者出现咳嗽、胸闷、咯大量泡沫样痰时，提示有急性肺水肿。应立即报告医生并按医嘱做好抢救准备，协助医生进行气管内插管或气管切开，用正压人工辅助呼吸，有条件的可选用同步压力控制型呼吸器维持有效呼吸。使用呼吸器进行人工辅助呼吸时，必须有专人在床旁监护，以保持高流量氧气吸入，纠正缺氧。

2. 注意观察血压变化，中毒早期，患者血压多有升高；而到中毒晚期血压则下降，甚至发生休克。恢复期患者血压升高是反跳的先兆。重度中毒患者血压下降是危险征象。因此，应密切观察血压的变化，发现异常，应通知医生，并按医嘱采取相应的措施。

3. 注意观察有无喷射样呕吐、头痛、惊厥、抽搐等脑水肿征象，发现后及时报告医生，并按医嘱用 20% 甘露醇液 200～400ml 快速静脉滴注或呋塞米 40～60mg 溶于 25% 葡萄糖液中静脉推注。必要时可重复使用。

4. 注意观察瞳孔变化，多数患者中毒后即出现意识障碍，瞳孔缩小为其特征之一。因此，应注意如瞳孔扩大表示阿托品用量已足，瞳孔再度缩小是病情反复的征象，应通知医生并按医嘱采取治疗措施。

5. 及时测量体温，注意观察体温变化。有机磷农药中毒患者，由于中毒后肌肉震颤和强力收缩而致产热增加，大量使用阿托品可引起散热障碍及可能继发感染，体温升高是常见的。当体温高达 38.5℃ 以上时，应给予物理降温，同时应检查瞳孔、肺部啰音、皮肤、神志等变化，以了解是否阿托品化。如已阿托品化，则应报告医生按医嘱减少阿托品用量。若有感染征象，则应按医嘱给予抗感染治疗。

6. 应注意观察有无尿潴留，若有尿潴留则需安置保留导尿管，到患者清醒后即刻拔除。注意呕吐物、粪便的性质和量，必要时留取标本，若发现有出血征象，应报告医生并按医嘱采取相应措施。若出现昏迷，则应按昏迷患者进行护理。

7. 要注意观察药物不良反应及"反跳"现象，使用阿托品过程中应及时、准确记录用药时间、剂量及效果。严格交接班，严密观察有机磷反跳现象，及时处理。

8. 详细记录出入量，对频繁呕吐或腹泻引起脱水及电解质紊乱者，应及时送验血标本，按医嘱给予补液，严重者应做好输血准备。

9. 对恢复期患者的护理绝对不能放松，尤其是病情观察更应细致。如发现流涎增多、胸闷、冷汗、呼吸困难、瞳孔缩小等

"反跳"的早期征象，应立即通知医生并做好抢救准备。对易发生反跳的乐果、氧化乐果、久效磷、敌敌畏等农药中毒的恢复期护理，不能少于7日。最近有人认为恢复期观察应以流涎情况为重点，这可避免有的患者瞳孔变化不准确和正常出汗误诊为反跳的弊端。

（三）对症护理　除按中毒的一般护理外，还需针对以下临床表现进行护理：

1. 急性有机磷中毒一旦发生呼吸肌麻痹，多在较短时间内发生呼吸停止，故依病情在继续解毒治疗的基础上，早期气管插管或气管切开，给予呼吸机辅助通气，有助于改善患者的预后。机械通气后应加强呼吸道管理，防止痰栓窒息，定时监测血气分析，保证呼吸机正常运转。加强气道湿化，补充足够的血容量，及时吸痰，按时翻身、拍背，以助排痰。

2. 重度中毒患者会出现休克、脑水肿，甚至心搏骤停，应连接生命体征监护仪密切观察，如有异常及时通知医师做相应处理。

3. 达到阿托品化后患者表现为烦躁、谵语，应加强保护措施，专人看护，固定好各管道，保证其通畅，防止滑脱，禁止用力约束患者的肢体，以免造成骨折。

（杨惠芹）

第三节　急性一氧化碳中毒

一氧化碳（CO）即煤气，为无色、无臭的气体，是工业生产及日常生活中最常用的燃料，使用不当易致中毒。在密闭房间中使用煤炉、炭盆取暖、工业生产中炼钢、内燃机、煤矿矿井等均可产生CO，不注意防护均可引起中毒。汽车尾气中CO含量占4%~7%，开空调车在车内睡觉也可发生CO中毒。

一、发病机制

CO经呼吸道吸入，立即与血红蛋白（Hb）结合形成碳氧血红蛋白（HbCO）。CO与Hb的亲和力比氧与Hb的亲和力大200倍，而 HbCO 的解离又比氧合血红蛋白（HbO_2）慢 3600 倍。HbCO 不仅不能携带氧，而且还阻碍氧的释放和传递，导致低氧血症，引起组织缺氧。CO 可与肌红蛋白结合，影响细胞内氧弥散，损害线粒体功能。CO 还与线粒体中细胞色素结合，阻碍电子传递氧，延缓还原型辅酶Ⅰ（NADH）的氧化，抑制组织呼吸。急性 CO 中毒导致脑缺氧后，由于脑血管扩张，酸性代谢产物增多及血脑屏障通透性增高，导致细胞外水肿；脑内神经细胞 ATP 很快耗尽，Na^+-K^+ 泵功能障碍，细胞内水、钠增多，导致细胞内水肿。心肌对缺氧也十分敏感，可发生类似变化。

二、病情判断

（一）病史　CO 吸入史。

（二）临床表现

1. **接触反应**　出现头痛、头晕、心悸、恶心等症状，吸入新鲜空气后症状可迅速消失。

2. **轻度中毒**　出现剧烈头痛、头昏、恶心、呕吐、眼花、心悸、四肢无力等，有轻度意识障碍（意识模糊、嗜睡、蒙眬状态）或中度意识障碍（谵妄状态）但无昏迷者，于停止接触 CO 后意识很快恢复正常。

3. **中度中毒**　除上述症状外，意识障碍表现为浅至中度昏迷，并可出现抽搐，病理反射阳性，大小便失禁或潴留。昏迷持续时间一般不超过 4 小时，经抢救恢复后无明显并发症或后遗症。

4. **重度中毒**　具有下列任何一项者：①意识障碍程度达深昏迷或去大脑皮质状态。②患者有意识障碍且并发下列任何一项者：脑水肿或休克，严重的心肌损害，或肺水肿，或呼吸衰竭，或上消化道出血，或脑局灶损害（如锥体系或锥外系损害体征），碳氧血红蛋白浓度 >50%。脑水肿严重而没有及时治疗者，可复罹去大脑皮质综合征，治疗不够者可引起震颤、麻痹等后遗症。

5. **急性 CO 中毒迟发脑病（神经精神后发症）**　急性 CO 中毒患者在意识障碍恢复后，经过约 2～60 天的"假愈期"，可出现下列症状表现之一：①精神意识障碍：呈现痴呆状态、谵妄状态或去大脑皮质状态。②锥体外系神经障碍：出现震颤麻痹综合征。③锥体系神经损害：如偏瘫、病理反射阳性或小便失禁等。④大脑皮质局灶性功能障碍：如失语、失明等，或出现继发性癫痫。

（三）实验室及其他检查　测定血碳氧血红蛋白饱和度可协助诊断，轻度中毒为10%～30%，中度中毒为30%～40%，重度中毒超过40%。脑电图检查可见弥漫性低波幅慢波。头颅CT检查：脑水肿时可见脑部有病理性密度减低区。

（四）诊断和鉴别诊断　根据CO的接触史，急性发生中枢神经损害的症状和体征，如突然昏迷，皮肤黏膜呈樱桃红色等表现，结合血液COHb及时测定的结果，则可做出急性CO中毒诊断。

急性CO中毒应与脑血管意外、脑膜炎、糖尿病酮症酸中毒以及其他中毒引起的昏迷相鉴别。既往史、体检、实验室检查有助于鉴别诊断。血液COHb测定是有价值的诊断指标，但采取血标本要求在脱离中毒现场8小时以内尽早抽取静脉血。因为脱离现场数小时后COHb即逐渐消失。

三、急救

治疗原则是积极救治缺氧和防治脑水肿。

1. 现场急救　立即打开门窗或迅速将患者移至空气流通的地方，注意保暖，保持呼吸道通畅。

2. 氧疗　是治疗CO中毒最有效的治疗。轻度中毒患者可予鼻导管吸入高浓度的氧，中重度中毒患者须予高压氧治疗。高压氧治疗可以加速HbCO解离，促进CO清除。

3. 防治脑水肿，改善脑代谢

（1）20%甘露醇100～250ml快速静脉滴注，8～12小时1次，或呋塞米20～40mg静推，8～12小时1次，并加用肾上腺皮质激素如甲泼尼龙、氢化可的松或地塞米松等，均可减轻脑水肿，一般用3～5日。如因脑缺氧、脑水肿导致抽搐，可用地西泮等镇静剂。

（2）改善脑代谢，用胞磷胆碱（胞嘧啶核苷二磷酸胆碱，尼可林）400～600mg 静滴，每日 1 次，连用 3～5 日，同时用 ATP、辅酶 A、细胞色素 C、维生素 B_1、维生素 B_2 等。

4. 防止并发症　中重度 CO 中毒患者有意识障碍时，除加强护理外应予抗生素防止肺部感染。

5. 对症处理　①如有惊厥、抽搐，可用地西泮、水合氯醛等镇静剂。②对昏迷持续时间较长，出现高热和频繁抽搐者，可采用冰帽、冰袋和冬眠药物等进行降温治疗。冬眠疗法可改善脑血管功能，降低脑神经细胞代谢，增强脑组织对缺氧的耐受性。常用氯丙嗪 50mg、异丙嗪 50mg、哌替啶 100mg，置于 5% 葡萄糖 500ml 中静脉滴注，开始时宜用 1/3 量或半量。如有心动过速，可用氢化麦角碱 0.3～0.6mg 代替氯丙嗪，有严重呼吸功能障碍者不宜用哌替啶。③适当使用中枢神经兴奋剂，有助于昏迷的清醒和呼吸的恢复，可选用尼可刹米、山梗菜碱、乙胺硫脲（A% T）、γ－氨酪酸、氯酯醒等。

6. 其他　①危重病例可考虑予以换血或输入新鲜血。②纠正水、电解质及酸碱失衡，防止和治疗肺水肿，预防继发感染，出现心律失常、血压下降时要及时予以纠正。③抗感染，应用抗生素预防肺部并发症。④急性一氧化碳中毒昏迷者苏醒后，神经、精神尚处于不平衡状态时，应加强心理治疗，其中护理尤为重要。

四、护理要点

（一）一般护理

1. 迅速将患者撤离现场，送到医院，使之尽早吸氧，氧流量 8～10L/min，有条件者立即进行高压氧治疗。呼吸停止者及早行气管插管或切开，行人工加压给氧。

2. 烦躁不安、抽搐者做好防护，如注意勿咬伤舌头，加好床栏，四肢上约束带，护理人员床旁看护，防止坠床或自伤。

3. 对昏迷时间较长，高热或频繁抽搐者头部置冰袋，物理降温或冬眠疗法。

4. 昏迷期间做好口腔护理，保持口腔清洁，头侧向一边，预防窒息或和吸入性肺炎。

5. 做好皮肤护理，防止压疮发生。

6. 加强心理护理。

（二）病情观察与护理

1. 严密观察患者的体温、脉搏、呼吸、血压、尿量，并填写特别记录单，以便及时采取救治措施。高热者可采用物理降温。

2. 发现昏迷的患者，可按昏迷进行护理，注意安全及保持呼吸道的通畅，防止坠床、窒息及吸入性肺炎。昏迷患者清醒后仍需注意观察，以便及时发现再度出现昏迷的先兆症状，予以及早防治。

3. 注意神经系统的表现及皮肤、肢体受压部位损害情况，如有无急性痴呆性木僵、癫痫、失语、肢体瘫痪、惊厥、震颤麻痹、皮肤水疱、筋膜间隔综合征等。

（三）对症护理

1. 重度中毒患者伴有抽搐、呕吐时，应将患者头偏向一侧，及时清除口腔内呕吐物，防止吸入气管。抽搐发作时，应将缠有纱布的压舌板放于上、下臼齿之间，防止舌咬伤，并记录抽搐发作的次数、持续时间、间隔时间等，遵医嘱给予镇静剂，并观察疗效。

2. 由于缺氧患者表现有呼吸困难、胸闷，严重者可出现呼吸衰竭。应严密观察呼吸速率、节律、深浅度的变化，保持呼吸道通畅，正确给氧，必要时行气管插管、呼吸机辅助呼吸，遵医嘱应用呼吸兴奋剂。

（杨惠芹）

第十八章 创 伤

第一节 颅脑损伤

颅脑损伤是一种常见的创伤，无论在和平时期或战争时期发生率都仅次于四肢，而致残率和死亡率均高于其他各部位的创伤。随着现代化的交通工具和机构化生产的发展，颅脑损伤的发生率仍在继续上升。

一、分类

（一）**按损伤组织层次分** ①头皮损伤；②颅骨损伤；③脑损伤。受伤者可以仅有一种，也可以同时发生两种或全部损伤。

（二）**按颅腔是否与外界沟通分**

1. 开放性颅脑损伤 指头皮、颅骨和硬脑膜三层均已破损，颅腔与外界相沟通。

2. 闭合性颅脑损伤 指硬脑膜仍完整，颅腔和外界没有直接相通。

（三）**按脑组织损伤的类型分**

1. 原发性颅脑损伤 暴力作用于头部时立即发生的脑损伤，主要有脑震荡、脑挫裂伤及原发生性脑干损伤。

2. 继发性颅脑损伤 受伤一定时间后出现的脑受损病变，如脑水肿和颅内血肿。

二、病因和发病机制

颅脑创伤多由暴力直接作用头部或通过躯体传递间接作用于头部引起。平时多为交通事故、高处坠落、挤压伤、刀刃伤、拳击伤等。战时多为火器伤或爆炸性武器引起的冲击波所致。颅脑损伤的方式和机制有下列几种。

（一）直接损伤 ①加速性损伤：为运动中的物体撞击于静止的头部，使头部沿外力方向作加速运动发生的脑损伤。②减速性损伤：为运动的头部撞击于静止的物体而突然减速时发生的脑损伤。③挤压性脑损伤：为头部两侧同时受硬物体挤压所发生的脑损伤。一般加速性损伤常较轻，脑损伤通常仅发生在受力侧；而减速性损伤常较重，受力侧和对侧均可发生脑损伤，往往以对侧损伤较重。

（二）间接损伤 ①传递性损伤：如坠落时臀部或双足着地，外力沿脊柱传递到头部所致。②挥鞭式损伤：外力作用于躯体使之急骤运动时，静止的头部由于惯性被甩动致伤。③胸腹挤压伤时，骤升的胸膜腔内压或腹内压沿血流冲击脑部致伤。④爆炸气浪伤。

（三）旋转损伤 外力使头部沿某一轴心做旋转运动时，除上面提到的一些因素外，高低不平的颅底、具有锐利游离缘的大脑镰和小脑镰，均对脑在颅内做旋转运动时产生障碍，并形成剪力（切应力），从而使脑的相应部位因受摩擦、牵扯、撞击、切割等机械作用而受损。

关于颅脑损伤的病理生理的变化是多方面的，复杂的。早期对颅脑损伤的临床表现和病情发展机理的理解，是以外伤的局部机械作用的因素为基础的，随着对颅脑损伤患者的治疗和观察，发现患者多有脑缺氧的现象，继之出现脑水肿、脑肿胀等一系列症状，又提出了物理化学变化的理论。近年来，一些学者在临床工作和实验工作中，证明颅脑损伤的急性期或于危笃状态时，周围血流速度明显降低，脑血流有明显障碍，继之出现脑血管痉挛、脑水肿，故又提出了血流动力学理论和血管运动的理论。更有人注意到重症颅脑创伤患者，在出现意识、体温、呼吸、血压等明显改变的同时，心、肺、胃肠、泌尿系统等常发生严重并发症，认为这些变化是垂体下丘脑的功能紊乱，惹起神经体液营养障碍的结果，故主张努力改善自主神经的功能，以降低颅脑损伤的病死率和提高其治愈率。

三、颅脑损伤的分级

分级的目的是便于制定诊疗常规、评价疗效和预后，并对伤情进行鉴定。

（一）按伤情轻重分级　①轻型（Ⅰ级）：主要指单纯脑震荡，有或无颅骨骨折，昏迷在 20 分钟以内，有轻度头痛、头晕等自觉症状，神经系统和脑脊液检查无明显改变。②中型（Ⅱ级）：主要指轻度脑挫裂伤或颅内小血肿，有或无颅骨骨折及蛛网膜下腔出血，无脑受压征，昏迷在 6 小时以内，有轻度的神经系统阳性体征，有轻度生命体征改变。③重型（Ⅲ级）：主要指广泛颅骨骨折，广泛脑挫裂伤，脑干损伤或颅内血肿，昏迷在 6 小时以上，意识障碍逐渐加重或出现再昏迷，有明显的神经系统阳性体征，有明显生命体征改变。

（二）按 Glasgow 昏迷评分法　将意识障碍处于 13～15 分者定为轻度，9～12 分为中度，3～8 分为重度。具体评分方法见表18－1。

表 18－1　Glasgow 昏迷评分法

睁眼反应		语言反应		运动反应	
自动睁眼	4	回答正确	5	遵嘱活动	6
呼唤睁眼	3	回答错误	4	刺痛定位	5
刺痛睁眼	2	言语混乱	3	刺痛回缩	4
不能睁眼	1	只能发音	2	刺痛屈曲	3
		没有发音	1	刺痛过伸	2
				无反应	1

四、头部外伤预后的预测

（一）GCS　能基本反映颅脑损伤的严重程度，治疗前后动态变化也有助于评价患者预后，入院时 GCS 3～5 分者，死亡率可达 80% 以上。随治疗后 GCS 升高，死亡率将下降；入院时 GCS 为 9 分以上者死亡率很低。此类患者的死亡原因多为未能及时清除血肿、高龄或并发症。

（二）脑干功能异常　原发性脑干损伤多伴有去脑僵直或屈曲反应，这本身即为预后不良的体征。单侧瞳孔扩大，无光反应者死亡率50%；双侧瞳孔扩大无光反应者死亡率达90%。但没有瞳孔及头眼反射异常也并不能保证完全恢复。

（三）年龄　对预后影响较大。

（四）生命体征　主要是休克及乏氧的影响，血压低于100mmHg（13.32kPa），PaO_2 ＜65mmHg（8.67kPa）和GCS≤7分者预后不良。ICP（颅内压）＞4.0kPa死亡率几乎100%。

呼吸异常在脑外伤中较常见，虽处理复杂，但对预后判断价值不大。

徐脉（心率＜50/min）者死亡及严重病残增加4倍。

（五）损伤类型　如初入院时神经系统症状相同，有占位病变需手术者较弥漫性损伤不宜手术者预后不良。

（六）CT　中线移位超过10mm、CT上见到深部挫伤，如深部灰质、胼胝体、内囊的出血，是预后不良的征象。此外，脑室缩小消失以及基底池消失也是预后不良征象。

（七）其他　ICP＞4.0kPa。

五、伤情判断

（一）受伤史　详细了解受伤过程，如暴力大小、方向、性质、速度，患者当时有无意识障碍，其程度及持续时间，有无中间清醒期、逆行性遗忘，受伤当时有无口鼻、外耳道出血或脑脊液漏发生，是否出现头痛、恶心、呕吐等情况；初步判断是颅伤、脑伤或是复合损伤；同时应了解现场急救情况，了解患者既往健康状况。

（二）临床表现

1. 头皮损伤

（1）头皮挫伤：损伤累及皮下组织。临床可见头皮肿胀、淤血。

（2）头皮血肿：多为钝力直接损伤所致。可分为皮下血肿、帽状腱膜下血肿及骨膜下血肿 3 种，有时也可同时发生，混杂存在。

1）皮下血肿：皮下层与表皮层和帽状腱膜层在组织结构上连接甚紧，使损伤后的出血受到限制，因此血肿通常较局限，血肿一般不大，半球形，触之较硬，胀痛。触诊时中央有凹陷的感觉，容易误诊为颅骨凹陷性骨折，此时常要 X 线摄片方能断定是否合并有颅骨骨折。

2）帽状腱膜下血肿：外力作用于头皮时，头皮移动，帽状腱膜下层受撕拉，血管断裂，形成血肿，其范围可及整个腱膜下层。临床上较皮下血肿为大，其范围越过中线或骨缝是诊断要点。血肿中心有波动，周边有血液渗入，但组织尚未完全剥离，所以触之较硬而高起，与中心比较宛如一凹陷骨折。

3）骨膜下血肿：出血发生在某一颅骨的骨膜下，由于骨膜在骨的边缘是愈合的，所以血肿不超过该颅骨的范围。常见于有产伤史的新生儿，即所谓"头颅血肿"。

（3）头皮裂伤：裂伤发生在外力作用部。外力的形式不同，边缘亦异。锐性外力，创缘较整齐；钝性外力，创缘常有挫伤。裂伤的程度不等。如帽状腱膜横向（与其纤维垂直）断裂，由于两端肌肉收缩，伤口便开大。由于头皮血管丰富，出血很多，严重时可引起休克。

（4）头皮撕脱伤：头皮撕脱伤为头皮受到强烈的牵扯，如因发辫卷入转动的机器中，使头皮由帽状腱膜下方部分或全部撕脱，伤者常因大量失血和创口疼痛发生休克。

2. 颅骨骨折　外伤后患者出现头皮局部肿胀，或有擦伤、挫伤等，有时头皮肿胀，头颅变形易误诊为凹陷骨折。

（1）颅盖骨折：发生率较高，可分线形骨折和粉碎凹陷骨折。线形骨折伤处头皮可有压痛、肿胀或血肿。粉碎凹陷骨折在伤处可触及骨质凹陷，但局部有头皮血肿时，不易鉴别。

（2）颅底骨折：分颅前窝、颅中窝和颅后窝骨折 3 种，以颅中窝骨折为最多见，颅前窝骨折次之，颅后窝骨折较少见。

1）颅前窝骨折：可见有鼻出血或脑脊液鼻漏，多见于额窦后壁及筛板骨折。此外尚有嗅觉丧失，眶周皮下及球结膜下淤血，似熊猫样外观。视神经管受累时可引起视力丧失。

2）颅中窝骨折：在咽部黏膜下和乳突部皮下出现淤血斑。如鼓膜及脑脊膜均有破损时，血液、脑脊液可自耳道流出，成为脑脊液耳漏；合并面神经、听神经损伤，引起周围性面瘫、听力障碍、耳鸣等症状。

3）颅后窝骨折：乳突后、枕下区皮下可出现淤血斑，偶有第Ⅸ、Ⅹ、Ⅺ、Ⅻ对颅神经损伤而引起的症状。

4）鞍区骨折：损伤颈内动脉或海绵窦时，血液经蝶窦流入鼻咽腔，出现口鼻剧烈出血，甚至血流因流入气管发生窒息。

颅底骨折时，因硬脑膜损伤，血液可流入蛛网膜下腔，引起头痛、烦躁、恶心、呕吐等症状。检查颈部有抵抗感，克氏征阳性；并发脑和脑干损伤时，可有意识障碍等脑损伤症状，病情危重。

3. 脑震荡　脑震荡是指头部受外力打击后，由于脑干网状结构受损而立即发生的一时性广泛的脑功能障碍。伤后立即出现短暂的意识障碍，其时间由数秒钟到数分钟，一般不超过半小时。在意识障碍的同时，可有皮肤苍白、出汗、瞳孔或大或小、血压下降、心动徐缓、呼吸减慢、肌张力降低、各种生理反射迟钝或消失等"脑性休克"表现，但很快随着意识的恢复而消失。醒后常有头痛、头昏、恶心、呕吐等症状。患者对受伤当时，乃至受伤前一段时间的情况不能回忆，称之为"逆行性遗忘"。通常在1周内逐渐好转。神经系统检查无阳性体征可见，脑脊液化验亦属正常。

4. 颅内血肿

（1）硬膜外血肿：占颅脑损伤的1%～3%。多见于穹窿部线形骨折处，更多见于颞部。常因颅骨骨折跨越脑膜中动脉骨管沟，或当颅骨变形硬膜与之突然分离时，使穿行在颅骨骨管沟中的脑膜中动脉撕裂，形成急性硬膜外血肿。也可能是线形骨折处板障静脉破裂或颅骨变形时硬膜自颅骨内板剥离，硬膜表面小血管撕裂出血引起的过程缓慢的幕上硬膜外血肿。

1）具有与脑震荡相当的轻型急性颅脑损伤病史。

2）头皮有擦伤、挫伤、裂伤或血肿，骨折线越过大脑中动脉沟，或骨折线超过静脉窦，特别像骨折线在后枕骨越过横窦，应警惕发生本病的可能性。

3）伤后患者常呈现昏迷（脑震荡）—清醒—昏迷（天幕裂孔疝）的典型症状。中间清醒期短者约为2~3小时或更短，大多为6~12小时或稍长，中间清醒期短，表明血肿形成迅速，但也有昏迷可能阙如或者时间很短，清醒程度不充分等。

4）随着意识变化，脑受压进行性加重，临床可出现单瘫、偏瘫，浅反射减弱或消失等症状，病理反射阳性，病侧瞳孔散大，对光反应消失。

（2）硬膜下血肿：占颅脑损伤3%，常伴较重的脑挫伤，较少出现中间清醒期，所以临床上与硬脑膜外血肿有所不同。

1）有较重的颅脑损伤病史。

2）外伤后意识障碍逐渐加重，或躁动之后陷入昏迷状态，颅内压增高明显，有脑膜刺激征常缺乏典型的硬膜外血肿的中间清醒期，其他临床表现与硬脑膜外血肿大致相同，单凭临床表现有时难以与其他急性颅内血肿相区别，头颅CT扫描可确诊。

（3）脑内血肿：占颅脑损伤的1%~2%。是指脑实质内出血形成的血肿，多因对冲性脑挫裂伤引起，常与硬膜下血肿合并存在，好发于额叶及颞叶。少数可因颅骨凹陷性骨折刺破皮质，引起脑实质内出血，形成单发的脑内血肿。脑内血肿的临床表现与硬膜下血肿相似，并常同时存在，故术前不易做出确切诊断。手术探查时若颅内压甚高，而且未有硬膜外或硬膜下血肿发现，或清除血肿后，颅内压仍不降低，而他处又无血肿发现，皆须考虑脑内血肿之可能。

（4）颅后窝血肿：各型颅内血肿皆可发生于后颅窝，但其发生率远较幕上血肿低，颅内窝血肿可直接压迫延髓生命中枢，病程较为险恶。颅后窝血肿的诊断比较困难。凡枕部有直接受伤史，特别是有枕骨骨折者，若伤后出现进行性颅内压增高症状，一度出现小脑体征，或有进行性加重的延髓受压表现，皆应提高警惕，诊断可疑而情况许可者，宜作 CT 扫描明确之。

（5）多发性血肿：可为同一部位不同类型（如颞部硬脑膜内、外血肿）、不同部位同一类型（如两侧颞部硬脑膜外血肿）或不同部位不同类型（如左顶硬脑膜外血肿及右颞硬脑膜下血肿）。

1）伤后持续昏迷，并常继续加深，少有中间清醒期。

2）颅内压增高症状明显，病情发展快，脑疝出现早。

3）常是撞击伤和对冲伤的结果，定位体征不能以单一部位的血肿来解释。

5. 脑挫裂伤　伤后患者意识丧失时间大于 30 分钟，轻症者意识障碍多在 2 小时以上，可出现轻微的颅内压增高症状，肢体的肌张力、肌力、腱反射不对称及颅骨骨折和血性脑脊液等。脑挫伤严重者意识障碍持续 6～12 小时且程度较深，更有单瘫、偏瘫或失语等局灶症状。若意识障碍超过 12 小时，持续加深，颅内压增高和局灶症状也逐渐加重，患者常可死亡或成为植物人状态。如有脑干延髓损伤，伤后患者立即陷入昏迷状态，多数持续数天，数周或数月。中脑损害为瞳孔大小不等，对光反应消失，四肢肌张力增高，至大脑强直。脑桥损害可见双侧瞳孔常极度缩小，光反应消失，眼球同向偏斜等。延髓损害突出表现为呼吸功能障碍，如呼吸不规律、潮式呼吸或呼吸迅速停止。头颅 CT 扫描可确诊。

6. 开放性颅脑损伤　引起开放性颅脑损伤的原因，在平时多为撞击或锐物刺入，战争时则多由火器所致。火器伤可分为非贯通伤、贯通伤和切线伤等类型。颅脑内脑组织创道中，常有异物存留，如碎骨片、金属片、泥土、砂石等。切线伤是指投射物沿切线方向在颅外冲击头部，造成头皮破裂和颅骨的沟槽状损伤，多引起邻近脑组织的挫裂伤。

（1）外伤后患者可出现昏迷、大出血和休克，若不能有效地阻止出血，纠正休克，则很快死亡。有颅内血肿者可出现颅内压增高、脑疝和意识障碍。

（2）脑损伤轻，脑组织膨出，患者神志清醒，尽可能拍摄头颅 X 线平片，可发现颅内异物，为手术提供重要依据。头颅 CT 扫描，可出现脑挫伤、脑水肿和颅内血肿。

（三）实验室及其他检查

1. 头颅 X 线平片　可发现骨折线长短、走行、骨折凹陷深度，是颅脑损伤最基本检查方法。硬膜外血肿患者颅骨平片常可发现骨折线跨越硬脑膜血管沟。

2. 头颅 CT 扫描　CT 可显示颅骨骨折、脑挫裂伤及颅内血肿等，是目前脑损伤最理想的检查方法。

3. 颅骨钻孔检查　既是一种检查方法，又是一种治疗措施。尤其适用于无其他检查设备，又怀疑颅内血肿引起脑疝的患者。钻孔部位应考虑到头部着力部位、受伤机制、临床表现及血肿好发部位等。

（四）诊断和鉴别诊断　根据上述临床表现，结合实验室及其他检查可诊断。

六、急救

（一）头皮损伤

1. 头皮挫伤　通常不需要特殊处理。若有皮肤擦伤，可剪去头发，用甲紫溶液涂布。

2. 头皮裂伤　应争取在伤后 72 小时内清创缝合。剃除头发，用肥皂水刷洗头皮，并以生理盐水冲净伤口内血块和异物。剪除污染严重及无生机的软组织，但创缘切除应小于 2mm，以免缝合时张力太大，影响伤口愈合。清洁整齐的伤口，分帽状腱膜及皮肤两层缝合。皮肤挫伤严重、分层不清时，采用褥式全层缝合。若头皮缺损较小，在帽状腱膜下充分松解后，可得到无张力缝合。

3. 头皮撕脱伤

（1）部分头皮撕脱：蒂部保留供应动脉者，彻底清创后，将皮瓣复位缝合。

（2）头皮完全性撕脱：①头皮污染不重，伤后 12 小时以内，头皮动静脉条件良好者，可采取显微外科手术吻合头皮动脉，再将头皮再植。如血管不能吻合，将头皮制成中厚皮片后再植。②头皮完全性撕脱，头皮污染严重，时间过久无法利用时，如创面清洁可取大腿中厚皮片移植。有颅骨暴露时，可将颅骨外板多处钻孔或锉除，待长出健康肉芽后，再由身体其他部位取皮移植。无论头皮复位缝合或再植，均须行多孔引流、适当加压包扎。

4. 头皮血肿　通常在伤后 1~2 周自行吸收。若 5 日以上血肿无吸收迹象，可行穿刺吸除积血。

（二）颅骨骨折

1. 颅骨单纯线形骨折　一般不需特殊治疗，但须注意这种骨折可因损及脑膜中动脉或颅内静脉窦，而继发颅内硬脑膜外血肿等。

2. 颅骨凹陷骨折　下陷大于 1cm，可造成脑受压或下陷的内板形成骨折片，造成硬膜或脑损伤；小儿凹陷骨折，有妨碍脑损伤的可能；法律纠纷；有碍美容等。上述均为手术治疗指征，尤其伴有颅内组织损伤、出血或粉碎骨折者应作紧急手术处理。对在矢状窦弯处凹陷骨折，无症状者不必处理，否则应在充分准备大量输血的条件下慎重处理。

3. 颅底骨折　本身绝大多数无须治疗，重要的是治疗脑损伤和其他并发损伤，严防感染，使用破伤风抗毒血清。对耳、鼻出血或脑脊液漏者，不可堵塞或冲洗，以免增加颅内感染的机会。有脑脊液漏则严禁腰椎穿刺；如发现视神经管骨折，伤后出现急剧的视力障碍，应及时开行视神经管减压术。对脑脊液漏的处理，除严防感染外，常以头高位卧床，多可自然闭合治愈，对没有自愈可能的脑脊液漏者，应及时手术修补瘘口。

（三）脑震荡　应卧床休息 7~10 天，伤后 24~48 小时，定时测量脉搏、呼吸、血压、体温，并注意观察意识、瞳孔、肢体活动的神经系统体征的变化，以及时发现颅内继发性病变。头痛、头晕、情绪紧张者，给予镇静、止痛剂，如安定、止痛片等，但须谨慎，以免掩盖病情。

（四）颅内血肿

1. 硬脑膜外血肿的治疗　本病一旦确诊应立即手术探查，有的急性血肿患者，就诊时已有脑疝形成，为争取时间，可不作辅助检查而根据临床表现直接手术探查，部分呼吸已经停止的患者，在人工辅助呼吸下尽快手术因而得救，故不应轻率放弃手术治疗的机会。手术时先钻孔探查，发现血肿先吸出部分血块，然后再扩大骨窗或者骨瓣开颅，彻底清除血肿和止血。血肿继发脑疝或者血肿并有严重脑挫裂伤病例，在清除血肿后注意行脑外减压术、脑疝复位术。少数重症者兼行脑内外减压术，有利于度过急性脑水肿期。

手术前、后应用脱水药降低颅压，术后应用促神经代谢药、抗生素等治疗。病情稳定后功能恢复不良者，可应用高压氧治疗。

2. 硬脑膜下血肿的治疗　硬脑膜下血肿治疗原则与硬脑膜外血肿相同，手术时应根据对冲伤的规律，相应进行额、颞单侧或双侧钻孔，清除脑挫裂伤的坏死组织，摘除血肿，硬脑膜减张缝合，颅骨去除减压或根据头颅 CT 的诊断，决定开颅手术部位。若一侧血肿清除后，颅内压增高不见好转时，应考虑有无多发性颅内血肿的可能。

3. 脑内血肿的治疗　同急性硬脑膜下血肿，以开颅清除血肿为原则，手术不发生危险者，也常残留某些后遗症。

4. 后颅凹血肿的治疗　对后顶枕部着力，骨折线跨过静脉窦，颅内压明显增高，意识昏迷加深，呼吸不规律的患者，除想到对冲性脑前部损伤外，在缺乏头颅 CT 扫描的场合，应尽早作后颅凹钻孔探查，清除血肿。若血肿大，病情重，或延误手术，常常导致死亡。

5. 多发性颅内血肿的治疗　手术清除多处血肿，并行减压术。术后综合治疗同脑挫裂伤。

（五）脑挫裂伤

1. 急救　严密观察生命体征、意识、瞳孔的变化。休克患者，在积极进行抗休克治疗的同时，应详细检查有无胸腹脏器损伤和内出血，避免延误合并伤的治疗。对昏迷患者，应及时清除呼吸道内分泌物，保持呼吸道通畅。对呼吸困难者，行气管插管人工辅助呼吸，对呼吸道分泌物多，影响气体交换或估计昏迷久者，应早期行气管切开术。伤后数日内禁食或给予低盐易消化的半流质，静脉输液量成人每日应限制在 1500ml。昏迷过久者应予鼻饲，但脑脊液鼻漏者禁用。躁动不安时，可用安定或水合氯醛等药物控制，但禁用吗啡类药物，以免掩盖病情和抑制呼吸。

2. 防治脑水肿　是治疗脑挫裂伤极为重要的环节。

（1）脱水剂：轻者用 50% 葡萄糖液等，重型患者需用 20% 甘露醇液。

（2）限制液体摄入量：伤后 5~7 天为急性水肿期，每日液体入量不超过 1500~2000ml。

（3）降温：高热必须查明原因并作出相应的处理，使体温接近或保持正常。一般解热剂、物理降温、冰水灌肠、冰水洗胃等方法均可酌情使用。

（4）激素的应用：肾上腺皮质激素能稳定脑细胞内溶酶体膜。降低脑血管壁通透性，从而防止或减轻脑水肿。常用药物有地塞米松和氢化可的松，应用时间不宜过长，以免发生不良反应。

（5）吸氧疗法：应充分供氧，昏迷深持续时间长的患者，应尽早行气管切开。

3. 给脑细胞活化剂及促醒药物　如脑活素 10ml 静脉注射每日 1 次，尼可林 1g 加入 10% 葡萄糖 500ml 静脉滴注，每日 1 次。吡硫醇 1g 或吡拉西坦 10g 加入 10% 葡萄糖液 500ml 静脉滴注，每日 1 次。此外，尚有 ATP、辅酶 A、细胞色素 C、胞二磷胆碱。

4. 冬眠低温疗法　对严重脑挫裂伤、脑干损伤患者，可用冬眠低温疗法，将体温保持在 33~35℃，以减低脑组织代谢和氧耗量，并可减少脑体积，降低颅内压。常用冬眠合剂 1 号（氯丙嗪 50mg，异丙嗪 50mg，哌替啶 100mg），视患者体质及耐受程度而定。首次用量 1/2 至全量静脉滴注，肌肉给药时，宜从 1/3 或 1/2 量开始，用药后 20 分钟左右，皮肤无寒冷反应后，即开始用冰袋置于四肢大血管处，或同时用冰块擦拭。头部降温时，应防止浸渍伤口，冬眠药有效作用，一般持续 4~6 小时，冬眠降温时间一般为 3～5 天，复温时切忌体温升高过快，以自然复温和维持于 37℃左右为宜，婴幼儿及高龄患者，循环机能明显紊乱者，不宜行人工冬眠低温疗法。

5. 防治感染　预防性使用抗生素，主要防治肺部感染。

6. 治疗各种并发症　如上消化道出血、肺水肿、肺炎、心跳缓慢、癫痫或抽搐。

7. 手术治疗　如创伤继续出血，或出现急性脑水肿，则很快形成危及生命的颅内压如脑疝。头颅 CT 扫描发现脑挫裂伤、脑水肿、颅内血肿增大，应尽早开颅手术，摘除脑挫裂失活的血肿，清除脑组织，去骨瓣减压，脑室分流脑脊液等，以挽救患者生命。

（六）脑干损伤

1. 急性期治疗　主要是维持脑干功能，控制脑水肿、去大脑强直发作，高热及维持呼吸循环功能。主要措施有：①早期施行冬眠低温治疗；②保持呼吸道通畅，应早期行气管切开；③控制脑水肿，应用脱水剂、地塞米松等；④应用改善脑组织代谢药物；⑤积极控制防治各种并发症，如肺部感染、尿路感染、压疮等。

2. 恢复期治疗　在患者恢复意识后，重点在于促进脑干功能恢复、苏醒，增加营养，加强语言和肢体功能的训练做好康复工作，防治各类并发症。

（七）开放性颅脑损伤

1. 保持呼吸道通畅　对伤员首先应立即挖出或吸出口鼻内泥土、血块或分泌物，以保证呼吸道通畅。昏迷或舌后坠时，应将舌头拉出，必要时放置通气管。转送时让伤员侧俯卧位，防止血液或分泌物再次堵塞呼吸道。

2. 制止头部的外出血　可给予包扎，如有脑膨出，可有绷带卷位于其四周，然后再包扎固定。对清醒伤员，可教其指压止血法。

3. 防治休克　由于出血多，伤员有休克，要积极防治，并注意有无胸膜腔内出血。

4. 预防感染　给以抗生素，同时注射破伤风抗毒素。

5. 尽早行清创及减压手术　清洗和消毒后，从原伤口进入，并扩大骨窗和硬脑膜裂口，清除破损脑组织和血肿，去除异物，用电凝器完善止血，用甲硝唑及有效抗生素反复冲洗伤口，修补和严密缝合硬脑膜。不宜使用异体材料修补硬脑膜缺损，颅骨碎片消毒后置于硬脑膜外，不必固定，头皮完善修补缝合。术后不做伤口引流，同时积极进行抗感染，抗脑水肿，增加全身疗法，防止严重的并发症及减少后遗症，一般情况好转后，尽早进行系统的功能锻炼及偏瘫、失语的康复训练。

七、护理要点

（一）一般护理

1. 卧位　休克或术后麻醉未清醒者应取平卧位。重症颅脑损伤如无休克，应取头高卧位，将床头抬高 15°～30°，以利静脉回流，减轻脑水肿。昏迷患者以侧卧位或侧俯卧较好，便于口腔及鼻腔分泌物体位引流。经常予以翻身叩背，保持口腔清洁，防止误吸。

2. 饮食护理　患者意识清楚，可进食。但应限制饮水量及食盐量，预防脑水肿，每日总入量 1000～1500ml，保持尿量在 500～800ml 即可。对呕吐频繁或昏迷者应禁食，由静脉输液维持营养和水、电解质平衡，总量不超过 2000ml 并尽量不给盐水，且滴入速度要慢而均匀，每分钟 15～30 滴，以防脑水肿加重。对昏迷时间较长者可用鼻饲。每次鼻饲食物前，应先抽出胃内残存的食物，同时还可以观察胃管是否脱出，胃内是否出血。此外，下了胃管就应重视患者的营养，因为长期昏迷患者，如再有躁动和抽搐，机体消耗很大，可给予糖、牛奶、蛋汤、肉汤、麦乳精、果汁和部分营养药物。注入食物时，其温度不可过高或过低。

3. 保持呼吸道通畅　重型颅脑损伤患者咳嗽及吞咽反射均减弱或消失，口腔及呼吸道的分泌物量易沉积于肺而引起肺炎，应及时吸除口腔和呼吸道分泌物与适当用药。对于昏迷患者以侧卧位或侧俯卧位较好，便于口腔及鼻腔分泌物体位引流，经常予以翻身叩背，保持口腔清洁，以防误吸。有呼吸困难时，应给氧气吸入，氧流量为每分钟 1~2L，以改善脑组织氧的供给。对深昏迷或昏迷时间长，呼吸道不畅以及痰液难以吸出的患者要适时做气管切开，并做好气管切开后的术后护理（详见气管切开术章节）。

4. 高热的护理　高热可使脑损害加重，危及患者生命，护理中要给予足够的重视。中枢性高热为丘脑下部体温中枢受累所致，体温可达 39~40℃ 以上，主要靠冬眠药物加物理降温，同时给予皮质激素治疗。对于感染性发热，可用抗生素治疗，辅以物理降温。对于烦躁患者可加床档，防止坠床。

5. 输液的护理　重型颅脑损伤在输液时，速度不宜过快，滴速控制在每分钟 40~60 滴，补液过快易引起肺水肿。高渗脱水剂要快速滴入，20% 甘露醇液 250ml 要求在半小时内输入治疗中要记录 24 小时出入量。

6. 皮肤护理　对长期卧床的患者都要加强皮肤护理，防止压疮的发生，如定时翻身、按摩受压部位、骨突出部位加软垫、经常更换床单、护理好大小便等。

7. 大小便的护理　有尿失禁或尿潴留者可导尿，并停留尿管。为避免留置导尿时间过长，容易造成尿路感染，男性患者可采用阴茎套储尿排尿，但要注意不使阴茎套扭曲，以免尿液在套中潴留，侵蚀龟头，形成糜烂、溃疡。用橡皮膏固定时松紧要适度，避免造成龟头水肿。也可采用塑料袋接尿的办法。女性患者留置导尿要经常冲洗膀胱和会阴部。此外，患者常有便秘，3 天无大便者，可给缓泻剂，如果导片等。因用力大小便可增加颅内压，不作大量液体灌肠，以免颅内压增高及水分被吸收而促成脑水肿。

8. 五官的护理　眼睑不能闭合者，应涂眼膏保持角膜湿润。颅底骨折有脑脊液鼻漏、耳漏者，应保持耳道和鼻孔清洁，禁忌填塞、冲洗或滴入药液。口腔护理是针对患者不能进食，细菌易在口腔繁殖的特点，每日可用 1% 硼酸盐水擦拭，如出现霉菌性口腔炎，可配制苏打克霉唑混悬液（克霉唑 3g 加 5% 苏打 100ml）擦拭口腔。

9. 康复期护理　帮助患者树立战胜疾病的信心，积极配合治疗。对植物人应加强基础护理和支持疗法的治疗护理。防止各种并发症，注意饮食营养卫生。肢体瘫痪的患者应鼓励患者坚持运动由小到大，由弱到强，循序渐进，直到恢复。

（二）病情观察与护理

1. 观察意识、瞳孔、血压、脉搏、肢体活动、各种反射 每5~10 分钟观察一次，并做好记录。根据病史，临床表现，结合辅助检查，对病情做出初步判断，做到心中有数，以便进行及时、有效的抢救。诊断不明确者更应严密观察病情变化，以利及早明确诊断。

（1）意识观察：伤后意识障碍的程度和持续时间是反映颅脑损伤轻重的一个重要标志，可以测知预后。

（2）瞳孔观察：观察瞳孔变化对于病情及预后的估计有很大价值。

（3）生命体征观察：颅脑损伤后通常有血压下降、脉搏细数、呼吸慢等。如患者血压持续升高，脉搏洪大，呼吸减慢常提示有颅内压增高，应提高警惕，预防脑疝的发生。

（4）肢体运动障碍的观察：伤后立即出现一侧肢体运动障碍，而且相对稳定，多系对侧原发性脑损伤。如伤后一段时间才出现一侧肢体运动障碍而且进行性加重，伴有意识障碍和瞳孔的变化，则考虑幕上血肿引起的小脑幕切迹疝，使锥体束受损。

2. 准确记录出入量 颅脑损伤患者常有呕吐、高热、强直抽搐等，容易引起代谢紊乱，加上早期限制水钠的摄入，脱水利尿剂的利用，患者常有不同程度的脱水，所以要准确记录出入量，及时补充电解质。

3. 其他情况观察 观察有无呕吐、呕吐物性质等。颅内高压引起的呕吐与进食无关，呈喷射状。脑脊液漏是颅底骨折的典型临床表现。重型颅脑伤患者胃内容物或呕吐物呈咖啡样，或患者出现黑便，提示应激性溃疡。重型颅脑伤患者出现血尿，应考虑并发泌尿系统损伤或甘露醇、磺胺嘧啶、苯妥英钠等药物损害肾脏所致。若颅脑伤患者出现血性痰，应考虑肺损害。若颅内血肿清除术后头部引流袋内出现大量新鲜血，应考虑手术区域再出血。

4. 对已发生脑疝患者，应立即抢救 颞叶沟回疝，即刻静脉输入脱水剂，降低颅内压力，使移位的脑组织复位；枕骨大孔疝呼吸停止者，应即刻行人工辅助呼吸，继而行气管插管，用呼吸机辅助呼吸，协助医生行脑室穿刺减压。必要时行腰椎穿刺，由蛛网膜下腔加压注入适量生理盐水，促使疝入枕大孔的小脑扁桃体复位，解除对脑干的压迫。凡经明确诊断者，脑疝复位后应立即行手术治疗，以免再次形成脑疝。

（三）症状护理

1. 休克 开放性颅脑损伤可因失血而出现休克。应首先处理伤口，有效的止血，即刻输血，补充血容量。闭合性颅脑损伤合并休克时，很可能有胸腹内脏损伤或严重骨折。护理人员在观察中切勿忽略复合伤的临床表现。

2. 中枢性高热 严重颅脑损伤时损害了丘脑下部体温调节中枢，使散热作用失灵，出现持续高热即中枢性高热。表现体温突然升至 39～40℃，突然又降至 35℃ 以下。脑干损伤时也可出现中枢性高热。对烦躁不安、高热患者行低温疗法。

（1）低温疗法的作用：降低脑细胞的耗氧量及代谢率，提高对缺氧的耐受性。体温每降低 1℃，脑代谢率下降 6.7%；体温降低到 33℃ 时，脑细胞耗氧量可降低 35%。还可降低脑血流量，减轻脑水肿，降低颅内压。体温每降低 1℃，颅内压降低 55%；据测定，在体温降到 33℃ 时，脑体积缩小 1/3。可保护神经系统，减轻反应性高热。

（2）降温方法

1）头部降温：用冰帽、冰囊、冰袋等。

2）体表降温：颈、腋下、腹股沟等大动脉处冷敷或置冰袋，或用冰水毛巾湿敷全身，每 3～5 分钟更换 1 次。

3）体内降温：4℃ 生理盐水 25～30ml 注入胃内，保持 5～10 分钟后抽出，反复多次。

（3）降温的注意事项

1）及早降温：在脑水肿高峰之前（伤后 2~4 天）完成，半小时内降至 37℃ 以下，数小时逐渐降到要求的体温。

2）适度低温：降温不足难获疗效，过低易发生心律失常，通常脑温度为 28℃，肛温为 32℃。

3）时间足够：病情稳定，神经功能恢复（出现听觉反应），一般需 3~7 日，必要时延长 2~3 周，最少不能短于 48 小时。

4）降温要稳，温度不可忽高忽低。为防止出现寒战反应，可给适量镇静剂，但不要用氯丙嗪，以免抑制 ATP 酶的活性，不利于脑水肿消除以及脑功能的恢复。

5）逐渐复温：当听觉反应出现，大脑皮质功能恢复时逐渐复温，自下而上地撤离冰袋，24 小时体温上升 1~2℃ 为宜，若体温不升可适当保暖，也可静脉推注 0.5~1mg 阿托品。近年来有人主张低温疗法仅用于脑损害反应性高热，降温深度接近正常体温为宜。

3. 头痛与呕吐　颅内压增高时，刺激、牵拉了颅内敏感结构（如脑膜、血管、神经等）而致头痛；刺激呕吐中枢、前庭系统而出现恶心、呕吐。可根据医嘱给镇痛药，行降颅压治疗。临床上常用 20% 甘露醇液 250~500ml，以每分钟 12.5ml 的滴速静脉滴入，使颅内压力降低，症状缓解。

4. 躁动不安　烦躁患者要有专人护理。加用床档，以防坠床。排除引起烦躁的有关因素，如尿潴留、疼痛、卧位不适等。避免不加分析地应用镇静剂，以免抑制呼吸中枢，或抑制大脑皮质而影响病情观察。

5. 消化道出血　重型颅脑损伤，尤其是丘脑下部损伤，易出现神经源性胃肠道出血。应及时用止血药，补充新鲜血液，补充血容量。

6. 呃逆　重型颅脑损伤或较大颅脑手术后，常因病变累及脑干出现呃逆，影响患者的呼吸、饮食，患者的体力消耗，严重者可引起胃出血。

7. 脑脊液外漏的护理

（1）保持正确的体位：减少脑脊液流出，使漏口早日愈合。清醒患者可取半卧位，保持头部抬高，促进硬脑膜漏口的粘连而封闭漏口，一般头高位应维持到脑脊液漏出停止后 3~5 日，以免复发。意识不清或不配合者应给床头抬高 30°，头侧卧位，防止漏液流入呼吸道而造成误吸，禁止向健侧卧位，以免漏出液流入颅内引起感染。

（2）保持局部清洁：注意无菌操作，防止颅内感染，枕头上铺无菌巾。及时清除鼻前庭及外耳道内的血迹、结痂及污垢，用盐水棉球擦洗，用乙醇棉球消毒局部，每日 1~2 次。用无菌干棉球置耳、鼻孔处，以吸附脑脊液，棉球饱和时要及时更换，棉球切勿严堵深塞，防止脑脊液流出不畅，发生逆流。

（3）禁做腰穿：凡脑脊液漏的患者，一般不做腰穿，以免引起颅内逆行性感染和颅内积气。

（4）病情观察：脑脊液外漏可推迟颅内压增高症状的出现，故应严密观察病情变化，及时发现脑挫裂伤、颅内血肿，以免延误抢救时机。

8. 脑室引流的护理　侧脑室引流可清除血性脑脊液，减轻头痛和脑膜刺激征；能及时了解颅内压情况，免去多次腰穿取液，可代替或减少脱水剂的应用。患者术后接无菌引流瓶悬挂床头，高度为 10~15cm。过高引流不畅，达不到治疗目的，放置过低，大量脑脊液流出，使幕上压力突然下降，幕下压力相对高，使小脑中央叶被挤于小脑幕孔上，形成幕孔上疝，危及生命。一般引流 3~7 天，停止引流前先夹闭管 24 小时，观察患者有无头痛、呕吐等。如无头痛可在无菌条件下拔管，拔管后穿刺道要"U"字缝合结扎，以防脑脊液漏。

（四）健康教育

1. 恢复良好者，成人可恢复工作，学生可继续上学。因脑外伤患者有时会出现一些神经精神症状（如头痛、头昏、失眠、心慌、记忆力减退等），故应在进行对症治疗的同时做好解释工作。

2. 中度残废者，应鼓励患者树立信心，保持心情舒畅。尽量参加各种活动，增加生活乐趣。对各种后遗症应采取适当的治疗措施。有癫痫发作者应嘱其按时服药，不能做危险性活动，以防发生意外。

3. 重度残废者，因患者一般生活都不能自理，在不同程度上丧失了独立生活的能力，影响其个人卫生、仪容仪态，也难以进行正常的学习和工作。不能顺利回归社会给患者造成了很大的心理负担，往往出现烦躁、焦虑、自卑乃至抗拒等心态。护士作为健康指导者，对废损功能的再训练应非常耐心。指导家属务必让患者随时感到被关怀、支持和鼓励。通过暗示、例证及权威性疏导，增强患者的信心。

（刘小芳）

第二节　胸部损伤

胸部是指胸壁、胸膜及胸内各种脏器。胸壁是由胸椎、胸骨和肋骨组成的骨性胸廓及附在其外面的肌群、软组织和皮肤组成。胸膜分脏层和壁层。脏层覆盖肺表面，壁层紧贴于胸廓内面。两层之间有潜在的腔，称为胸膜腔。胸膜腔内有少量浆液，起到润滑胸膜、减少呼吸运动时两层之间摩擦的作用。正常胸膜腔内呈负压，约 $-0.79 \sim 0.98 kPa$（$-8 \sim -10 cmH_2O$），如负压消失，肺即萎缩，故在胸部损伤或开胸术后，保持胸膜腔内负压至关重要。

胸部损伤无论战时或平时均较常见。主要致伤原因：①平时以车祸、高处坠落、塌方挤压以及钝器击打为主，常为闭合性损伤；②战时由于火器弹片等贯穿胸壁所致，常为开放性损伤。

严重的胸部损伤包括肋骨或胸骨骨折、气胸、血胸、心包腔内出血、肺或支气管损伤，食管、横隔或胸导管的损伤等。

一、病因和发病机制

胸部损伤按致伤原因和伤情，主要分为闭合伤和开放伤两大类。胸部闭合伤是由暴力撞击或胸部挤压所致的胸部组织和脏器损伤，其严重程度，主要取决于受伤组织和被累及脏器的数量和严重程度。单纯胸部损伤死亡率＜2％，如合并胸外创伤或腹内脏器破裂，死亡率分别为25％和50％。胸部开放伤以战时多见，平时以刀刃锐器致伤为主。凡伤及胸壁而未穿透胸膜或纵隔的损伤，称为非穿透伤，反之称之穿透伤，两者均可成为贯通伤或盲管伤。

二、病理生理改变

胸部外伤时，呼吸系统和循环系统的结构和功能发生一系列程度不同的病理生理改变。

（一）部分胸壁软化的影响　多根多段肋骨骨折，使该处胸廓失去支撑作用而浮动，正常胸壁部分与浮动胸壁部分随呼吸动作的运动正好相反，出现矛盾运动（"反常呼吸""连枷胸"）。其危害如下：

1. 通气障碍　吸气时浮动部分的胸壁下陷压迫伤侧肺组织，影响空气进入肺内；同时因伤侧肺内压力相对高于健侧肺，而使伤侧肺内的残气经过气道进入到健侧肺内。呼气时正常部分胸壁下落，膈肌升高，胸腔容积缩小，压力升高，使浮动部分胸壁外凸，不能排出伤侧肺内的全部气体，而健侧肺内的气体却可通过气道压入到伤侧肺内，胸壁反常运动可导致潮气量的降低。

2. 换气障碍　严重的胸外伤常伴有肺挫伤。强大的暴力作用于胸壁，使胸壁内陷，胸腔缩小，胸内压力骤增，导致肺实质水肿和出血，出现换气障碍甚至呼吸窘迫综合征（ARDS）。

当存在连枷胸的矛盾运动时，肺的原发损伤会更加严重。研究发现，肋骨骨折数与呼吸窘迫现象并不经常成正相关。反常呼吸的程度主要取决于肺挫伤的程度。因为正常呼吸时，胸腔内平均负压为 $-2.94 \sim -5.88kPa$（$-3 \sim -6cmH_2O$），能产生 $600 \sim 800ml$ 的潮气量。肺挫伤后，因肺出血和水肿等引起呼吸功增加和肺顺应性减低，肺必须在平均 $-1.47kPa$（$-15cmH_2O$）时才能维持 $600ml$ 的潮气量，从而使反常呼吸更为明显，反过来又进一步加重了肺挫伤，如此形成恶性循环，最终导致换气障碍。

3. 排痰能力减弱　部分胸壁塌陷加之疼痛，可使咳嗽排痰能力减弱，由于痰液积聚，支气管阻塞和痉挛，出现肺不张，加重了通气和换气障碍。

(二)胸腔开放的影响 在正常情况下,胸腔是一个具有负压的密闭腔,其压力随着吸气和呼气在(-11.76～-2.94kPa)-12～-3cmH$_2$O之间浮动。

1. 开放性气胸—纵隔摆动 当胸膜腔的密闭性遭到破坏,形成开放气胸时,空气经伤口随呼吸运动自由地出入胸腔。可导致下列情况发生:

(1)伤侧胸腔负压消失,肺组织被压缩。

(2)呼气时空气经开放性伤口进入胸腔,使伤侧胸腔变成正压,而健侧仍为负压,故纵隔向健侧推移,进而压迫健侧肺组织,使其也不能充分膨胀,减少了通气量和换气面积。

(3)呼气时,伤侧胸腔内的空气经伤口逸出体外,纵隔便随之向伤侧移动,于是随呼吸运动而发生了纵隔的左右摆动,导致纵隔内大血管扭曲,影响回心血量和心排出量,造成微循环系统功能紊乱,同时纵隔不断地摆动直接刺激神经,可导致休克。

(4)开放性伤口越大,出现的紊乱便越重。当伤口大于声门(约2.5cm)时,如不及时抢救,可迅速导致死亡。

(5)咳嗽无力,不能排出支气管内的分泌物或血液,堵塞呼吸道,即可导致肺不张,直接影响肺的通气和换气功能。

2. 张力性气胸—纵隔移位 胸壁穿透伤,肺、气管、支气管或食管的破口呈活瓣状,吸气伤口敞开,空气进入胸腔;呼气时胸腔内压力增高,活瓣被压向伤口,而使伤口闭合。随着反复呼吸,空气进入胸腔后不能完全排出体外,使伤侧胸腔内积气不继增多,压力不断升高,变成正压,导致下列情况发生:

(1)伤侧胸腔正压,肺被完全压缩,肺泡内不通气。肺间质阻力增大,毛细血管受压,血流减少。

(2)纵隔被明显推向健侧,气管、大血管和心脏均不同程度受挤压,影响通气和回心血量及心排量。

(3)纵隔移位压向健肺,使其亦不能完全膨胀,从而更加重了通气和换气障碍。

（三）张力性纵隔气肿的影响　胸部损伤和食管、气管破损均可引起纵隔气肿，严重的张力性纵隔气肿，可压迫气管、支气管、大血管和心脏，导致呼吸循环紊乱。尤其近年来临床上正压人工呼吸广泛应用，张力性纵隔气肿的发生率和死亡率不断增加。其主要病理生理改变为：

1. 张力性纵隔气肿影响呼吸功能

（1）纵隔气肿后纵隔增宽和移位，直接压迫肺组织，使肺扩张受限。

（2）张力性纵隔气肿的高压气体压迫上腔静脉，血液回心受阻，使颅内压升高，产生中枢性呼吸抑制。

（3）纵隔内高压，可压迫气管引起阻塞性通气不足或窒息。

（4）高压气体进入肺间质，对肺泡产生"夹板"作用，使小气道阻塞，也使肺充血、变硬，降低了肺顺应性。

（5）高压气体扩散至胸壁和膈肌，使胸腔活动受限，顺应性下降。

（6）胸壁软组织（肌间、皮下）气肿引起胸壁疼痛，限制了呼吸运动。

上述病理生理改变，最终导致动脉血氧分压下降，肺内分流（Q_s/Q_t）增加。

2. 张力性纵隔气肿影响循环功能　动物实验和临床都观察到纵隔气肿对心脏、体循环和肺循环的影响。

（1）对心脏的压迫，产生类似心脏压塞的作用，称之为"心包外心脏压塞征"。

（2）对体循环的影响：张力性纵隔气肿可压迫腔静脉，导致回流受阻，回心血量减少，心排量也随之下降，如果纵隔气肿压力超过中心静脉压，静脉回流可停滞，即可出现心力衰竭或心搏骤停。

（3）对肺循环的压迫：张力性纵隔气肿可压迫肺静脉，出现回心血量减少，肺小静脉和肺毛细血管受压，阻碍肺循环，引起肺水肿、充血。加之肺间质内的气体还可以沿血管鞘向心性扩散而进入心包，导致心包气肿，出现心脏压塞。

（4）对冠状循环的影响：由于高压气体压迫心脏和体循环造成心排血量下降，以及压迫冠状血管，使其血流亦减少，同时肺静脉系统受压使右心淤血，导致肺小静脉和冠状静脉窦回流受阻，冠状循环淤血，可导致心肌缺血或急性心肌梗死。此外，尚有人工通气呼吸并发纵隔气肿，引起冠状动脉气栓的报告。

3. 张力性纵隔气肿并发症的危害

（1）张力性气胸：由于高压气体穿破纵隔胸膜导致气胸，直接压迫肺组织和心脏大血管，加重了对呼吸和循环功能的影响。

（2）沿颈部筋膜扩散到颈部，可产生皮下气肿或沿食管裂孔穿过膈肌，进入腹膜后间隙。这虽然可以暂时缓解纵隔内压力，但张力性皮下气肿可影响呼吸功能，使中心静脉压（CVP）升高。

（四）胸腔出血和心包积血的影响　出血和积血是导致循环紊乱的直接原因，同时呼吸功能也受到干扰。

1. 血胸（含血气胸）　胸腔内血管丰富，外伤时除了开放性损伤可看到大量失血外，闭合性损伤时胸腔内可出现大出血，导致血胸或血气胸的发生。

（1）大量失血，可引起失血性休克。

（2）胸腔内压力升高，腔静脉和心脏受压，回心血量减少，心排量也相应减少，进一步引起血压下降。

（3）胸腔内积血，压迫同侧肺组织，使其萎陷；同时积血也将纵隔向健侧推移，使对侧肺组织不同程度地被压缩，造成通气功能障碍。

（4）肺泡被压迫、萎陷；肺间质压缩，毛细血管内血流阻力增大。结果是血流量减少或只有血流而没有通气，故换气功能也下降。

2. 心包积血　心脏刺伤，冠状血管损伤，心包内的升主动脉、肺动脉、肺静脉等损伤均可导致心包内积血和急性心脏压塞。

三、伤情判断

（一）外伤病史　详细询问受伤的时间、地点、致伤方式、处理经过。但紧急情况下需立即进行救命性措施，如开放气道、控制大出血、解除心包填塞和张力性气胸等，再向患者或护送者询问病史，尽可能得到有助于诊断的信息。

（二）临床表现　胸部损伤常可造成肋骨骨折、气胸、血胸、血心包等。现将这几组病症分述如下：

1. 肋骨骨折

（1）症状：肋骨骨折部位疼痛，患者在深呼吸、咳嗽、转动体位时明显加重。伤后呼吸道分泌物常增多，但因胸痛不愿咳嗽排痰，易致肺不张和感染，出现呼吸困难。伤后咯血或痰中带血，表示有肺挫伤。

（2）体征：①骨折处软组织挫伤或瘀斑；②明显压痛点往往就是肋骨骨折处，有时可扪及骨折断端或摩擦感；③前后压迫胸廓时，骨折处剧痛，即挤压试验阳性；④多肋多（双）处骨折可见伤处胸壁塌陷及反常呼吸运动，患者常发绀、呼吸急迫、脉快、血压低，甚至休克；⑤合并气胸、血胸时，有相应的临床表现。

（3）X线检查：伤情允许时应立即取立位检查，X线不但可以了解骨折的情况，而且可以了解胸内并发症，如气胸、血胸、肺损伤后不张，纵隔是否增宽，创伤性膈疝等情况。在X线检查时应注意，肋骨青枝骨折及肋软骨骨折，肋骨完全断裂在没有移位的情况下，有时不易发现骨折，但在4~6周后再一次摄片，骨折处可发现骨痂形成而明确骨折。

2. 连枷胸　3根或多根肋骨的双处骨折，或多发性肋骨骨折合并胸骨骨折或肋软骨脱位时，造成胸壁软化，形成浮动胸壁（连枷胸），出现反常呼吸，易导致严重的低氧血症和循环功能紊乱，如不及时处理可导致呼吸和循环功能衰竭。

3. 气胸　气胸在胸部损伤中的发生率仅次于肋骨骨折。气胸的形成多由于肺组织、支气管破裂，食管破裂，全层胸壁破裂，驱使空气进入胸膜腔所致。一般分为三类：闭合性、开放性和张力性气胸。

（1）闭合性气胸：自觉症状随气胸的程度而异。小量气胸，肺萎陷30%以下者，常无明显症状；较大量气胸，可出现胸闷和呼吸短促；大量气胸可发生呼吸困难。

检查时，可见伤侧胸、肋间饱满，呼吸运动减低，叩诊伤侧胸部呈鼓音，听诊呼吸音减弱或消失，心脏和气管向健侧移位。X线检查可见肺萎陷，气管及纵隔向健侧移位。

（2）开放性气胸：患者出现疼痛、呼吸困难、发绀，甚至休克。胸壁伤口随呼吸运动可听到"噗噗"响声。气管向健侧移位。伤侧胸部叩诊呈鼓音，听诊呼吸音减弱或消失。胸部X线检查可显示伤侧气胸、肺萎陷程度及纵隔移位程度；有时可伴有胸腔积液。

（3）张力性气胸：患者表现为严重或极度呼吸困难、烦躁、意识障碍、大汗淋漓、发绀。气管明显移向健侧，颈静脉怒张，多有皮下气肿。伤侧胸部饱满，叩诊呈鼓音，呼吸音消失。胸部X线检查显示胸腔严重积气，肺完全萎陷、纵隔移位，并可能有纵隔和皮下气肿。胸腔穿刺时可见到高压气体将针芯向外推。不少患者有脉细快，血压降低等循环障碍表现。

4. 血胸　均有明显创伤史，且常与气胸并存。小量出血即500ml以下者，成人可无明显的失血征，只能在X线检查时发现。500~1000ml的中量出血，可表现失血征，如脉快而弱，呼吸费力，血压下降。1000ml以上的大量出血，可因急性大量失血引起血容量迅速减少，心排血量降低，发生失血性休克，出现面色苍白、出冷汗、脉搏细速、躁动不安，由于积血压迫膈和纵隔出现呼吸困难、发绀。大量积血可见肋间隙饱满、呼吸运动减弱、气管向健侧移位，胸部叩诊呈实音。合并气胸时，则上部为鼓音，下部为实音，听诊呼吸音减低或消失。

X线检查有液血胸、肺萎缩、纵隔移向健侧。

胸腔穿刺可抽出不凝固的血液。

5. 皮下气胸和纵隔气肿气管、支气管、肺及食管外伤破裂，均可造成纵隔及皮下气肿，多同时并有气胸。

（1）皮下气肿：常是肺组织及支气管损伤的一个临床表现。

一般肺表浅裂伤及支气管末梢破裂，仅发生气胸。但如有胸膜粘连，气体不能进入胸腔，则可沿胸壁软组织间隙达皮下，自伤部向四周蔓延，形成范围程度不同的皮下气肿。皮下气肿仅有轻度不适感。检查时见气肿各部皮肤肿胀，扪之有捻发音。

（2）纵隔气肿：纵隔气肿常是支气管、气管、食管破裂的一个临床表现。有的可合并张力性气胸。临床上表现为气肿沿颈根及颈面部向前胸部蔓延。纵隔气肿能引起严重的呼吸循环功能障碍，特别破裂口较大合并张力性气胸时，病情更为严重。纵隔大量积气，纵隔内大血管受压，腔静脉首先受到影响，导致循环功能紊乱。重度纵隔气肿，患者常有显著呼吸困难、发绀、脉快、血压下降等休克症状。患者还可有头昏、头痛。临床检查气肿各部皮肤肿胀，致静脉充盈，阴囊胀大如球形，触之有捻发音。如有细菌感染，可有发热、全身中毒症状及胸骨后痛。

胸部透视或摄片可见纵隔胸膜下有不规则的气带，上纵隔尤为显著，胸骨后及胸大肌等肌肉间均可见顺肌纹放射状不规则的空气影响。

6. 心包填塞　心脏刺伤引起的出血，由于伤口常不大，血液积存在心包内，形成血心包。引起心包内压力急剧上升，对心脏产生压迫，临床上出现心包填塞症，使血液回流受阻，中心静脉压升高，回心血量减少，心排血量随之减低，冠状动脉供血不足，心肌缺血缺氧，造成急性循环衰竭。患者心前区闷胀压痛、烦躁不安。心尖搏动微弱，脉搏细速，心律不齐，颈静脉充盈、怒张、血压下降，脉压差小。叩诊混浊音界增大，听诊心音遥远。

X线检查：心影扩大，透视见心搏微弱、血气胸等，严重出血者不作常规X线检查，应及早手术探查。

心包穿刺：可抽出积血。

心电图检查：对判断心肌损伤的部位，有无传导系统或冠状动脉损伤提供参考资料。

（三）实验室及其他检查

1. X线检查　如伤员伤情许可，应借胸部X线检查协助诊断。

2. 胸腔穿刺　是诊断胸部损伤的简易手段，疑有血、气胸、胸腔积液、脓胸等均应作胸腔穿刺术，并收集胸液标本作检查和药敏。

此外，在对胸部损伤紧急处理后，还应对其他部位作详细检查，注意颅脑、腹部、脊椎等的合并伤。

四、急救

（一）现场急救

1. 保持呼吸道通畅　及时清除口咽部异物，吸净气管、支气管中的血液和分泌物，防止窒息，必要时做气管插管或气管切开术。心搏骤停者立即行心肺复苏术。如合并多发肋骨骨折、胸骨骨折，可开胸行心肺复苏术。

2. 补充血容量，纠正休克　对有失血性休克表现的患者，迅速建立两条以上静脉通道，快速输液纠正休克。

3. 气胸、血胸的处理　开放性气胸先将伤口闭合，再按闭合性气胸处理。张力性气胸危及生命，先用粗针头穿刺胸腔减压，变张力性为开放性，再作胸腔闭式引流。少量血胸可穿刺抽液，中等量以上血胸作闭式引流，根据引流血量和速度决定是否需要进一步手术。

4. 心脏压塞的处理　心包穿刺既可作为心脏压塞的诊断方法，也是有效的急救措施。一旦诊断明确，立即送医院手术治疗。

5. 纠正反常呼吸　多根肋骨多处骨折致胸壁软化者，可用敷料加压包扎，纠正反常呼吸。

（二）急诊室处理

1. 一般治疗　除抗休克、抗感染、止血、镇痛及对症支持治疗外，教育患者做有效的呼吸运动，防止肺不张和肺部感染。

2. 胸壁创口　对于穿透性损伤，胸壁创口不能仅作简单缝合，应顺着创口做仔细的探查，以免漏诊重要脏器损伤，尤其左胸壁创口。

3. 骨折　单根肋骨骨折无须特殊处理，一般予以胸带固定，疼痛明显者可用肋间神经阻滞止痛。多根肋骨多处骨折，胸壁软化者，可采用局部加压包扎、胸壁牵引外固定或手术进行肋骨骨折复位固定。无明显移位的胸骨骨折无须特别处理，移位明显者应在病情稳定后尽早行骨折复位固定。

4. 血气胸　少量闭合性气胸可自行吸收。中等量以上气胸可先行胸腔穿刺抽气，如合并其他部位损伤需用机械通气；抽气不尽，或合并血胸者，可在局麻下行胸腔闭式引流。单纯气胸可经锁骨中线第 2 肋间置管引流，如合并血气胸，则宜经腋中线第 5 肋间置管引流，引流 24 ~ 48 小时后复查胸片，如肺已复张，漏气已停止 24 小时可拔除引流管。开放性气胸和张力性气胸经急救排气减压后放置胸腔闭式引流管，如仍有大量漏气和肺不张，应尽早行剖胸探查术。血胸应放置胸腔闭式引流管，密切观察引流血量和速度，若一次引流血量超过 1000ml，或引流 3 ~ 4 小时后，每小时引流血量仍在 120 ~ 150ml，应及时行剖胸探查术。

5. 心脏串通伤

（1）吸氧：立即大量给氧，保持呼吸道通畅，必要时行气管内插管，加压供氧。

（2）补充血容量：迅速输血、补液，建立两条以上静脉通道。最好行中心静脉插管，既可快速补液，又可监测中心静脉压变化。要适量补给 5% 碳酸氢钠，并进行抗休克治疗。

（3）心包穿刺：心包填塞症状明显者，应做心包穿刺和积极准备手术探查。穿刺时伤员取半卧位。局麻下用 18 号针头由剑突下和左肋弓交接角向后上方慢慢刺入，边穿刺边抽吸。针头进入心包腔内即有血液抽出，即使排出少量血液，伤员情况亦可得到立即好转，对心包穿刺后症状未见改善，近年来多倾向手术治疗，紧急开胸，缝合心脏裂口。

（4）开胸探查：手术清除心包内血液及血凝块，缝合心脏伤口，是最根本的治疗手段。这样可彻底止血，解除对心脏的压迫，并防止日后形成缩窄性心包炎及其他并发症。

（5）心包切除术：度过危险期后因心包内血液机化形成缩窄

性心包炎的患者，应充分进行术前准备，行心包切除术。

（6）抗感染：给予足量抗生素防治感染。

6. 心脏大血管损伤　诊断一经明确，应争分夺秒进行手术。单纯心肌挫伤主要是卧床休息、给氧和对症处理。

7. 急性肺损伤　处理不当，急性肺损伤可发展为急性呼吸窘迫综合征（ARDS），病死率较高。关键在于早期处理，予以吸氧、限制水和晶体的输入、适量激素治疗；并发肺水肿应予利尿剂；发生低氧血症，及早使用呼吸机行正压通气。

五、护理要点

（一）一般护理

1. 根据病情，放置于复苏室或抢救室。

2. 体位　半卧位，保持呼吸道通畅，及时清除呼吸道分泌物或异物。

3. 做好心理护理，安慰患者，使其消除紧张情绪，配合治疗。

4. 对有开放性创伤的患者，应配合医师及时处理伤口，注意无菌操作。对伤口污染或组织破坏较重的患者，可应用抗生素预防和控制感染，并肌内注射破伤风抗毒血清 1 500 单位；血胸的患者如胸膜腔穿刺抽出血性混浊液或穿刺液细菌培养阳性，应按急性脓胸处理。

5. 如伤后患者不能进食，应给予全胃肠外营养疗法。病情允许进饮食后，可选用清淡、易消化吸收的食物或要素饮食。

6. 根据医嘱应用镇痛、镇静药物，以尽量减轻患者的痛苦，使其能够得到安静休息和恢复生活起居。

7. 严重的损伤或有明显缺氧现象时，应给予氧气吸入。一般用鼻导管给氧，氧流量 3～5L/min，直至缺氧现象改善，生命体征平稳一段时间后方可停用。

8. 密切观察病情变化，做好相应的护理，胸部创伤的严重程度不仅在于伤口的大小，更重要的是在于脏器损伤的严重程度。胸部创伤病情多变，所以密切观察伤情变化对于每一个胸部损伤的患者均十分重要。

（1）对生命体征的观察：随时观察血压，呼吸、脉搏，一般每15～30分钟测一次，病情平稳后改为1～2小时测一次，次日酌情改为4小时一次。

（2）对休克的观察：胸部损伤严重的患者，常由于急性大失血，剧烈的疼痛以及因胸膜和肺损伤，导致呼吸、循环功能障碍而发生休克。当发现患者烦躁不安，面色苍白，出冷汗，脉快细弱，脉压差小，尿量减少，中心静脉压降低，并有不同程度的呼吸困难则可考虑为休克。应迅速建立静脉通路，补充血容量，给氧，应备好气管切开包、胸穿包，做好术前准备。

（3）对反常呼吸的观察：此种呼吸多发生于多根、多处肋骨骨折造成胸壁软化者。吸气时局部隆起，使患侧肺不能扩张，纵隔随呼吸摆动，若不及时发现，及早处理，可因此导致心肺功能衰竭甚至死亡。发现此种情况除给氧外应局部放置1～1.5kg沙袋压迫或以厚敷料加压包扎，必要时可做牵引或手术固定。

（4）对张力性气胸的观察：当患者出现呼吸极度困难，发绀，出汗，休克等症状，伤侧胸部向外鼓出，叩诊高度鼓音，听诊呼吸音消失，伴有局部性或广泛性皮下气肿或纵隔气肿时，应考虑为张力性气胸，应立即在患者第二肋间锁骨中线处插针排气，做好闭式引流准备，并协助医生进行抢救。

（5）对咯血的观察：胸部损伤患者常因支气管和肺受损而引起咯血，要注意观察咯血的量及性质。痰中带血丝为轻度肺、支气管损伤，安静休息数日后可自愈。咯血或咳大量泡沫样血痰，常提示肺、支气管严重损伤。对这样的患者首先要稳定情绪，鼓励咳出支气管内积血，以减少肺不张的发生。大量咯血时，行体位引流以防止窒息，并做好剖胸探查的准备。

（6）对伤口和切口的观察：对清创前的伤口，除了观察有无渗血和漏气外，还需要观察伤道，了解伤道的路径和可能伤及的器官。例如，对心肌前区的细小伤口也需想到可能伤及心脏。要注意观察有无心包填塞症状（如血压低、脉压差小，颈静脉怒张，心音遥远，静脉压升高，心浊音界扩大等）。

（7）对皮下气肿的观察：皮下气肿在胸部损伤患者中较为多见，气体进入组织间隙中，逐渐向皮下蔓延，局部可有肿胀，压之有捻发音。一般单纯性皮下气肿首先出现于胸部外伤处，而后向四周扩散，患者仅有局部不适合压痛，无其他影响，要向患者做解释，免除顾虑，如能除去病因往往不需特殊治疗，一周内气体可自行吸收。如观察不细致，处理不及时，胸腹腔或纵隔的气体压迫血管，尤其是压迫肺静脉时，可引起患者肺水肿及循环障碍，甚至危及生命。

（8）对合并损伤的观察：胸部损伤的患者，多数经纠正呼吸循环障碍后，病情能较快地控制，好转。如经处理后病情仍未好转，又不能用胸部损伤解释者，要注意多发伤的存在。除严密观察生命体征外，应注意观察发现有无合并颅脑、腹、脊柱、四肢等部位的损伤。

9. 协助患者咳嗽排痰　手术后清醒的患者，应鼓励其咳嗽，做深呼吸，定时翻身拍背，协助排痰，并注意记录痰的色、质、量。辅助患者咯痰是胸部损伤的重要常规护理工作，对保持呼吸道通畅，促进肺膨胀，减少并发症有重要作用。如血压稳定，咳嗽时患者宜采用坐姿或半坐卧位，护士位于患者背后，用两手分别扶住手术切口前后部位，伸开手掌紧贴于切口上，略加压力，嘱患者咳嗽，这种能减轻咳嗽时伤口振动所引起的疼痛，从而使患者有效地咳出痰液。此外饮些温开水也有助于咳嗽。术后 24 小时内，一般宜每隔 1～2 小时辅助患者咳嗽一次，以后 2～4 小时咳嗽一次，直至双肺呼吸音清晰为止。

10. 注意保持口腔清洁　患者未清醒前，可用棉签协助清洗口腔，清醒可给予开水含漱。

11. 根据伤情，鼓励患者早期活动　患者意识完全清醒，生命体征平稳，可先作上肢被动活动，以后随着病情的好转逐渐地增加活动量及上、下肢和主动活动。一般情况下，患者拔除胸腔引流管后即可下床活动。全肺切除或心脏手术的患者，应根据情况延长卧床时间。

（二）症状护理

1. 胸腔闭式引流的护理　胸腔闭式引流又称水封闭式引流。胸腔内插入引流管，管的下方置于引流瓶水中，利用水的作用，维持引流单一方向，避免逆流，以重建胸膜腔负压。胸腔闭式引流的目的：排除胸腔内液体、气体，恢复和保持胸膜腔负压，维持纵隔的正常位置，促使术侧肺迅速膨胀，防止感染。故对胸腔闭式引流的护理是否完善对于患者的病变是至关重要的。

（1）严格无菌操作，防止感染：①胸腔引流装置在术前应准备好，并严格执行灭菌措施。②引流瓶及乳胶管应每日更换一次，严格无菌技术，接头处要消毒，瓶内装无菌盐水。③引流口处敷料应1～2天更换一次，如有脱落、污染，或分泌物渗湿，则应及时更换。④始终保持引流瓶低于床沿，尤其在搬动患者时，更应注意引流瓶的高度绝不允许高于引流管的胸腔出口平面。

（2）保持引流通畅：①检查引流管是否通畅：如观察到玻璃管内水柱随呼吸而升降，或水封瓶内不断有液体滴出，均说明引流管是通畅的。②患者取半卧位，水封瓶放置于较低的位置。引流管的内径及长度要适宜，上段固定在床沿，下段应保持垂直，勿使引流管扭曲或受挤压。③鼓励患者多变动体位及坐起咳嗽，做深呼吸运动，以利胸膜腔内积液排出，促进肺膨胀。④定时挤压引流管：可每隔1～2小时，在引流管近胸端用手反复挤压（从上往下挤）以防引流管阻塞。

（3）注意观察引流瓶中引流物的量与性质：观察引流液量、性状。如出血已停止，引出胸液多呈暗红色；创伤后引流液较多，引流液呈鲜红色，伴有血凝块，触之引流胸管温度高，考虑胸腔内有进行性出血，应当立即通知医师，并准备剖胸手术。

2. 胸腔引流管的拔除及注意事项　24小时引流液小于50ml，脓液小于10ml，无气体溢出，患者无呼吸困难，听诊呼吸音恢复，X线检查肺膨胀良好，可去除胸管。方法：安排患者坐在床缘或躺向健侧，嘱患者深吸一口气后屏气拔管，迅速用凡士林纱布覆盖，再盖上纱布、胶布固定。对于引流管放置时间长、放置粗引流管者，拔管前留置缝合线，去管后结扎封闭引流管口。拔管后最初几小时观察患者有无胸闷、呼吸困难、引流管口处渗液、漏气。管口周围皮下气肿等，并给予处理。

（三）健康教育

1. 胸部损伤患者常需要作胸膜穿刺、胸腔闭式引流，操作前向患者或家属说明治疗的目的、意义，以取得配合。

2. 向患者说明深呼吸、有效咳嗽的意义，鼓励患者在胸痛的情况下积极配合治疗。

3. 告知患者肋骨骨折愈合后，损伤恢复期间胸部仍有轻微疼痛，活动不适时疼痛可能会加重，但不影响患侧肩关节锻炼及活动。

4. 胸部损伤后出现肺容积显著减少或严重肺纤维化的患者，活动后可能出现气短症状，应嘱患者戒烟并减少或避免刺激物的吸入。

5. 心肺损伤严重者定期来院复诊。

（梁晓静）

第三节 腹部损伤

腹部损伤是常见的外科急症，其发生率在平时占各种损伤的0.4%～2.0%；战争年代高达50%左右。腹部损伤常伴有内脏损伤，若伴有腹腔实质性脏器或大血管损伤时，可因大出血而致死；空腔脏器受损破裂时，则可因并发严重的腹腔感染而威胁生命；腹部损伤的死亡率可高达10%左右。早期、正确的诊断和及时、合理的处理是降低腹部损伤患者死亡的关键。

一、病因和发病机制

腹部损伤在平时多为闭合性损伤，在战时多为开放性损伤。损伤的严重程度一般与外界的暴力大小有关，但亦与腹腔内脏器的解剖特点有关。闭合性损伤的暴力为直接冲击、减速、施力与剪力。直接冲击可造成明显损伤，其严重程度与暴力大小、冲击过程及接触范围密切相关。突然减速多为车祸及高空坠落身体已停止而内脏仍继续向前运动，因此其较为固定处的血管与组织可撕裂。旋力易造成撕裂伤，剪力往往产生脱手套型损伤，多有大片组织丢失，皮肤与皮下丧失来自其下方肌肉的血供。开放性损伤的致伤原因有刀戳与枪弹伤两种。刀戳伤除直接伤及大血管与生命器官外，很少有致命性结局及严重并发症。枪弹伤则常造成腹内严重破坏，其破坏程度与速度及距离有关。

在诸多致伤因素中，以机械性损伤最多见。平时以坠落伤、撞击伤、挤压伤、压砸伤等多见，且多引起闭合性腹部损伤；战争时则主要为锐器伤和火器伤，多为开放性损伤或多发性复合性损伤。

腹部损伤又可按损伤脏器分为实质性脏器损伤及空肠脏器损伤。实质性脏器损伤可引起腹腔内出血或腹膜后血肿，空腔脏器损伤内容物外溢可引起腹膜炎。因此对腹部损伤的伤员，应当及早做出诊断，积极治疗。

二、伤情判断

（一）受伤史　评估、了解腹部外伤史。

（二）临床表现

1. 神志　单纯腹部伤者大多神志清楚，能回答提问；车祸或腹内大血管伤伴休克者，有神志淡漠、紧张、惊恐、烦躁不安；合并颅脑伤者，有部分伤员呈昏迷或半昏迷。

2. 面色　多有苍白、出冷汗、口渴。

3. 呼吸　腹内脏器伤常呈胸式呼吸。

4. 脉搏与血压　其变化随腹部有无内脏伤而异，有内出血和腹膜炎时脉搏增快，严重休克者血压低甚至测不出。

5. 腹壁损伤　包括挫伤和血肿，症状一般较轻，挫伤可发生在腹壁任何部位，血肿多局限于一侧腹直肌鞘内。伴有压痛、腹肌紧张，但局限于受伤部位，一般不伴恶心、呕吐等消化道症状，肠鸣音存在，生命体征平稳，随着时间推移，症状逐渐减轻。但需注意，任何腹壁损伤均应排除腹内脏器损伤的可能。

6. 实质性脏器损伤 腹腔内实质性脏器如肝、脾、肠系膜等损伤主要表现为内出血，失血性休克，临床可见面色苍白、脉搏快而细弱、收缩压降低、脉压差变小等症状。腹痛呈持续性，一般不很剧烈，伴有腹肌紧张、压痛、反跳痛，但不如空腔脏器破裂时严重。肝、脾损伤可出现肩部放射痛。移动性浊音是内出血的有力证据，但对早期诊断帮助不大。有时脏器损伤表现为包膜下或中央性破裂，更应警惕迟发性破裂的发生。

7. 空腔脏器破裂 胃肠道、胆道等空腔脏器破裂，主要表现为弥漫性腹膜炎综合征。上消化道损伤时，消化液外溢对腹膜强烈刺激，立即引起剧烈疼痛、腹肌紧张、压痛、反跳痛等典型腹膜炎表现。下消化道破裂时，漏出物的化学刺激性较轻，腹膜炎体征出现较晚，呈渐进性，但细菌性污染远较上消化道破裂时为重。随着腹膜炎的发展，出现感染和中毒症状，表现为发热、白细胞增高、核左移、腹胀、肠鸣音减弱或消失。胃和十二指肠损伤可有呕血，直肠损伤常出现新鲜血便。合并颅脑外伤、脊髓损伤等可掩盖腹部损伤后的症状和体征。

8. 腹膜后损伤 腹膜后脏器如胰腺、肾脏、十二指肠等损伤也表现实质脏器破裂引起的出血和空腔脏器破裂引起的腹膜炎，其症状与腹内损伤一般无明显区别。但因其前面有完整的后腹膜掩盖。症状主要表现为后背或侧腹，前腹壁的腹膜刺激症状出现时间较晚，压痛程度较轻，位置也较深。

（三）实验室及其他检查

1. 实验室检查 实质性脏器损伤时，红细胞计数、血红蛋白测定、红细胞压积均下降。胰腺损伤时淀粉酶升高，尿常规检查有助于发现泌尿系统损伤。

2. X 线检查 凡腹内脏器伤诊断已明确，尤其是伴有休克者，应抓紧时间处理，不必再行 X 线检查，以免延误治疗。如伤情允许，有选择的 X 线检查有时能提供很有价值的资料。最常用的是胸片、平卧位及左侧卧位腹平片。腹腔游离气体为胃肠道（主要是胃、十二指肠和结肠）破裂的确诊，可表现为膈下新月形阴影，或侧卧位时的穹窿征和"镰状韧带征"，或仰卧位时的"双肠壁征"。一般腹腔内有 50ml 以上游离气体时，X 线片上便能显示出来。腹膜后积气提示腹膜后十二指肠或结肠、直肠穿孔。腹腔内有大量积血时，小肠多浮动到腹部中央，肠间隙增大，充气的左、右结肠可与腹膜脂肪线分离。胃右移、横结肠下移、胃大弯有锯齿状压迹是脾破裂的征象。右膈升高，肝正常外形消失及右下胸肋骨骨折，提示有肝破裂的可能。

3. B 超检查　可发现腹腔内有无积液，脏器外形是否增大。

4. CT 检查　对于腹部损伤，特别是某些实质性器官（如肝、脾、胰、肾）损伤包括后腹膜血肿，CT 检查相当可靠，比选择性血管造影操作简便安全。

5. 腹腔穿刺　如抽出不凝固血液为实质性脏器损伤，抽出炎性渗液为空腔脏器损伤。

6. 诊断性腹腔穿刺术和腹腔灌洗术　适应于疑有腹腔内出血或空腔脏器穿孔者，方法简便、快速、经济安全，准确率达90%以上。腹腔灌洗术的早期诊断阳性率比腹腔穿刺高，还能进行连续观察而不必多处反复穿刺。

腹腔穿刺术可选在腹部任何一处象限或下腹中线，但应避开手术瘢痕、肿大的肝和脾、充盈的膀胱及腹直肠。有骨盆骨折者，应在脐平面以上穿刺，以免刺入腹膜后血肿，而误诊为腹腔内出血。一般宜用短斜面 17～18 号粗针头进行穿刺。若能抽出 0.1ml 以上的不凝血液，即可诊断为腹腔内出血。如抽不到液体，可改变针头的方向、角度及深度。若仍一无所得，可经针头注入生理盐水 20～30ml，停留片刻后任其流出，注意液体性状的变化，收集送检，只要操作正确，阳性结果有肯定的诊断价值，阴性结果则不能完全排除内脏损伤，必要时可变换部位再穿刺，或间隔一段时间后重复穿刺。

诊断性腹腔灌洗术的方法是：一般在脐下中线处作小切口或直接用套管针进行穿刺，将一多孔塑料管或胜利膜透析管插入腹腔 20～30cm。如能引流出血性物即可决定手术。如无液体可抽得，则注入生理盐水 1000ml（10～20ml/kg），放低导管另一端并连接无菌瓶，令液体借助虹吸作用缓缓流出。有下列情况之一即为阳性：①肉眼血性液（25ml 血可染红 1000ml 灌洗液）；②有胆汁或肠内容物；③红细胞计数超过 100000/ml 或白细胞计数超过 500/ml；④淀粉酶测定超过 100 苏氏单位。腹腔灌洗早期诊断阳性率比腹腔穿刺高，还能进行连续观察，而不必多处反复穿刺。

（四）诊断 病史和体格检查结果是诊断外科疾病的主要依据，腹部损伤也不例外。但有时因伤情重、时间紧，不允许对患者进行详细的询问病史和体格检查，为了尽可能做到正确的诊断和及时的治疗，这时应该一边询问病史、一边进行体格检查，同时采取一些必要的救治措施，如维护呼吸道通畅、暂时控制出血、输血补液及抗休克等。

无论是开放性还是闭合性腹部损伤，诊断中最关键的问题是确定是否有内脏损伤，其次是什么性质的脏器受到损伤和是否为多发性损伤。很明显，有上述几种情况者，其病情远比内脏损伤者严重，而且一般都需尽早手术治疗；否则，就有可能因延误手术时机而导致严重后果。对于开放伤，因为腹部有伤口，诊断一般不困难，从伤口的部位和伤道的方向，结合受伤当时身体的姿势，可以判断腹内有无脏器伤。若伤口内有内脏脱出，流出肠内容物或较多的血液，诊断便可肯定。对于有腹部闭合性损伤的伤员，由于在受伤早期，症状和体征表现尚不很明显，此时要确定有无腹内脏器的损伤往往比较困难。对于这类伤员应当进行严密观察，反复检查，争取及时做出诊断，防止延误病情。其中以体检最为关键，病史也不能忽视，但由于情况较紧迫，不允许全面询问，应重点询问损伤情况。如本人无法诉说，应询问家属及现场目击者。

三、急救

（一）现场急救 首先处理威胁生命的因素，如窒息、开放性气胸、明显的外出血等，包括恢复气道畅通、止血、输液抗休克。若腹部有开放性伤口且有内脏脱出，不能将脱出物强行回纳腹腔，以免加重腹腔污染，应用洁净器皿覆盖脱出物，初步包扎伤口后，迅速转送。全身损伤情况未明时，禁用镇痛剂；确诊者可使用镇痛剂以减轻创伤所致的不良刺激。

（二）治疗要点

1. 非手术治疗　适用于：①暂时不能确定有无腹腔内器官损伤；②血流动力学稳定、收缩压在90mmHg以上、心率低于100次/分钟；③无腹膜炎体征；④未发现其他内脏的合并伤；⑤已证实为轻度实质性脏器损伤，生命体征稳定者。

（1）防治休克：①输液、输血、扩充血容量，维持有效循环；②对出血者，应用止血药。

（2）抗感染：联合应用广谱抗菌药物，预防或治疗可能存在的腹腔内感染。

（3）禁食和胃肠减压：对未明确诊断前或疑有空腔脏器破裂或明显腹胀者予以禁食和胃肠减压。静脉补充能量和其他营养素。

（4）镇痛：对腹痛剧烈的患者，酌情应用镇痛剂治疗。

（5）做好手术前准备：对腹部损伤较严重的患者，在非手术治疗同时做好手术前准备。

2. 手术治疗　适用于：

（1）已确诊为腹腔内空腔脏器破裂。

（2）有明显腹膜刺激征或腹膜刺激征进行性加重及范围扩大。

（3）出现烦躁、脉率增快、血压不稳或休克表现。

（4）膈下有游离气体或腹腔穿刺抽得不凝固血液、胆汁或胃肠内容物。

（5）在非手术治疗期间病情加重。

手术方法主要为剖腹探查术，待明确损伤部位或器官后再作针对性处理。剖腹探查手术包括探查、止血、修补、切除、清除腹腔内残留液和引流。

四、护理要点

（一）急救　腹部损伤可合并多发性损伤，在急救时应分清轻重缓急。首先处理危及生命的情况，如心搏骤停、窒息、张力性气胸、大出血等。对已发生休克者应迅速建立畅通的静脉通路、及时输液，必要时输血；对开放性腹部损伤者，妥善处理伤口、及时止血和包扎固定。若有肠管脱出，可用消毒或清洁器皿覆盖保护后再包扎，以免肠管受压、缺血而坏死。

（二）一般护理

1. 绝对卧床休息，若血压平稳，应取半坐卧位，避免随便搬动，以免加重病情。

2. 做好心理护理，消除紧张和恐惧心理。

3. 保持呼吸道通畅　检查有无呼吸道梗阻和呼吸机能障碍，消除呼吸道内的分泌物和异物，必要时给予吸氧。

4. 密切观察病情变化　观察内容包括生命体征；周围循环情况；腹膜刺激征的程度和范围；腹胀及呕吐的性质和量，肝浊音界是否缩小或消失；有无移动性浊音；肠鸣音是否存在等。发现问题要及时报告医生，并做好记录，在观察期间患者应禁食，禁灌肠，慎用止痛剂，对有烦躁不安者可使用镇痛剂。

5. 做好胃肠减压准备　对于较重的腹部闭合性损伤的患者应尽早做胃肠减压，这样既可减轻腹胀，减少可能存在的肠液外漏，又能间接反映腹内脏器出血情况，为腹部手术探查前做准备。

另外必要时留置导尿管，观察尿量，有休克者按休克患者护理，并协助医生抢救。

（三）症状护理　几乎所有的腹部损伤（除腹壁软组织挫伤外）均需手术治疗。故腹部损伤患者的手术前后护理十分重要。其次肠瘘是其重要并发症，其专科性较强，也是腹部损伤的护理重点之一。

1. 腹部损伤的术前护理

（1）心理护理：向患者及家属做好解释工作，说明手术的必要性以取得合作，消除患者的紧张和恐惧心理。

（2）做好输血、补液准备：尽早采血送检、配血，用同一针头快速输入平衡液。最好选用上肢静脉补液，因为腹部损伤患者可能有下腔静脉系统的血管损伤，用下肢静脉补液有增加出血的可能。

（3）留置鼻胃管，抽出胃内容物，观察有无出血，并持续引流。以防急性胃扩张和吸入性肺炎。

（4）一般行剖腹探查术的患者，均宜留置导尿管，有助于了解有无泌尿系器官损伤，有利手术中、术后观察补液情况和预防尿潴留。

（5）备皮：按常规备皮。

2. 腹部损伤的术后护理　目的是观察伤情，预防、发现和处理并发症，尽量减少患者痛苦，促进功能恢复。

（1）术后护理：接患者回病房后，要平稳和细心地将患者移上病床，尽量减少震动，以免引起血压突然下降。要保护好手术部位和输液肢体，并注意防止体内引流管脱出，了解手术方式进行护理。

（2）加强生命体征的观察：患者在术后 1～3 天体温皆略有升高，通常较少超过 38.5℃ 术前腹膜炎严重者除外，并逐步降至正常，此为术后反应，不需特殊处理。如术后第三天体温不降反而升高，应考虑术后感染。脉搏如在每分钟 100 次以上，且与体温不成比例，血压有下降趋势，应结合全身情况考虑血容量不足或有内出血之可能。应进一步检查和处理。注意呼吸频率及有无呼吸困难，必要时给予吸氧。

（3）饮食护理：术后应禁食，经静脉输液，维持营养和水、电解质平衡。准备记录每日出入量。一般禁食 48～72 小时，待胃肠道机能恢复，腹胀消失，排气或排便后，开始少量流质饮食，逐日加重，6～7 天后酌情改为半流质饮食。

（4）做好各种引流管的护理：腹部损伤重的患者引流管较多，如胃肠减压管、腹腔引流管、胃肠造瘘管、留置导尿管、输液管、胸腔闭式引流管、T 型引流管等。能否保持这些管道的通畅，关系到患者的预后及生命安全。因此加强各种管道的护理，是腹部损伤护理的重点之一。

1）胃肠减压：必须持续吸引至肠蠕动功能恢复为止，对胃肠减压护理要注意以下几点：①胃管与玻璃接管大小要适宜，保持胃管通畅，防止内容物阻塞。②使用胃肠减压器前应检查减压装置有无漏气，是否通畅和吸引力的大小要调整适宜。③插管深度要适宜（成人一般 50~55cm），固定要稳妥，连接要正确。④保持减压管通畅，如有引流不畅现象，应及时处理，确保其通畅，每天用生理盐水冲洗胃管，每次 30~50ml。⑤观察并记录引流液的量与性质，一般胃肠手术后 24 小时内，胃液多呈暗红色，2~3天后渐变浅。如有鲜红胃液吸出，说明有术后出血，应停止胃肠减压，及时与医生联系并协助处理。⑥减压期间禁饮食，必要经口服药时，应将药物研碎，以温开水调成液状经胃管注入，然后夹管 30 分钟，以免将药物吸出，影响疗效。

2）T 形管引流：用于胆道手术后，①引流管要固定牢，严防脱出。导管的长度要合适，在患者翻身起床时，嘱其注意引流管，不要牵拉，以防脱出。②保持引流管通畅，如分泌物过稠或砂石堵塞引流管，应立即报告医生，必要时可用生理盐水冲洗；但压力不可过大。严格执行无菌操作，以免引起逆行性感染或胆汁外溢扩散感染。③观察并记录胆汁量，包括性质（色泽、浊度）。同时应注意观察患者皮肤、巩膜有无黄疸，大便色泽是否正常，以了解胆汁是否已流入肠道。④每日更换引流管及引流瓶，并更换引流口处的敷料，防止引流口感染。⑤T 形管一般留置两周左右，当引流管排出的胆汁逐日减少，清晰，呈黄色，大便颜色正常，皮肤、巩膜无黄疸时，经造影证实胆管远端通畅，可试行夹管观察，48 小时后未出现发热、恶心、上腹胀痛、黄疸等，则可拔管。

3）腹腔引流：常用的有烟卷引流、管状引流及双套管引流。①烟卷引流：换药时纱布上可见有分泌物，否则很快可能是引流不畅，应通知医生，做相应处理，使引流发挥作用。②管状引流（乳胶管引流）：应接无菌瓶，必要时接受负压吸，引流不多时也可不接床边瓶，将引流管剪短后以厚敷料包扎即可。③双套管引流：多用于有大量持续渗液或漏液时的引流。如高位肠瘘、胆瘘、胰腺脓肿引流等。一般均需接负压吸引装置。应注意观察各管道是否通畅，保护好腹壁皮肤，使创面干燥。如在负压吸引期间仍有液体自管周溢出，或引流液突然减少，患者出现腹痛、腹胀、发热等征象时，则说明引流管放置不当，或内导管没有发挥应有的作用，应及时采取措施。若吸出血性渗液，可能为组织糜烂致小血管破裂出血或吸力太大造成，须及时查明原因，进行处理。④腹腔引流物的拔除：应根据分泌物的多少而定。一般术后48小时如无渗液即可拔除。结肠损伤引流物多在术后3~5天逐渐取出，腹膜后间隙引流保留时间宜稍长，烟卷引流如需超过5天，应更换新的或其他引流物。为止血用的填塞物可在5~7天后，每天抽出一小段，10~12天完全取出。

（5）密切观察伤情变化：①对伤口的观察：随时观察患者伤口有无出血、渗出、包扎是否严密，敷料有无脱落和移动，局部皮肤有无发红、坏死，伤口疼痛程度等，如有异常情况时应酌情给予处理。手术后2~3天切口疼痛逐渐减轻、加重或一度减轻后又加重，体温、白细胞计数增高，则可能有切口感染，应检查切口情况。如已有早期炎症现象，应尽早使用广谱抗生素和局部理疗等。对于健康情况较差，组织愈合能力差或切口感染的患者，在其咳嗽、呕吐、喷嚏时，应特别注意防止腹压突然增加，可用双手扶持切口两侧腹壁，预防切口裂开，同时也可减轻疼痛，有利于咳嗽。②对腹部症状、体征的观察：主要观察腹痛、腹胀、腹膜刺激征，肠鸣音恢复及肛门排气等情况。当麻醉作用消失后，患者开始感觉切口疼痛。手术后24小时内最为剧烈。为了减轻患者痛苦，术后1~2天内应给予镇痛剂及镇静剂。腹部手术后患者常有不同程度的腹胀。但随着胃肠的蠕动恢复，肛门排气后即可缓解。如术后数日，仍未有肛门排气，腹胀明显，肠鸣音消失，可能有腹膜炎或其他原因所致的肠麻痹。后期出现阵发性腹痛、腹胀、排便及排气停止，应考虑为粘连性肠梗阻。大便次数多，体温高，下腹胀痛，要考虑盆腔脓肿。应密切观察，记录并及时报告医生及时采取措施。

（6）鼓励患者早期活动：可增加呼吸深度，扩大肺活量，促进呼吸道分泌物排出，预防肺部并发症，可促进胃肠道功能恢复，减少腹胀增进食欲，预防肠粘连；可促进血液循环，减少静脉淤血，预防下肢静脉血栓形成影响伤口愈合。还可防止尿潴留及便秘等。所以护理上要做到以下几点：①当患者麻醉清醒后即开始鼓励其做深呼吸，协助其咳嗽、翻身和四肢活动。②除有禁忌者外，一般于手术后2~3日，始在床上活动四肢，注意保暖，拔除胃管后，可酌情下地活动（在护理人员协助下）。活动量及活动范围要逐步增加，不可过分活动。

（7）加强口腔及皮肤的护理，防止口腔炎和压疮的发生。

3. **肠瘘的护理** 肠瘘护理工作量大，除了病情观察，基础护理外，还要防止压疮及瘘口局部的护理工作，是腹部损伤护理重点之一。

（1）高位肠外瘘的护理：①发生瘘的初期，由于炎症、水肿的存在，治疗上应充分引流，及时吸除消化液，使炎症、水肿迅速消退。保证瘘管通畅，必要可用生理盐水冲洗。吸引力不宜过大，以免损伤组织，详细记录冲洗液和引流液的量及性质。②经吸引后，已形成完整的瘘管，但未愈合或已形成唇状瘘，为了减少肠液的流失，可进行"堵"。常用的是硅胶片，将其从瘘口放入肠腔将瘘口堵住，使肠内容物不外漏，达到缩小瘘口，维持营养的目的。注意观察其效果，及早防治营养不良。

（2）肠造瘘术后的护理：

1）结肠造瘘口的局部护理：造瘘口开放后初期，一般粪便稀，次数多，易刺激皮肤而致湿疹。应以油纱布外翻的肠黏膜覆盖，四周皮肤涂氧化锌软膏保护。瘘口敷料需及时更换。保持局部及床铺的整洁。待3~5天后黏膜水肿消退，大便变稠即可用清水洗净皮肤后使用肛门袋收集粪便。肛袋宜间断使用，否则可致造瘘口黏膜受损。

2）对瘘口周围伤口很大，不易固定粪袋的患者，应加强局部吸引。

3）注意饮食调节，术后肠鸣音恢复即可给予流质饮食，能量不足部分可由静脉补充。以后酌情改为半流质至普通饮食。

（四）健康教育

1. 加强对劳动保护、安全生产、安全行车、遵守交通规则知识的宣传，避免意外损伤的发生。

2. 了解和掌握各种急救知识，在发生意外事故时，能进行简单的急救或自救。

3. 发生腹部外伤后，一定要及时去医院进行全面检查，不能因为腹部无伤口、无出血而掉以轻心、贻误诊治。

4. 出院后要适当休息，加强锻炼，增加营养，促进康复。若有腹痛、腹胀、肛门停止排气排便等不适，应及时到医院就诊。

（周英娜）

第四节　泌尿系统损伤

由于解剖原因，肾、输尿管、膀胱、后尿道受到周围组织和器官的良好保护，一般不易受伤，泌尿系统损伤大多是胸、腹、腰部或骨盆严重损伤的合并伤。当有上述部位严重损伤时，应注意有无泌尿系统损伤；确诊泌尿系统损伤时，也要注意有无合并其他脏器损伤。

泌尿系统损伤以男性尿道损伤最多见，肾、膀胱次之，输尿管损伤最少见。主要临床表现为出血和尿外渗。大出血可引起休克，血肿和尿外渗可继发感染，严重时导致脓毒症、形成脓肿，晚期可形成尿瘘或尿道狭窄。尽早诊断，正确处理，对泌尿系统损伤预后极为重要。

一、肾损伤

肾脏解剖位置隐蔽，受到肋骨、腰肌、脊椎和前面腹壁、腹腔脏器、上面膈肌的保护，一般不易受伤。但肾脏又是一实质性器官，质地较脆，周围有骨质结构，一旦暴力打中肾区也可造成损伤，特别是在肾脏形态异常或有病理情况时，受到损伤的机会远较正常情况为高。

（一）病因和病理　凡腰部遭受直接暴力撞击，挤压或间接地剧烈震荡，都可引起肾脏的闭合性损伤。遭受锐器、火器等损伤，局部伤口深达肾脏者，为开放性损伤。

肾脏损伤的程度轻重不一，包括有挫伤单处或多处的撕裂伤和完全性碎裂，此外肾蒂伤可见之于贯通伤，脊柱横突挤压于肾蒂处的严重损伤，还可由于突然减速而引起的血管破裂及随之而形成的栓塞。

肾脏损伤可分为两大类型：①闭合性肾损伤：挫伤，小型肾实质裂伤，大型肾实质裂伤，肾实质折裂伤，血管损伤，其中又分为撕裂伤和血栓形成。②贯通性肾损伤：小型肾实质裂伤、大型肾实质裂伤、肾实质碎裂伤、肾蒂贯通伤。

（二）伤情判断

1. 病史　有腰部外伤。

2. 症状和体征

（1）查体中可发现皮肤擦伤、裂伤、腰部肿块，几乎所有的病例都有中度或重度触痛。伴有脊柱横突及肋骨等损伤者，大多是严重的病例，可能有不同程度的休克出现，如果早期出现腹膜后血肿伴有休克，意味着严重的肾实质的损伤和肾蒂损伤。

（2）血尿是肾损伤常见的症状，可以发生在不同的时间。根据损伤的部位和损伤的程度可发生肉眼血尿或显微镜下血尿。当然严重的肾蒂损伤可以无血尿。其原因是肾蒂或肾盂严重的损伤，血及尿液可渗至肾周围组织或腹腔内，还可因输尿管被血块阻塞或伴有输尿管断裂，然而严重休克的患者可因无尿而未表现出来，这种情况，一旦血压恢复，可以出现血尿。

3. 实验室及其他检查

（1）尿液检查：血尿为诊断肾损伤的重要依据之一，对伤后不能自行排尿者，应进行导尿检查。肾组织损伤后，可释放大量乳酸脱氢酶，其值升高，对肾损伤的初步诊断亦有帮助。

（2）排泄性尿路造影：静脉尿路造影对肾损伤的伤情分类至关重要。早期进行此项检查，可以了解肾脏损伤的情况、原有肾脏疾病和对侧肾功能。由于在急诊条件下不能准备肠道，腹部安置压迫带，常规造影的诊断阳性率仅为 60% ~ 70%；应用大剂量静脉点滴法造影，如同时摄断层片，阳性率可达 90% 以上，在 X 线片上可见腰大肌阴影消失、造影剂外漏、肾显影淡或完全不显影，如见到横突骨折常提示有肾损伤。

（3）动脉造影：怀疑肾蒂伤者应行动脉造影以明确诊断，腹主动脉造影或选择性肾动脉造影的适应证有：①排泄性尿路造影不显影。②持续肉眼血尿 48 小时以上。③怀疑有损伤性动脉瘤或动静脉瘘。④有损伤后高血压。在休克时不宜动脉造影，以免引起肾功能衰竭。

（4）CT 检查：为无损伤性检查，使用方便、迅速，能精确地估计肾实质伤情，显示肾皮质裂伤、尿外渗、肾周血肿范围以及血管损伤。其他脏器损伤亦能被显示。但在伤情确切分类方面，它不能代替静脉尿路造影检查。CT 可作为对肾蒂伤的重要补充检查，在伤情不稳定时，或不允许损伤性检查时作为首选检查。

（5）其他：核素肾扫描是一安全、简单的检查，敏感性较 CT 差。B 超可观察肾周血肿的大小、出血程度及对侧肾脏情况。逆行性尿路造影可能导致感染，不宜应用。

4. 诊断和鉴别诊断　外伤史对诊断十分重要，即使因病情严重采集病史受到限制，也应尽可能详细收集。如患者上腹部或肾区受到撞击，或腰侧受挤压伤，应考虑到肾损伤的可能。严重损伤时，患者生命体征不稳定或处于休克状态，应在抢救同时，多方了解受伤情况，为进一步检查和处理奠定基础。对受伤过程中的任何细节都应注意。此外必须询问伤后有无排尿、有无血尿、昏迷、短暂意识蒙眬或恶心、呕吐等，对全面估计伤情及进一步的检查处理，都有重要意义。

位于第十至十二肋后面的刺伤、枪弹伤、上腹部损伤、胸部较低位的损伤伴肋骨骨折并有肉眼血尿者，应警惕有肾损伤。轻度的肾损伤而有肉眼血尿时，应排除可能原有肾盂积水或先天性畸形等病变。不可忽略并发其他脏器损伤。诊断中不仅要确定有无肾损伤，还应了解损伤程度、病情发展趋势和对侧肾功能。

根据受伤史、临床表现及辅助检查，即可对有无肾损伤做出初步诊断。

（三）急救

1. 非手术治疗　　肾损伤非手术治疗后 70% ~ 80% 可获治愈。必须强调，随着病情的变化治疗方针可能要改变；对非手术治疗患者更应严密观察，加强护理。

（1）复苏以输液，输血为主，纠正低血容量，防止和纠正休克。维持充足的肾脏灌注，每小时尿量不低于 50ml。

（2）早期使用抗生素防止感染：肾损伤后的血肿和尿外渗有利于细菌生长，应积极防止感染。感染是继发性出血的重要原因之一。

（3）应用止血剂。

（4）绝对卧床休息：肾脏血液供应充足，损伤后出血严重；活动可使已停止的出血处再次发生出血。

（5）每隔 1 ~ 2 小时测量血压、脉搏、呼吸一次。有休克者按休克护理，取头高 15° 的卧位。每日测量 4 次体温，超过 38.5℃者，警惕继发性大出血。

（6）留置导尿管，严密观察尿量。有肉眼血尿者，观察血尿变化。每 4 小时留一份血尿标本进行动态观察，以判断血尿有无进行性加重。

（7）观察肾区浸润、肿胀情况，作为判断肾脏病变轻重的参考。

2. 可吸收性肾动脉栓塞术　　遇有下列情况可以施行：①动脉造影显示血管图像中断、造影剂漏出血管；②无肾动脉栓塞、内膜损伤和肾蒂断裂。肾蒂没有完全断裂者用吸收性栓塞剂行肾动脉栓塞术，常常得到良好的止血效果。栓塞剂可用自体血凝块或吸收性明胶海绵。

动脉栓塞术后严密观察：①股动脉穿刺处有无出血或血肿；②足背动脉搏动；③下肢皮肤温度；④血尿的变化与尿量。肾缺血引起的疼痛可对症治疗。栓塞后继续卧床休息。

3. 手术治疗 有以下情况应及早施行手术治疗：①开放性肾损伤；②经检查证实为肾粉碎伤；③经检查证实为肾盂破裂；④静脉尿路造影检查时损伤肾不显影，经肾动脉造影证实为肾蒂伤；⑤合并腹腔器官损伤。至于尿外渗是否需要手术治疗，视其程度、发展情况及损伤性质而定。

4. 并发症及其处理 常由血或尿外渗以及继发性感染等所引起。腹膜后尿囊肿或肾周脓肿要切开引流。输尿管狭窄、肾积水须施行成形术或肾切除术。恶性高血压要作血管修复或肾切除术。动静脉瘘和假性肾动脉瘤应予以修补，如在肾实质内则可行部分肾切除术。持久性血尿可施行选择性肾动脉造影及栓塞术。

（四）护理要点

1. 一般护理

（1）患者入院后应绝对卧床休息，注意保暖，观察皮肤色泽及肢体温度，必要时给予休克卧位，即是病情稳定后也应卧床休息3～4周。

（2）做好导尿管的护理，保持引流通畅，及时倾倒并记录尿量，严格无菌操作，发现血块时须抽吸干净或用生理盐水冲洗。

（3）配合医生做好各项实验室及特殊检查，随时做好术前准备工作。

（4）加强皮肤护理，保持床单清洁干燥、平整，防止压疮发生，防止感染。

（5）加强心理护理，清除患者紧张、不安等不良情绪，积极配合治疗。

2. 病情观察与护理

（1）密切观察病情变化，定时测量血压、脉搏、呼吸、体温等生命体征，并注意患者一般症状。如患者出现血压下降、脉搏加快、呼吸增快、面色苍白、精神不振、躁动等情况，提示有休克发生，应按休克处理。

（2）肾损伤应注意观察腰腹部情况，注意有无压痛、肌肉疼挛及肿块；观察腹膜刺激症状，腹膜刺激症状是肾挫伤渗血、渗尿刺激后腹膜所致，其加重与好转可反应病情的变化。

（3）泌尿系损伤常伴有其他脏器损伤，应严密观察患者症状与体征的变化，随时做好抢救准备。

（4）定时检查尿液、红细胞计数和血红蛋白、验血型、备血、测中心静脉压等，观察血尿变化，记录每小时尿量，如尿液颜色逐渐加深，说明出血加重，反之则病情好转。

（5）观察及预防感染的发生

1）早期应用抗生素，可预防或治疗感染，并可防止由于感染所致的继发性出血。

2）每日测体温 4 次，如果患者体温超过 38.5℃，可给予降温措施。

3）定期检查白细胞总数，如白细胞总数升高，说明已有感染发生。

3. 手术前、后的护理

（1）术前准备

1）按普通外科术前准备。

2）密切观察病情变化，包括面色、脉搏、血压、腹部体征、血红蛋白等，如有休克，应立即给予抗休克治疗。

3）绝对卧床休息，以免活动后加重出血。

4）注意观察肾区浸润、肿胀情况，有无腹膜炎的表现。

5）每 4 小时留一次尿标本，进行动态观察。

6）疑有内脏损伤时，术前留置胃管。

7）留置导尿管。

8）其余按医嘱执行手术前护理常规和准备。

（2）术后护理

1）术后卧床休息 2~4 周。

2）严密观察血压、脉搏变化，每半小时至 1 小时测量 1 次，并记录。休克未好转者应继续抢救，根据病情输血、输液。

3）观察术后第一次排尿时间、尿量及颜色，并记录。

4）术后有引流者，按尿路引流护理。

5）观察切口引流物性状、颜色、量等。敷料湿者，须及时更换。如用纱布填塞止血，应于术后一周开始逐渐取出，在3～5日内取完。必要时可再在伤口内留置引流物。

6）行胃肠减压者，应保持减压通畅，至肠鸣音恢复时拔出。术后无腹膜刺激症状时，1～2天可进流质饮食，2天后改半流质，然后逐渐恢复正常饮食。

7）其余执行手术后护理常规。

4. 健康教育

（1）告诉患者卧床2～3周的意义以及观察血尿、腰部肿块、腹部疼痛的意义。

（2）宣传饮食及适当多喝水的意义。

（3）宣传卧床期间保护皮肤的意义。

（4）宣传疾病的转归情况。

（5）宣传出院后2～3个月避免重体力劳动的意义。

二、膀胱损伤

膀胱为盆腔内器官，四周有骨盆保护，不易受到损伤。膀胱充盈时如下腹部受到外力作用，有可能发生破裂。骨盆受到强大暴力作用发生骨折时，骨折断端或骨折片可刺破膀胱。火器、利刃等可造成开放性膀胱损伤。膀胱有病变时，如过度膨胀，可发生自发性破裂。

（一）病因　闭合性损伤多见于下腹部受到暴力时，如踢伤、击伤和跌伤等。此外，骨盆骨折的骨折端可以刺破膀胱；难产时，胎头长时间压迫可造成膀胱壁缺血性坏死。

开放性损伤多见于火器伤，常合并骨盆内其他细胞器官的损伤。

另外，膀胱镜检查、尿道扩张等器械检查可造成膀胱损伤。盆腔和下腹部手术，如疝修补、妇科恶性肿瘤切除等易致膀胱损伤。

（二）损伤类型

1. 膀胱挫伤　损伤限于黏膜肌层，无膀胱穿孔和尿外渗，仅有镜下血尿或轻微肉眼血尿。

2. 膀胱破裂

（1）腹膜外破裂：破裂处常位于膀胱前侧壁近膀胱颈部，裂孔不与腹腔相通。尿外渗及血肿位于膀胱颈周围及耻骨后间隙。

（2）腹膜内破裂：破裂处常位于膀胱颈部和后壁，裂孔与腹腔相通，尿液流入腹腔引起腹膜炎。

（三）伤情判断

1. 病史　患者有下腹部创伤史或膀胱镜检，经尿道电切术史等。

2. 临床表现　膀胱损伤的临床表现与损伤的轻重、损伤的部位及就诊时间的早晚有密切关系。轻的损伤可以仅表现轻微局部疼痛和压痛，严重的破裂可以导致休克，甚至死亡。

（1）休克：由创伤和出血引起。在有大量尿液进入腹腔时，尿液刺激引起剧烈腹痛可导致休克。如并发其他脏器伤出血严重者，则易发生出血性休克。

（2）腹痛：腹膜外破裂时，尿外渗及血肿引起下腹部疼痛。有骨盆骨折时，疼痛更为显著。腹膜外破裂的病例，疼痛限于骨盆部及下腹部，或放射到会阴。腹膜内破裂者，疼痛由下腹部扩展至全腹，致全腹肌紧张。

（3）血尿：膀胱损伤所致的血尿程度可轻可重，轻者仅为淡红色血尿，重者可导致膀胱内大量血凝块潴留。骨盆骨折后有排尿困难及尿潴留、又无腹膜炎体征者，提示前列腺尖部尿道断裂。

（4）异常通道：开放性膀胱损伤有尿液从伤口流出，若尿液中有气体或粪便排出，或见到直肠或阴道有尿溢出时，则提示膀胱与直肠或阴道有瘘口存在。

3. 实验室及其他检查　X 线平片可了解有无骨盆骨折。经尿管注入造影剂，进行膀胱造影，可显示膀胱破裂位置与程度。

4. 诊断和鉴别诊断　若有典型的外伤病史和临床表现，即局部损伤后，有尿意，试图排尿但无尿液排出，并引起耻骨上区疼痛或腹痛，应警惕膀胱损伤。肛门指诊耻骨后间隙饱满和压痛，前列腺无浮动感，可与后尿道断裂鉴别。如为腹膜内破裂有腹膜炎体征，应与腹内实质器官损伤及肠穿孔等鉴别。

（四）急救

1. 纠正休克，应用抗生素抗感染，处理骨盆骨折。

2. 手术治疗，一旦确诊为膀胱破裂，即应行手术治疗。手术原则：①缝合膀胱及腹膜裂口；②耻骨上膀胱造瘘；③充分引流外渗的尿液。手术前要作适当的准备，如防治休克和感染，注意合并其他脏器损伤等。

3. 对闭合性膀胱破裂，裂口小，尿外渗轻微，伤员来得早，一般情况良好，也可不行手术，仅放置导尿管引流尿液 10～14 天，并严密观察。

4. 如合并有其他脏器损伤应及时、恰当处理。

（五）护理要点

1. 一般护理

（1）做好一般护理。根据病情，为患者妥善安置卧位；遵医嘱给予镇静或止痛治疗；做好心理护理，让患者安心休息。

（2）给予营养丰富易消化食物，鼓励患者多饮水。

2. 病情观察与护理

（1）观察有无休克发生，受伤后 2 日内每隔 1～2 小时测量血压、脉搏、呼吸 1 次，如患者血压下降、脉搏加快、面色苍白，提示有休克发生，应按休克处理。保证输血、输液的通畅，补充体液丢失，预防及治疗休克。

（2）观察血尿及腹膜刺激症状，判断有无再出血发生。

（3）做好留置导尿的护理，观察尿液引流情况，记录 24 小时引流尿液的颜色、性状、量。

（4）观察及预防感染

1）观察体温，每日测 4 次体温，至 3 天平稳为止。

2）体温超过 38℃，应给予乙醇擦浴和物理降温。

3）补充一定量的液体，保证抗生素的进入，预防感染发生。

3. 手术前、后的护理

（1）术前准备

1）密切观察病情变化，注意血压、脉搏、呼吸与腹痛情况，了解有无休克及其他并发症。

2）视病情输液、输血，休克时配合医生抢救，并迅速做好术前准备。

3）合并骨盆骨折患者，应卧硬板床。

4）术前留置导尿管者，应注意尿量、颜色及性质。

5）合并腹膜炎者术前置胃管。

（2）术后护理

1）按硬膜外麻醉术后护理常规。

2）术后禁食1～2天，肠蠕动恢复后给予流质或半流质饮食，3天后可改为普通饭。

3）术后9～12天，可拔除耻骨上造瘘管，并可练习下地活动。

4）如合并骨盆骨折，需卧床8周，卧床期间注意皮肤护理，防止压疮。

5）保持尿管通畅，观察尿色、性质和量，术后7～9天可拔除尿管，如放置耻骨上膀胱造瘘管，应以无菌生理盐水或1∶5000呋喃西林液冲洗膀胱，每日3～4次。

6）观察伤口渗血、渗液及漏尿情况，湿敷料要及时更换。

7）腹膜外放置橡皮引流管时，应接负压吸引瓶，持续或间断吸出膀胱周围残留尿液与分泌物，一般术后3～4天拔管。

4. 健康教育

（1）告诉患者膀胱损伤的情况，注意护理的配合。

（2）宣传患者带有留置尿管，防脱落、保持通畅的意义。

（3）宣传多饮水的意义。

（4）宣传拔除留置导尿管前闭管训练排尿的意义。

（5）伴有骨盆骨折、尿道断裂患者向其宣传硬板床、长期卧床的注意事项。

三、尿道损伤

尿道损伤（Urethral trauma）大多发生于男性。在解剖上男性尿道以尿生殖膈为界，分为前、后尿道，前尿道包括球部和阴茎部，后尿道包括前列腺部和膜部。其中球部和膜部的损伤最为常见。尿道挫伤病情较轻，常可自愈；尿道裂伤或完全断裂时常合并骨盆骨折，病情往往较重。

（一）病因　尿道损伤以闭合性骑跨伤为多见。伤者从高处两腿分开跌下，会阴骑跨在硬物上，尿道球部被挤压在耻骨弓和骑跨物之间，以致尿道断裂，后尿道损伤常合并耻骨或坐骨骨折。不适当的器械检查，亦为尿道损伤的原因之一。女性尿道损伤可发生于难产。

轻度尿道损伤仅有黏膜挫伤或部分裂伤，患者大多仍能自行排尿。如尿道大部断裂，则尿流中断，并发血肿或有尿外渗。尿外渗的范围以尿生殖膈为分界。前尿道损伤时，尿外渗范围在阴茎、会阴和下腹壁。后尿道前列腺部损伤时，尿外渗主要在前列腺及膀胱周围，外阴部并不明显。外渗的尿液及血液易继发感染。愈合后常使尿道形成瘢痕狭窄，造成排尿困难。

（二）伤情判断

1. 外伤史　如骑跨伤或骨盆骨折等，个别患者因尿道器械检查致伤。

2. 症状和体征

（1）休克：伴有骨盆骨折的尿道损伤，可由于骨盆内大量出血或剧烈疼痛，引起休克。

（2）血尿：尿道黏膜损伤一般在 2～3 天后，血尿或滴血可自行停止。大量出血并不多见。

（3）血肿和疼痛：尿道球部破裂，常发生会阴部血肿和皮下淤血，局部疼痛以排尿量为重。

（4）排尿困难：除少数尿道黏膜轻度损伤，能自行排尿外，较严重的尿道损伤，因疼痛、括约肌痉挛、局部水肿或血肿压迫，都可有不同程度的排尿困难和尿潴留。

（5）尿外渗：范围随损伤的部位而异。如前尿道损伤时，尿外渗范围在会阴、阴茎及下腹壁。后尿道损伤时，尿外渗限于膀胱周围及腹膜外间隙。组织受尿液浸润可继发感染，严重时造成蜂窝组织炎甚至脓毒血症。

3. 实验室及其他检查

（1）直肠指诊：可提供重要线索。若前列腺仍较固定，周围血肿不明显，提示尿道未完全断裂；前列腺向上移位，有浮动感，表明后尿道完全性断裂；指套有血迹或有血性尿液溢出时，说明直肠有损伤或膀胱尿道直肠贯通伤。

（2）X线检查：疑有骨盆骨折时，应拍骨盆片。尿道损伤者，逆行行尿道造影，可显示尿道完整与否以及损伤的程度。

（3）试插导尿管：可在无菌操作下试插橡胶导尿管，多数受阻而不易插入。如果不能插入，则不宜再插，以免加重损伤。

4. 诊断和鉴别诊断　尿道受伤后有血尿、尿痛、排尿困难和尿道口出血者，应想到尿道损伤可能；如为骑跨伤，同时有会阴部肿胀和青紫，常有尿道伤；如有典型的尿外渗表现，可以诊断为尿道球部破裂。骨盆骨折而有前述症状时可行直肠指诊检查，可能触及移位的骨折片、直肠前壁肿胀（有血肿和尿外渗），腹部尿道完全断裂时不能触及前列腺、尿道近侧断端向上、向后移位，应诊断为后尿道断裂。

后尿道损伤应注意与膀胱损伤相鉴别。前者往往因伤后不能排尿而导致尿潴留，后者因膀胱不能存尿表现为膀胱空虚。通过尿道造影能做出正确的诊断。

（三）急救　尿道损伤的治疗包括：治疗休克；解除排尿困难和尿潴留；引流尿外渗，恢复尿道的连续性；控制感染；预防尿道狭窄；及其他合并伤的处理。

1. 防治休克　输液、输血、镇静止痛，应用抗生素，及时处理合并伤。

2. 尿道挫伤及轻度裂伤　症状较轻，尿道连续性存在，一般不需特殊治疗，尿道损伤处可自愈。用抗生素预防感染，并鼓励患者多饮水稀释尿液，减少刺激。必要时插入导尿管引流 1 周。

3. 尿道裂伤　插入导尿管引流 1 周。如导尿失败，应即行经会阴尿道修补，并留置导尿管 2～3 周。病情严重者，应施行耻骨上膀胱造瘘术。

4. 尿道断裂　前尿道断裂时，应即时施行经会阴尿道修补术或断端吻合术，留置导尿管 2～3 周。尿道断裂严重者，会阴或阴囊形成大血肿，可作膀胱造瘘术。也有经会阴切口清除血肿，再作尿道断端吻合术，但是须慎重而仔细止血。

后尿道断裂由于受伤时间、地点、条件和处理经验不同，治疗效果也就不一样，是立即行尿道修补术，还是先行膀胱造瘘二期再处理尿道，应根据具体情况而定。如患者一般情况允许，骨盆环稳定，医院具备相关技术条件，可施行急诊尿道修补、端端吻合术。不具备上述条件者，以单纯耻骨上膀胱造瘘为宜；尿道会师牵引术仍是目前后尿道断裂或破裂早期处理的较好方法，手术简单，效果好。特别由于腔道泌尿外科技术的进步，即使尿道会师术后发生尿道狭窄，多可通过尿道内切开获得良好效果。伤后尿道狭窄或闭塞者，可行尿道内切开或瘢痕切除对端吻合术。

5. 女性尿道损伤　虽不常见，但骑跨伤亦可发生，如会阴部裂伤和血肿，则有留置导尿管的需要。

6. 尿外渗的处理　对于尿外渗都要作充分引流，防止继发感染，阴囊、腹前壁的尿外渗都要充分引流，防止继发感染，阴囊、腹前壁的尿外渗要做多个切口，放置橡皮条引流；膀胱周围和腹膜外间隙的尿外渗，在手术的同时，放置烟卷引流。

7. 急性尿潴留的处理　膀胱高度充盈，不能插入导尿管者，要作耻骨上膀胱穿刺，然后尽早施行尿道修复术。

（四）护理要点

1. 一般护理

（1）急症患者的护理配合包括：①抗休克，安置患者于平卧位，尽快建立静脉输液通路，及时采取止血及止痛措施，严密观察患者生命征；②解除急性尿潴留，配合治疗需要，先试行经尿道插入尿管，如能插入，导尿后应留置尿管；如经尿道导尿失败，应协助医生在耻骨上行膀胱穿刺排尿或膀胱造瘘术。

（2）对患者进行心理疏导，消除焦虑，树立治疗的信心。

（3）对能经口进食的患者，鼓励多饮水，提供高热量、高蛋白饮食。

2. 病情观察与护理

（1）伤后及术后 2 日内，每隔 1~2 小时测量血压、脉搏、呼吸一次，并注意有无休克症状发生。保证输血、输液通畅、补充血容量。

（2）观察及预防感染发生

1）观察体温及白细胞变化，及时发现感染征象。

2）带有留置导尿者，应每日尿道口周围清拭 2 次，无膀胱破裂及膀胱穿刺造瘘者，应每日冲洗膀胱 1 次，预防泌尿系感染。

3）尿外渗多处切开引流者应观察敷料渗出情况，引流物的量、色、性状、气味，及时发现异常，预防感染发生。敷料浸湿或污染应及时加盖敷料或更换敷料。保持大便通畅，避免污染创面。

3. 手术前、后的护理

（1）术前准备

1）安慰患者，防止精神紧张。

2）严密观察血压、脉搏、呼吸、血尿及血红蛋白变化，如发现休克征象，及时通知医生并配合抢救。

3）急性尿潴留，无法插入导尿管时，协助医生做好耻骨上穿刺准备。

4）确定行膀胱、尿道"会师"术或尿道对端吻合术，应迅速做好术前准备。

5）备气囊导尿管、F16 号导尿管、梅花导尿管各一根，随患者带至手术室。

（2）术后护理

1）平卧 6 小时，血压平稳后改为半卧位。

2）合并骨盆骨折的患者，应平卧于硬板床，加强皮肤护理，防止压疮。

3）术后 4~5 天内进流质或半流质饮食。

4）观察体温变化，使用抗生素预防感染。

5）保持尿管通畅，如有血尿需行膀胱冲洗，严格无菌操作，每日更换引流瓶和冲洗器。

6）随时更换敷料，保持干燥。

7）术后 3 周更换导尿管，若放置膀胱、尿道环形塑料管，应妥善固定，以防脱出。

8）出院时，向患者说明尿管扩张的重要性，按时到医院扩张。

4. 健康教育

（1）讲述术后患者在卧床、进食、活动等方面的注意事项。

（2）宣传留置导尿管及膀胱造瘘管的意义。

（3）宣传多饮水进食易消化食物的意义。

（4）宣传骨盆骨折患者卧床时间长的意义。

（5）讲述后期扩张尿道的意义。

（杨惠芹）

第五节　四肢血管损伤

肢体血管损伤多见于战时，但日常的创伤日趋复杂，以及某些特殊部位的创伤骨折，或对其处理不当等，也常造成肢体血管损伤。对肢体血管损伤必须及时、准确地做出诊断，争分夺秒地予以处理。否则，轻者引起肢体缺血性挛缩、畸形，严重影响功能，重则肢体坏死截肢或引起其他严重后果。

一、病因

四肢血管损伤在战时、平时均较常见，大多数表现为开放性损伤，如切割伤、枪弹伤和炸伤等，闭合性损伤较为少见。近年来，医源性如血管穿刺、插管造影以及手术误伤血管也有所增加。其中股浅动脉、肱动脉和腘动脉的损伤占总数的 80.5%。四肢动脉损伤常合并伴随的静脉、神经及附近骨骼损伤。

二、损伤类型

（一）完全断裂　血管完全断裂后，断端收缩痉挛，同时因失血性休克血压下降，促进血栓形成而使管腔闭塞。

（二）部分断裂　血管部分断裂时，由于血管壁收缩，使裂口更加扩大，出血不易停止，后果更为严重。

（三）血管挫伤　血管挫伤时，由于内膜及管壁损伤。引起血栓形成，血流中断。由于没有出血现象，易延误诊断。

（四）血管受压　由于骨折、脱位、骨筋膜室高压等因素所致。

三、伤情判断

（一）受伤史　有四肢主要血管径路的各种外伤、火器伤、骨折、脱位等病史。

（二）临床表现

1. 四肢火器贯通伤或非贯通伤，有喷射性大出血，若伤口小，可迅速形成搏动性血肿，伤员常伴有休克等全身症状。

2. 闭合伤时，由于直接或冲击波损伤，可发生大血管破裂或挫伤，可见损伤处软组织严重肿胀，有时并可触及与脉搏一致的搏动，或搏动性血肿。

3. 肢体远侧循环不佳，皮肤颜色苍白，毛细血管反应差，伤侧足背动脉或桡动脉搏动微弱或消失，皮肤温度较健侧低。合并神经损伤时，也可出现神经功能障碍。

4. 静脉损伤后常发生血栓形成，迅速出现肢体肿胀。如动脉、静脉同时损伤，则在恢复动脉血流后始出现肢体肿胀。如静脉血栓形成范围较广，下肢的股深静脉或髂静脉、上肢的腋静脉等发生血栓形成，充血及肿胀十分严重，可导致肢体缺血坏死。

5. 动脉和伴行的静脉一同受伤而且互相沟通时，即形成动脉瘘，可听到连续性隆隆性杂音，左心室收缩期增强，摸诊可摸到明显的持续性震颤。

6. 诊断可疑或有困难时，多普勒超声血流检查和血管造影对诊断有帮助。但血管造影是损伤性检查方法，应掌握指征。

有时血管痉挛可以使伤部远端脉搏消失，皮肤发凉，与动脉挫伤、栓塞和完全断裂不易鉴别。可给用交感神经节阻滞和盐酸罂粟碱观察反应，如症状仍不能改善，应果断地手术探查。

7. 确诊血管损伤后，术中尚需了解损伤的类型，如血管裂伤、横断伤、挫伤等。要仔细探查，严重挫伤可致血管肌层剥脱，但外膜仍完整，易漏诊或误诊。数小时后损伤处还可形成血栓，造成血流中断，有时血管破孔处被血凝块堵住，出血暂停，但有血凝块被冲击而再度引起大出血的可能。

（三）诊断和鉴别诊断　应和四肢神经损伤和动脉、静脉、毛细血管损伤相鉴别。四肢血管损伤常合并神经损伤，神经损伤的特点是损伤肢体远端出现畸形、感觉障碍、运动障碍和反射障碍，还可伴有血管舒缩、汗腺分泌和营养障碍等。动脉出血，血色鲜红，呈喷射状，随心脏的搏动而增强，发生于血管断裂的远端；静脉出血，血色暗红，持续溢出，发生于血管断裂的远端；毛细血管出血，血色虽鲜红，但来势缓慢，从伤口组织间缓慢渗出。

四、急救

治疗原则是紧急的暂时止血和血管重建手术。

（一）急救止血

1. 加压包扎止血　先将无菌敷料覆盖在伤口上，再用绷带或三角巾以适当的压力包扎，其松紧度以能达到止血目的为宜。必要时可将手掌放在敷料上均匀加压，一般 20 分钟后即可止血。包扎后应迅速运送至医院。

2. 指压止血　用手指、手掌或拳头压迫伤口近心端的动脉，将动脉压向深部的骨上，阻断血液流通，达到临时止血的目的。

3. 止血带止血　适用于股动脉、腘动脉和肱动脉损伤引起的大出血，而不能用加压包扎止血时。一般上臂缚在上 1/3，大腿在中部；如肢体已无法保留，止血带应缚在伤口稍上方处。缚止血带处应加衬垫，以免压坏皮肤。止血带的松紧度，以阻断动脉出血为度，但不可过松，否则只能阻断静脉血回流，而不能阻断动脉血，却反而增加出血。上止血带的时间应尽量短，应争取在 1.5~2 小时内采取进一步的止血措施。若止血带使用不当，则可带来严重并发症，以致引起肢体坏死、肾功能衰竭。

4. 钳夹止血法 禁忌用血管钳盲目钳夹出血血管，特别动脉钳夹后管壁破坏，丧失直接修补的机会。宜在损伤动脉近端用压迫止血法。

（二）抗休克 血管损伤伴有休克者，应及时补充有效血容量。一般先输入林格乳酸钠溶液，或右旋糖酐和血浆。待配血后，改输入库血或新鲜血液，并应立即准备手术探查。

（三）手术疗法 大血管的严重损伤，如果处理不及时，会遗留功能障碍，甚至丧失肢体，威胁生命。

1. 损伤血管的清创处理 清洁、消毒伤口周围皮肤。肢体血管损伤时，应将整个肢体皮肤消毒，以便在术中能检查远段动脉搏动和皮肤颜色，以及必要时可切取自体大隐静脉作移植用。随后冲洗伤口，去除异物，切除无活力的组织，控制出血，先游离出损伤血管的远近两端，直至可应用无创伤血管钳阻断。大血管的横断伤在血压下降时，血管断端可回缩，管腔变窄，断端有凝块，出血可暂时停止，宜仔细寻找，不要遗漏。对钝性挫伤、撕裂伤或爆炸伤，需切除受伤的血管壁直至正常血管壁为止。对损伤血管清创后，应松开近远端动脉的血管夹，观察血流情况，如动脉近端应看到喷射状出血，远端也能看到回血。如无回血，就需用 Fogarty 带囊导管插入远段管腔内取除血栓。如取除血栓后仍无回血，则宜作术中动脉造影，以了解远段动脉血流不畅原因。

2. 血管修复重建术

（1）血管吻合术：适合于血管缺损不多，对合后张力不大者。一般吻合小动脉多采用间断缝合，中等动脉可用连续缝合，大动脉也可以用间断褥式缝合。

（2）血管移植术：血管缺损较大、断端不能对合或对合后张力较大者，应行血管移植术。自体静脉为理想的移植材料。

（3）血管修补术：大血管损伤经清创后，管壁缺损不超过周径 1/3 者，可取自体静脉片修补缺损。

（4）动脉结扎术：适用于：①非主干动脉者，如桡或尺动脉、胫前或胫后或腓动脉等。②肢体严重损伤无法保留者。③呈现严重休克及重要器官功能衰竭者。因此为了挽救患者的生命，只有在可行外围血管转流手术的条件时，才能结扎大血管干。

3. 截肢术仅在下列情况采用　①软组织和骨损伤广泛而不能重建修复时。②肢体组织因缺血已发展成坏死。③保留肢体发生严重脓毒症而无法控制以至威胁患者的生命时。

（四）及早使用抗生素　以预防血管修复或重建术的感染而导致手术失败，伤口污染严重的，同时要注射破伤风抗毒血清。

此外术后要注意定时观察伤肢血循环情况，包括伤肢远端动脉搏动、皮温、肤色、浅静脉及毛细血管充盈情况。如远端动脉搏动突然减弱或消失，皮温下降，肤色苍白，须考虑损伤、修复或移植血管并发血栓栓塞，应及时再次手术。术后每日静脉滴注低分子右旋糖酐 500ml，3～5 天，以抑制血小板聚集和对血管壁的黏附性，从而改善伤肢的微循环。

五、护理要点

1. 血管损伤伴有休克者，应迅速建立输液通道，及时补充有效血容量，给予验血型、配血，并立即做好手术探查前的准备工作。

2. 血管损伤合并复合伤者，应严密观察监护重要生命征象，包括神志意识、呼吸、脉搏、血压及尿量等。术后定时观察伤肢及血循环情况，包括伤肢远端动脉搏动、皮温、肤色、浅静脉及毛细血管充盈情况，发现异常及时报告医生。

3. 术后石膏固定伤肢于血管松弛位，嘱患者 5～6 周开始练习活动。

4. 术后伤肢置于与心脏同一平面，过低会影响静脉回流，过高可因肢端供血不足引起手指或足趾坏死。

5. 保持室温在 23～25℃，避免寒冷、疼痛刺激、情绪变化等不良因素影响。室内禁止吸烟。

　　大血管损伤若救治不当，可危及生命。应根据受伤史及临床检查，做到早期诊断、早期治疗，避免漏诊。

（李文娟）